David Raubenheimer
Stephen J. Simpson

ESS INSTINKT

ESS INSTINKT

Warum wilde Tiere wissen, was sie essen müssen, und was wir von ihnen lernen können

David Raubenheimer
Stephen J. Simpson

riva

Bibliografische Information der Deutschen Nationalbibliothek
Die Deutsche Nationalbibliothek verzeichnet diese Publikation in der Deutschen Nationalbibliografie. Detaillierte bibliografische Daten sind im Internet über http://dnb.d-nb.de abrufbar.

Für Fragen und Anregungen
info@rivaverlag.de

1. Auflage 2020

Nymphenburger Straße 86
D-80636 München
Tel.: 089 651285-0
Fax: 089 652096

Die amerikanische Originalausgabe erschien 2020 bei Houghton Mifflin Harcourt Publishing Company unter dem Titel *Eat Like the Animals: What Nature Teaches Us About the Science of Healthy Eating.*

Übersetzung: Gerrit ten Bloemendal
Redaktion: Desirée Šimeg
Umschlaggestaltung: Sonja Vallant
Umschlagabbildungen: Shutterstock: Jena Velour, YamabikaY, Anna Pavlyuk
Layout und Satz: Digital Design, Eka Rost
Druck: GGP Media GmbH, Pößneck
Printed in Germany

ISBN Print 978-3-7423-0832-0
ISBN E-Book (PDF) 978-3-7453-0467-1
ISBN E-Book (EPUB, Mobi) 978-3-7453-0468-8

Weitere Informationen zum Verlag finden Sie unter

www.rivaverlag.de

Beachten Sie auch unsere weiteren Verlage unter www.m-vg.de

Inhalt

Für Jacqueline, Gabriel, Julian, Jan und Fred

— DR

Für Lesley, Alastair, Nick und Jen

— SJS

Einführung

Stella lebte in einer Gemeinschaft am Stadtrand der südafrikanischen Metropole Kapstadt. Sie war eine von 25 Erwachsenen, die miteinander insgesamt beeindruckende 40 Kinder hatten. Es war ein beschaulicher Ort am Fuße des Tafelbergs, inmitten von Weinbergen, Pinienwäldern, Eukalyptushainen, natürlicher Fynbos-Vegetation und ein paar wenigen Vororten.

Caley Johnson war eine junge Anthropologiestudentin aus New York City. Sie schrieb ihre Abschlussarbeit über Ernährung der ländlichen Bevölkerung in Uganda, die sich fast ausschließlich natürlich ernährt. Ihre wissenschaftlichen Betreuer schlugen vor, es wäre interessant, wenn sie in ihrer Studie eine Vergleichsbevölkerung miteinbeziehen würde, bei der neben natürlichen Nahrungsmitteln auch zucker- und fetthaltige, verarbeitete Produkte auf dem Speiseplan stehen. So kam Caley nach Kapstadt, wo sie und Stella sich begegneten.

Bei Caleys Forschungsansatz, der auf ihrem Gebiet Standard ist, wurden die Probanden rund um die Uhr beobachtet. Dabei wurde festgehalten, welche Nahrungsmittel und wie viel von jedem sie aßen. Anschließend wurden die Nahrungsmittel im Labor hinsichtlich ihrer Nährstoffwerte analysiert, um so ein detailliertes Bild der Ernährung zu erhalten. Dennoch war diese Studie in einer Hinsicht außergewöhnlich: Anstatt verschiedene Personen an verschiedenen Tagen zu beobachten, entschied sich das Team dazu, die Ernährungsgewohnheiten eines einzigen Individuums in 30 aufeinanderfolgenden Tagen zu erforschen. So lernte Caley Stella und ihre Essgewohnheiten genauestens kennen.

Was sie sah, verblüffte sie. Stellas Ernährung war erstaunlich ausgewogen: In den 30 Tagen verzehrte sie mehr als 90 verschiedene Nahrungsmittel, wobei sie an jedem Tag unterschiedliche Kombinationen aus natürlichen und verarbeiteten Produkten zu sich nahm. So lag der Schluss nahe, dass Stella nicht besonders wählerisch war und einfach aß, worauf sie Lust hatte. Die Zahlen, die aus dem Labor kamen, schienen dies zu bestätigen. Das Verhältnis von Fetten und Kohlenhydraten in Stellas Ernährung wechselte stark, was angesichts der großen Nahrungsvielfalt und der Unterschiede zwischen den jeweiligen Tagen im Rahmen der Erwartungen lag.

Doch dann stieß Caley auf etwas Unerwartetes. Als sie die tägliche Kalorienmenge aus Fetten und Kohlenhydraten zählte und diese Zahlen in einer Grafik mit der täglich verzehrten Eiweißmenge verglich, ergab sich ein deutlicher Zusammenhang. So stellte sich heraus, dass das Verhältnis von Eiweiß auf der einen Seite und Fetten und Kohlenhydraten auf der anderen Seite – ein wichtiger Indikator für eine ausgewogene Ernährung – den ganzen Monat über konstant geblieben war, ungeachtet dessen, was Stella zu sich genommen hatte. Außerdem entsprach das Verhältnis, das Stella tagtäglich verzehrte – ein Teil Eiweiß auf fünf Teile Fette und Kohlenhydrate – genau jenem Verhältnis, das als ausgewogen für eine gesunde Frau von Stellas Körpergröße gilt. Stella ernährte sich also keineswegs unüberlegt und nach Lust und Laune, sondern achtete peinlich genau darauf, nur das zu essen, was ihr guttat, und sie wusste genau, wo sie es herbekam.

Doch wie gelang es Stella, ihre Ernährung so haargenau zusammenzustellen? Caley wusste, wie schwierig es ist, Nahrungsmittel so zu kombinieren, dass sie eine ausgewogene Ernährung ergeben – sogar Diätspezialisten verwenden dazu Computerprogramme. Ob Stella insgeheim eine Ernährungsexpertin war? Im Grunde eine legitime Frage, aber Stella ist ein Pavian.

Eine verwirrende Geschichte, wenn man bedenkt, dass wir Menschen Ernährungsberatung in Anspruch nehmen, um uns ausgewogen zu ernähren (was nicht bedeutet, dass sie jedem gleichermaßen guttut). Unserem wilden Verwandten, dem Pavian, gelingt dies hingegen offensichtlich nur mit seinem Instinkt. Wie ist das möglich?

Bevor wir dieser Frage nachgehen, folgt hier erst eine weitere Geschichte, die sogar noch bizarrer ist. Sie beginnt mit einer Forensikerin an der Universität von Sydney namens Audrey Dussutour. Eines Tages nahm Audrey ihr Skalpell für ein Experiment in die Hand, um ein klebriges Stück Schleimpilz in kleine Stücke zu schneiden. Neben ihr auf dem Labortisch standen Hunderte von Petrischalen, fein säuberlich in Reih und Glied.

Mit einer Pinzette nahm Audrey jedes einzelne Stückchen des gelben Glibbers auf und legte es behutsam in die Mitte einer Schale, die sie anschließend verschloss. Die Schalen enthielten entweder kleine Eiweiß- oder Kohlenhydratwürfel oder eine Scheibe mit elf verschiedenen winzigen und gelartigen Nährwürfelchen mit unterschiedlichen Eiweiß- und Kohlenhydratanteilen. Als alle Schalen mit Schleimpilzstücken bestückt waren, stellte Audrey sie über Nacht in einen großen Karton.

Am nächsten Tag öffnete sie den Karton und stellte die Schalen wieder auf den Labortisch. Als sie sie etwas näher betrachtete, machte sie eine verblüffende Entdeckung: Jedes Stückchen Glibber hatte sich über Nacht verändert: Hatten die Schleimpilze zwei Nährwürfel erhalten – einen mit Eiweiß, einen mit Kohlenhydraten –, waren die Ranken der Klümpchen in Richtung der beiden Würfeln gewachsen und zwar so, dass sie beide berührten und sich mit einer Mischung von beiden bedienen konnten. Diese Mischung enthielt genau zwei Teile Eiweiß und einen Teil Kohlenhydrate. Noch unglaublicher verhielt es sich mit den Glibberteilchen in jenen Petrischalen mit den elf verschiedenen Nährwürfelchen. Denn dort besiedelten die Ranken über Nacht nur jene Würfel, die eben dieses 2:1-Verhältnis enthielten, während sie die anderen Würfel vollkommen ignorierten.

Was ist so außergewöhnlich an einer Ernährung mit einem Verhältnis von zwei Teilen Eiweiß zu einem Teil Kohlenhydrate? Die Antwort erhielt Audrey, als sie Stückchen des Schleimpilzes auf Petrischalen legte, die mit unterschiedlichen Eiweiß- und Kohlenhydratanteilen bestückt waren. Am nächsten Tag waren manche Stückchen unverändert, während andere sich so stark entwickelt hatten, dass sie sich wie ein filigranes Netz aus pulsierenden gelben Fäden über die ganze Schale ausgebreitet hatten. Als Audrey später die dazugehörigen Wachstumszahlen verarbeitete, glich das Ergebnis den Konturen eines Berges. Die Zahlen zum Glibber auf einem Nährmedium mit zwei Teilen Eiweiß und einem Teil Kohlenhydrate bildeten die Spitze. Sobald sich das Verhältnis zugunsten des Kohlenhydratanteils veränderte oder sich umkehrte, war das Wachstum deutlich weniger stark. Anders ausgedrückt: Konnten die Schleimpilzteilchen sich ihre Nahrung selbst aussuchen, wählten sie genau die Nährstoffmischung, die für ein gesundes Wachstum erforderlich ist.

Audreys gelber Glibber mit dem erstaunlichen Ernährungswissen ist ein Organismus mit dem wissenschaftlichen Namen *Physarum polycephalum*, was übersetzt »vielköpfiger Schleim« bedeutet. Es ist die reale Version jener Substanz, die in dem Kinofilm *Blob – Schrecken ohne Namen* für Furore sorgte. Diese Schleimpilzart bekommt man zwar nur selten zu Gesicht, aber wie andere Schleimpilzarten (darunter auch die mit dem herrlichen Namen »Hexenbutter«) und Schimmelpilze leben diese Organismen ein verborgenes Dasein unterhalb von Blättern, Baumstämmen und der Erdoberfläche der Wälder überall auf der Welt. Es handelt sich dabei um einen einzelligen Organismus mit Millionen von Kernen, die aus winzigen Teilchen erwachsen können. Wie eine gigantische Amöbe dehnt er sich aus und bildet ein komplexes, netzähnliches Gebilde aus pulsierenden Röhren, die als Transportwege für die Nahrung dienen. Er bildet zudem Greifarme, die ausgestreckt werden, um Nahrung zu beschaffen. Faszinierend, aber auch ein wenig beängstigend.

Es mag ja irgendwie einleuchten, dass das Pavianweibchen Stella vernünftige Ernährungsentscheidungen treffen kann. Aber wie bitte sollte ein einzelliger Organismus ohne Organe und Gliedmaßen, ja sogar ohne Gehirn und zentrales Nervensystem, derart ausgefeilte Ernährungsentscheidungen treffen und auch noch ausführen können?

Das verblüffte uns ebenfalls, und deshalb fragten wir einen Experten.

Professor John Tyler-Bonner reichte Steve ein Laborbecherglas mit heißem Kaffee, den er frisch mit der Flamme eines Bunsenbrenners, der leise auf dem Labortisch aus Teakholz vor sich hin zischte, aufgebrüht hatte. Steve diskutierte Audreys Ergebnisse mit dem altehrwürdigen Guru der Schleimpilzbiologie in dessen Büro – einer Zeitkapsel, die heute noch genauso aussah wie an Johns erstem Arbeitstag an der Fakultät der Abteilung Ökologie und Evolutionsbiologie der Princeton University im Jahr 1947. Er gilt als Wegbereiter der Schleimpilzforschung, und seine Arbeit bildete die Grundlage für die Forschung von komplexen Entscheidungsfindungen in dezentralen Entitäten wie etwa Vogel- oder Fischschwärmen, Menschenmengen oder weltweit operierenden Gesellschaften.

John erklärte, dass jeder Teil des Glibbers die eigene Nahrungsumgebung abtastet und entsprechend reagiert. Demzufolge handelt der ganze Glibber als wäre er ein einziges fühlendes Wesen, das sich die besten Nahrungsquellen heraussucht – eine ausgewogene Ernährung, die sich als günstig für die Gesundheit erweist – und alles ablehnt, was diesem Ziel zuwiderläuft.

Das ist, wie Sie vermutlich zustimmen werden, mehr als was so manchem fühlenden Wesen, das wir beim Namen nennen könnten, gelingt.

Und all das hat, wie Sie inzwischen vermutlich erkannt haben, mit ein und demselben Thema zu tun.

Warum haben wir, zwei Entomologen, ausgerechnet über die menschliche Ernährung, Nährwerte und Gesundheit ein Buch geschrieben – ein Thema, zu dem bereits so mancher Experte seinen Senf dazugegeben hat? Eigentlich war das gar nicht unsere ursprüngliche Intention. Während unseres Lebens als Wissenschaftler, vor allem in den ersten beiden Jahrzehnten unserer inzwischen 32-jährigen Zusammenarbeit, haben wir Insekten studiert, um eines der größten Rätsel in der Natur zu lösen: Woher wissen Lebewesen, was sie essen sollen? Wer diese Frage beantwortet, hat etwas Bedeutsames – und sogar etwas Nützliches – über das Leben an sich gelernt. Nicht nur für Insekten. Aber dazu später mehr. Lassen Sie uns am Anfang beginnen.

KAPITEL 1

Der Tag der Heuschrecken

Wir schreiben das Jahr 1991. Wir sitzen zusammen an Steves Computer in seinem Büro im naturhistorischen Museum der Universität von Oxford – demselben Ort, an dem 1860 Thomas Henry Huxley und der Bischof von Oxford, Samuel Wilberforce, ihre »Große Debatte« über Darwins Evolutionstheorie geführt haben. Dieses legendäre Treffen bleibt vor allem in Erinnerung wegen eines hitzigen Schlagabtauschs, in dem Wilberforce Huxley, Darwins »Bulldog« genannt, gefragt haben soll, welche seiner Großeltern von den Affen abstammten. Dem Vernehmen nach soll Huxley geantwortet haben, dass es ihm egal wäre, einen Affen als Vorfahren zu haben, er jedoch beschämt wäre, mit jemandem verwandt zu sein, der seine Begabungen dazu verwendete, die Wahrheit zu verschleiern.

Wir blickten gerade auf die größten Ernährungsexperimente zurück, die wir jemals durchgeführt hatten. An dieser Studie war eine besondere Heuschreckenart beteiligt, die sich – wie wir später erläutern werden – dafür als das ideale Tier erwies. Wir konnten nicht ahnen, dass noch bevor an diesem Tag unsere Sitzung zu Ende ging, die Samen für einen neuen Ernährungsansatz gesät sein würden, der sich stark auf Darwins Theorie bezog.

Wir suchten Antworten auf zwei Fragen. Erstens: Stellen sich Tiere bei dem, was sie essen, die Frage, was gut für sie ist? Zweitens: Was passiert, wenn sie – aus welchem Grund auch immer – nicht ihre gewohnte Nahrung bekommen, sondern eine andere? Sie werden erkennen, dass diese Fragen durchaus von großer Bedeutung sind.

Wir hatten im Labor 25 verschiedene Nahrungsmischungen sorgfältig zu- und vorbereitet, die unterschiedliche Eiweiß- und Kohlenhydratverhältnisse aufwiesen – die beiden wichtigsten Nährstoffe, die pflanzenfressende Insekten wie Heuschrecken essen. Das Spektrum reichte von eiweißreich und kohlenhydratarm (wie etwa Fleisch) bis hin zu kohlenhydratreich und eiweißarm (wie etwa Reis). Trotz der unterschiedlichen Zusammensetzung hatten die Mischungen große Ähnlichkeit: Sie waren trocken und körnig, etwa wie eine Fertigbackmischung vor der Hinzugabe der Flüssigkeit. Die Insekten schienen das Futter zu mögen.

Die Mischungen wurden den Larven bis zu ihrer Häutung angeboten, die davon so viel essen durften, wie sie konnten – allerdings nur von jener Mischung, die ihnen vorgesetzt wurde. So belief sich der Zeitraum auf mindestens neun Tage und höchstens drei Wochen, je nach Nahrung. Es war ein logistischer Kraftakt: Erst die penible Zu- und Vorbereitung von 25 verschiedenen Mischungen, dann die Fütterung jedes der 200 Insekten und anschließend die penible Messung der Menge, die jedes Tier jeden Tag gegessen hatte.

Während des Experiments verbrachten wir, zumindest gefühlt, endlose Stunden in einem engen, feuchten Raum im Inneren der Zoologieabteilung, in dem eine Temperatur von 32,2 °C herrschte; ein Klima, das der Entwicklung von Wüstentieren wie Heuschrecken zwar zuträglich ist, eine Freundschaft jedoch auf eine harte Probe stellt. Musik – John Cale und Talking Heads – sorgte dafür, dass wir nicht durchdrehten.

Die Heuschrecken lebten jeweils in einer eigenen Plastikbox, in der sich eine metallene Sitzstange, eine kleine Schale mit der zugewiesenen, auf ein Zehntelmilligramm abgewogenen Futterration und eine Wasserschale befanden. Jeden Tag tauschten wir die Futterschale jeder Heuschrecke aus und entfernten, wie penibel arbeitende Kanalisationsarbeiter, selbst die kleinsten Exkremente. Wir hielten die verzehrte und ausgeschiedene Menge fest, indem wir die Futterschale vor und nach der Fütterung wogen, und analysierten die Exkremente. Jede Schale wurde in einem sogenannten Exsikkator getrocknet, um jegliche Feuchtigkeit zu entfernen, und dann erneut mithilfe einer elektronischen Waage gewogen, die auf ein Hundertstelgramm genau war.

Durch das Wiegen der Futterschale vor und nach der Fütterung konnten wir berechnen, wie viel das Insekt an dem Tag gegessen hatte – und somit auch die genaue Menge an Eiweiß und Kohlenhydraten bestimmen. So verfuhren wir tagein, tagaus mit allen 200 Heuschrecken, bis sie sich entweder erfolgreich gehäutet und zu flugfähigen Insekten entwickelt hatten oder bereits davor gestorben waren. Wir hielten fest, wie viele Tage dies dauerte, maßen das Gewicht der Tiere und analysierten, wie viel Fett und fettfreies Gewebe sie zugelegt hatten.

Schließlich saßen wir nebeneinander an Steves Computer, um unsere Schlüsse aus dem Experiment zu ziehen. Um die Ergebnisse zu verstehen, mussten wir erst einmal einen Blick auf das natürliche Umfeld der Heuschrecke werfen. Schließlich entwickeln sie sich normalerweise nicht in einem Kellerlabor in Oxford. Wie wir Ihnen in diesem Buch zeigen werden, hilft uns unser ganzes Wissen über Ernährung nichts, wenn wir den biologischen Kontext, in dem eine Art lebt, nicht verstehen – und das gilt auch für uns Menschen.

Zwei juvenile Heuschrecken irgendwo in Nordafrika. Eine der beiden wächst allein auf. Mancherorts hat es seit Monaten nicht mehr geregnet, und andere Heuschrecken sind rar. Sie hat eine wunderhübsche grüne Schattierung, sodass sie im Grün der Vegetation kaum auffällt. Sie führt ein solitäres Dasein, ist scheu und wird von anderen Heuschrecken zurückgewiesen. Aus gutem Grund: Eine einzelne Heuschrecke kann sich gut verstecken, größere Gruppe ziehen die Aufmerksamkeit hungriger Vögel, Eidechsen und Jagdspinnen auf sich.

Anderswo wächst eine andere Heuschrecke in der Gruppe auf. Der letzte Regen ist noch nicht lange her, und Heuschrecken wie sie gibt es jetzt in Hülle und Fülle. Alle machen sich über die üppige Vegetation her. Sie ist eine Partymaus – auffällig gefärbt, sehr aktiv und von Gruppen angezogen. Diese Gruppen bilden zunächst Marschkapellen, aber sobald sie ausgewachsen sind, verwandeln sie sich in fliegende Schwärme, die über große Teile Afrikas und Asiens ziehen können. An einer Wanderheuschreckenplage in Nordafrika können Trilliarden Insekten beteiligt sein, die an einem einzigen Tag so viel verspeisen wie die gesamte Bevölkerung von New York in einer ganzen Woche! Ackerflächen verwüsten sie im Nu – die Heuschrecken, nicht die New Yorker.

Die beiden Heuschrecken gehören nicht verschiedenen Arten an (wie zunächst angenommen wurde), sie könnten sogar Geschwister sein. Jedes Exemplar dieser Art hat das Potenzial, entweder zu einem scheuen, grünen Grashüpfer oder zu einem extrovertierten Herdentier heranzuwachsen. Entscheidend ist nur, ob es allein oder in der Gruppe aufwächst. Die Wandlung von einem solitären Wesen zu einem Herdentier kann schnell verlaufen. Setzt man einen solitären Grashüpfer in eine Heuschreckengruppe, würde er binnen einer Stunde von den anderen Heuschrecken eher angezogen als abgewiesen, und wenige Stunden später könnte er bereits ein Teil der Marschkapelle sein. Und in kürzester Zeit würde sich das grüne Tier in ein auffällig gefärbtes verwandelt haben.

Diese Verwandlung wird »Density Dependent Behavioral Phase Change« (dichteabhängiger verhaltensbezogener Phasenwechsel) genannt. Steve und sein Forscherteam haben Jahre gebraucht, um dieses Phänomen zu verstehen.

Eine der ersten Fragen, die wir uns stellten, lautete: Was bedeutet es, in einer Menge zu sein, die den Wandel herbeiführt? Welche Reize gehen von anderen Heuschrecken aus, welche die Wandlung auslösen? Ist es ihr Äußeres, ihr Geruch, ihr Ruf? Wir entdeckten, dass Berührung der ausschlaggebende Faktor ist. Ist die Menge an geeigneten Futterpflanzen begrenzt, werden solitär lebende Heuschrecken dazu gezwungen, näher zueinander nach Nahrung zu suchen, als es ihnen entspricht. Die versammelten Insekten rempeln sich dabei gegenseitig an, und genau dieser physische Kontakt führt zu einer Wandlung von Abstoßung zur Anziehung. Sind ausreichend solche gregäre Heuschrecken versammelt, fängt die ganze Gruppe plötzlich an gemeinsam zu wandern.

Wir fanden heraus, dass diese gemeinsame Entscheidung, auf Wanderschaft zu gehen, durch die Interaktion zwischen einzelnen Heuschrecken in der Menge heranwächst. Mit anderen Worten: Es gibt weder einen Anführer noch eine hierarchische Kontrolle. Die Entscheidung, zu wandern, entsteht einfach dadurch, dass die Heuschrecken ausnahmslos eine einfache Regel befolgen: »Schließ dich deinen Nachbarn an.« Ist eine gewisse Dichte erst einmal erreicht, können ein, zwei Neuankömmlinge die Wandlung zu einer kollektiven, abgestimmten Bewegung auslösen. Und der schreckliche Marsch beginnt.

Doch uns war immer noch nicht klar, *warum* die Heuschecken die Regel befolgten, sich ihren Nachbarn anzuschließen. Wir nahmen an, dass dabei – wie so oft – Nahrung eine Rolle spielen könnte. Die wahre Antwort brachte unsere Studie über einen Verwandten der Heuschrecke: die Mormonen-Grille. Deren Antrieb erwies sich als ziemlich unheimlich.

Die Mormonen-Grille ist ein großes, flügelloses Insekt, das wie ein kleines Fass aussieht. Es lebt im Südwesten der USA und legt in großen Gruppen große Strecken zurück. Die Tiere werden so genannt, weil sie bei ihrer Entdeckung 1848 die Ernte der Mormonen zerstörten, welche sich in dem Jahr in Salt Lake niedergelassen hatten. Die Gemeinschaft stand der Zerstörung machtlos gegenüber und wäre dem Hungertod geweiht gewesen, wenn sich nicht urplötzlich ein Möwenschwarm über die Mormonen-Grillen hergemacht hätte. Anschließend errichteten die Mormonen in ihrem Tempel in Salt Lake City den Möwen zu Ehren ein Denkmal, das sich noch immer dort befindet. Darüber hinaus wurde die Möwe das Wappentier des Bundesstaats Utah – bemerkenswert, wenn man bedenkt, dass Utah nicht am Meer liegt. Doch Möwen gibt es überall dort, wo sich größere Gewässer befinden.

Steve war in Utah, um zusammen mit seinen Kollegen Greg Sword, Pat Lorch und Iain Couzin das Verhalten von Mormonen-Grillenschwärmen zu studieren. Sie wollten herausfinden, aus welchem Grund die Grillen sich plötzlich entscheiden, sich den Nachbarn anzuschließen und loszumarschieren.

Wir wohnten dort in einem Motel und aßen Junkfood, das wir mit Bier hinunterspülten. Die Grillenschwärme waren riesig. Anhand von Funkverbindungen registrierten Greg und Pat, dass große Gruppen sich bis zu zwei Kilometer pro Tag in der spektakulären Landschaft mit ihrer Wüsten-Beifuß-Vegetation fortbewegten.

Dann bekamen wir einen Hinweis darauf, warum all diese Grillen wanderten: Wir sahen, wie eine Einzelgruppe fünf Tage lang eine Schnellstraße überquerte. Dabei wurden jene Tiere, die von Autos überfahren worden waren, von den nachfolgenden Artgenossen aufgefressen – und ebenfalls überfahren. In kurzer Zeit hatte sich eine dicke Schicht auf dem Asphalt gebildet und Räumfahrzeuge mussten zur Beseitigung des glitschigen Breis organisiert werden. Warum waren pflanzenfressende Insekten so gierig darauf, einander zu fressen, und nahmen dafür sogar einen Massensuizid in Kauf? Umso mehr, als es in der direkten Umgebung mit der üppigen Vegetation genügend Alternativen gab?

Wir hatten die gleiche Trockennahrung mitgebracht, die wir bei unserem Experiment in Oxford verwendet hatten, und stellten vor den heranmarschierenden Grillen Schalen mit dieser Nahrung auf. Das Ergebnis war sehr aufschlussreich: Die Grillen ignorierten die Schalen mit der kohlenhydratreichen Nahrung, hielten aber bei jenen mit der eiweißreichen Nahrung an, um zu essen. Was war, abgesehen von unserem kleinen Buffet, die nächstgelegene hochwertige Eiweißquelle für jene Grillen? Die Grillen vor ihnen. Was sie zu ihrem Marsch zwang, war simpel: Wer nicht vorwärtsmarschiert, wird gefressen. Hält das Wesen vor dir an, wirst du dich gierig darauf stürzen, als wäre es eine Mahlzeit. Was die Grillen also zum Kannibalismus antreibt, ist ein unstillbarer Appetit auf Eiweiß.

Wir entdeckten, dass das Verhalten von Heuschrecken bei großem Appetit auf Eiweiß gleichermaßen grausam sein kann. Allerdings war es eine beiläufige Entdeckung, als Steve versuchte, jene Signale zu deuten, die Heuschrecken aussenden, sobald sie während einer Mahlzeit gesättigt sind. In einem Experiment kappte er in mühsamer Kleinarbeit bei einigen Heuschrecken die Nerven, die Empfindungen vom Hinterleib der Insekten zum Gehirn transportieren. Nach dem Eingriff stellte er alle operierten Heuschrecken zur Erholung zusammen in eine Box. Als Steve am nächsten Morgen hineinblickte, stellte er fest, dass bei allen Heuschrecken der Hinterleib hinter der Schnittstelle verschwunden war. Die Insekten hatten eine Art Gänseblümchenkranz gebildet, wobei sie den Hinterleib der jeweils vor sich befindlichen Heuschrecke gefressen hatten (die nichts gefühlt hat), während gleichzeitig der eigene Hinterleib von der jeweils nachfolgenden Heuschrecke verspeist worden war.

Gibt es bessere Tiere, um großen Ideen in der Ernährungswissenschaft auf den Grund zu gehen? Wenn von einer Spezies angenommen wird, dass sie gefräßig ist und so viel wie möglich von dem isst, was ihr angeboten wird, dann ist es die unersättliche Heuschrecke. Wir wissen aber auch, dass Heuschrecken gar nicht so einfältig sind. Sie können die Aufnahme gewisser Nährstoffe, vor allem Eiweiß, regulieren, auch wenn das bedeutet, dass sie ihre Nachbarn fressen müssen.

Was beweisen die Ergebnisse unseres großen Experiments? Bevor wir das herausfinden, bedarf es einer kurzen Einführung in die Ernährungslehre.

Kapitel 1 auf einen Blick

1. Unsere Reise begann mit der Beschreibung unseres Heuschrecken-Experiments, eine völlig neue Herangehensweise in der Ernährungswissenschaft.
2. Wir fanden heraus, dass der Appetit auf Eiweiß hinter dem Ruf der Heuschrecke als Plage für die Landwirtschaft steckt.
3. Spielt dieser Appetit auf Eiweiß auch bei anderen Tieren eine bedeutende Rolle? Sogar bei uns Menschen?

KAPITEL 2

Kalorien und Nährstoffe

In Anbetracht der Tatsache, dass Ernährung so unfassbar kompliziert ist, möchten wir zunächst eine einfache Frage stellen: Warum essen wir überhaupt?

Heutzutage ist Nahrung zu einer Quelle großer Verwirrung und Angst geworden, was schrecklich schade ist, weil sie auch die Quelle für so viel Gutes, ja sogar Hervorragendes ist. Essen verbindet Menschen, sowohl sozial als auch kulturell. Essen macht viel Freude und bietet gleichzeitig den Stoff, der uns am Leben hält.

Energie ist das Bekannteste, was wir aus der Nahrung benötigen. Es vergeht kein Tag ohne Zahlen über unsere Lebensmittel, Mahlzeiten und jetzt auch über Menüs – wie mathematisches Graffiti, das sagt, wie viel Energie die Nahrung enthält, und strenge Ernährungsrichtlinien, die festlegen, wie viel davon wir essen sollten. Auf Etiketten wird das Wort *Energie* nur selten verwendet – der Begriff *Kalorien* ist Ihnen wahrscheinlich geläufiger.

Aber was ist eine Kalorie eigentlich? Sie ist einfach nur eine Energieeinheit: Eine Kalorie ist die Menge an Energie, die benötigt wird, um die Temperatur von einem Kilogramm Wasser (bzw. einem Liter) um 1 °C, von 14,5 °C auf 15,5 °C, steigen zu lassen. Ja, das ist in der Tat eine bizarre Währung, es sei denn, man zählt zu denen, die sich schon einmal gefragt haben, wie viel Nahrung benötigt wird, um das Wasser einer vollen Badewanne zu erhitzen. Die Einheit ist aber extrem genau, und das ist es, was wir Wissenschaftler mögen. Deshalb denken alle in Kalorien, auch wenn es schwer ist, sich eine Kalorie vorzustellen.

Um das Ganze noch verwirrender zu machen, wird meistens die Bezeichnung Kilokalorien (kcal) statt Kalorien verwendet. Vielleicht kennen Sie als Energiegehalt eines Lebensmittels auch die Angabe kJ (Kilojoule), jene Einheit, die Wissenschaftler neben kcal hauptsächlich verwenden. Noch weniger greifbar als diese Einheiten selbst ist deren Definition: 1 kJ ist die Energie, die benötigt wird, um 1 kg Gewicht durch eine Kraft von 1 N (Newton – selbst ein Maß für Schwerkraft) über eine Entfernung von 1 m zu bewegen. Ein Kilojoule entspricht also 0,239006 Kalorien (um genau zu sein).

In diesem Buch verwenden wir überwiegend »kcal«, wenn wir von einer Energieeinheit sprechen, aber bei wissenschaftlichen Ergebnissen bevorzugen wir »kJ«. Das bedeutet, dass wir die in Lebensmitteln enthaltene Energie auf der Grundlage ihrer theoretischen Wirkungskraft bestimmen – Wasser zum Erwärmen oder Gewicht zum Bewegen.

Jedes Lebensmittel, außer Wasser, das dennoch eins ist, enthält Kalorien. Ohne Energie wäre unser Körper zu nichts fähig – nicht einmal dazu, was Lebensmittel so bedeutsam macht: die Verwertung von Nährstoffen. Energie kommt aus den wichtigsten Nährstoffen in unserer Nahrung, den sogenannten Makronährstoffen, die ihrer chemischen Zusammensetzung nach alle unterschiedlich sind. Nach dem Verzehr dieser Brennstoffe – Eiweiß, Kohlenhydrate und Fette –, werden sie vom Körper in kleine Moleküle zerlegt, die anschließend in unseren Zellen verbrannt werden.

Makronährstoffe liefern jedoch mehr als nur Energie. Eiweiß und seine Bausteine, die Aminosäuren, liefern auch Stickstoff, mit dem wir andere wichtigen Dinge herstellen, wie etwa Hormone, Enzyme und die informationsspeichernden Moleküle DNA und RNA. Ohne Eiweiß könnten wir nicht leben.

Im Volksmund (und in vielen Ernährungsbüchern) sind Fette und Kohlenhydrate schon fast zu einem Synonym für »Kalorien« geworden. Doch sie sind mehr als das. Fette schützen uns vor Kälte, speichern Vitamine, schmieren die Haut und polstern unsere Augäpfel und Gelenke. Ihre Fettsäurebausteine bilden die Membran, die jede Zelle in unserem Körper umgibt, während spezielle Fette, *Sterine* genannt, als Botenstoffe helfen, die komplexen chemischen Prozesse in unserem Körper, die uns am Leben halten, zu koordinieren. Wir können nicht ohne Fette!

Zu den Kohlenhydraten zählen außer Zucker auch Stärke und Ballaststoffe. Wie Eiweiß und Fette bestehen die meisten Kohlenhydrate aus kleineren Einheiten, in diesem Fall aus Einfachzuckern wie Glucose und Fructose. Die ernährungsphysiologischen Eigenschaften verschiedener Kohlenhydrate hängen davon ab, aus welchen Einfachzuckern sie bestehen und wie sie aneinandergereiht sind. Bei dem am häufigsten vorkommenden Kohlenhydrat auf unserem Planeten – dem Pflanzenstoff Cellulose – sind die Glucose-Einheiten so fest aneinandergereiht, dass wir sie nicht verdauen können.

Glucose ist besonders wichtig, weil es das wichtigste Kohlenhydrat für unseren Körper ist. Sie stellt nicht nur Energie bereit, sondern arbeitet mit dem Stickstoff aus dem Eiweiß zusammen, um DNA und RNA aufzubauen. Unser Körper kann Glucose erzeugen, indem er Eiweiß und Fette abbaut, sodass wir streng genommen keine Kohlenhydrate essen müssen, um Glucose zu erhalten. Das bedeutet aber nicht, dass wir gar keine Kohlenhydrate essen sollten, wie wir später zeigen werden.

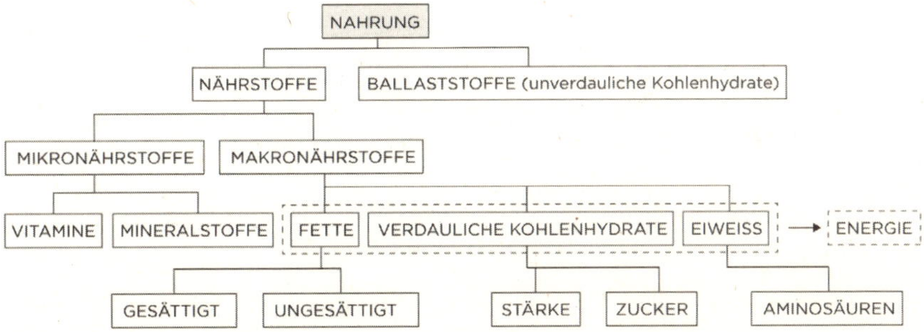

Abb. 1 Eine schematische Darstellung des Zusammenhangs zwischen Nahrungsmitteln, Nährstoffen und Energie

Und das sind nur die Makronährstoffe. Vitamine und Mineralstoffe werden ebenfalls benötigt, wenngleich in winzigen Mengen im Vergleich zu den großen drei. Deshalb werden sie *Mikronährstoffe* genannt. Diese werden vom Körper für so viele Zwecke verwendet – sie hier zu nennen, würde den Rahmen sprengen. Sie sollten aber wissen, dass Natrium, Calcium, Magnesium, Chlorid und Kalium elektrische Ströme erzeugen, die uns buchstäblich ticken lassen: Elektrische Impulse sorgen dafür, dass unser Herz schlägt und die Nervenzellen knistern.

Die Abbildung zeigt eine Zusammenfassung dessen, was Lebensmittel enthalten. Mehr über die einzelnen Bestandteile erfahren Sie im Kapitel »Mehr über Nährstoffe«, das auch zum besseren Verständnis einiger anderen Stellen im Buch beitragen kann. Wie Sie in der Abbildung sehen, sind Lebensmittel komplexe Mischungen aus vielen verschiedenen Nährstoffen, während Diäten komplexe Mischungen aus Lebensmitteln sind. Um Ernährung zu verstehen, müssen wir nicht an einzelne Nährstoffe denken, sondern an die *Nährstoffbilanz* in diesen Mischungen.

Wenn ein Tier wachsen will, muss es die richtigen Mengen an Makro- und Mikronährstoffen verzehren – wie Goldlöckchen: nicht zu wenig, nicht zu viel. Einige Tiere, wie etwa Parasiten, leben im Körper ihres Wirts und erhalten alle notwendigen Nährstoffe in den richtigen Mengen, und zwar aus einer einzigen Nahrungsquelle. Für sie ist die Suche nach der richtigen Ernährung einfach. Alle Säugetiere, auch wir Menschen, haben das Glück, unter idealen Umständen ins Leben zu starten – denn die Muttermilch entspricht einer perfekt ausbalancierten Ernährung, die wir so vielleicht nie wieder erhalten. Sie enthält alles, was ein Neugeborenes braucht, um zu wachsen, und zwar in den richtigen Dosierungen. Einmal abgestillt, wird die Suche jedes Säugetiers nach der richtigen Ernährung zu einem deutlich schwierigeren Unterfangen.

Warum das so ist, leuchtet ein. Denn alles, was wir essen, besteht aus Nährstoffen in schier endlosen Kombinationen. Einige Lebensmittel sind reicher an Eiweiß, andere an Fett oder Kohlenhydraten, aber alle sind Mischungen. Es gibt kein Lebensmittel, das aus nur einem einzigen Nährstoff besteht. Nudeln und Brot etwa werden sicherlich ihrem Ruf gerecht, reich an Kohlenhydraten zu sein, dennoch stammen etwa 10 Prozent der Energie, die sie enthalten, aus Eiweiß. Ein Steak ist zwar ein Eiweißprotz, dennoch besteht es zu mehr als der Hälfte aus Wasser und enthält außerdem noch eine Menge Fett und Mineralstoffe.

Anders als Tiere erschweren wir Menschen die Sache noch weiter, indem wir ungern Lebensmittel einzeln konsumieren, sondern sie zu Rezepten und Mahlzeiten zusammensetzen. Diese Mahlzeiten kombinieren wir zu einer abwechslungsreichen Ernährung und zu Ernährungsmustern und schicken komplexe Mischungen aus Nährstoffen und anderen Substanzen in unseren Körper, wo sie mit unserer Physiologie interagieren.

Stellen Sie sich vor, Sie müssten dreimal täglich bewusst entscheiden und die richtige, ausgewogene Mischung herausfinden. Dafür würden wir alle einen Doktortitel in Mathematik und Informatik brauchen, und selbst dann würden uns diese Berechnungen so beanspruchen, dass uns keine Zeit für anderes mehr bliebe.

Wie das Pavianweibchen Stella und der schleimige Glibber zeigten, ist die Natur zum Glück in der Lage, komplexe Herausforderungen wie diese auch ohne Mathematik und Computer zu bewältigen. Die Lösung ist einfach und elegant zugleich – und sie existiert in jedem Lebewesen, wie Sie bald sehen werden. Aber zuerst zurück nach Oxford.

Kapitel 2 auf einen Blick

Die wichtigsten Akteure in der Ernährung sind Kalorien, Makronährstoffe (Eiweiß, Kohlenhydrate und Fett), Mikronährstoffe und Ballaststoffe.

1. Mehr dazu finden Sie im Kapitel »Mehr über Nährstoffe«.
2. Ernährung ist mehr als all diese einzelnen Bestandteile (Fett, Zucker, Eiweiß usw.) – es geht um *Mischungen* von Nährstoffen und um *Ausgewogenheit.*
3. Eine ausgewogene Ernährung herzustellen wirkt vielleicht abschreckend, aber Tieren in freier Wildbahn gelingt dies instinktiv. Wie machen sie das – und wieso fällt es uns so schwer?

KAPITEL 3

Ernährung in Bildern

Mit Kalorien und Nährstoffen im Kopf kehren wir nach Oxford zurück, wo wir nebeneinander an Steves Computer saßen, um die Ergebnisse unseres großen Heuschrecken-Experiments zu analysieren. Wie üblich bestand der erste Schritt darin, die gesammelten Daten mithilfe eines Diagramms zu visualisieren: Die y-Achse zeigte die Menge an Kohlenhydraten, die ein Insekt in Milligramm (mg) verzehrte, die x-Achse die Menge an Eiweiß, ebenfalls in Milligramm.

Doch bevor wir die tatsächlichen Ergebnisse zeigen, wollen wir Ihnen anhand eines hypothetischen Beispiels einer Heuschrecke, die 300 Milligramm Kohlenhydrate und 200 Milligramm Eiweiß verzehrt hat, erklären, wie Sie das Diagramm lesen.

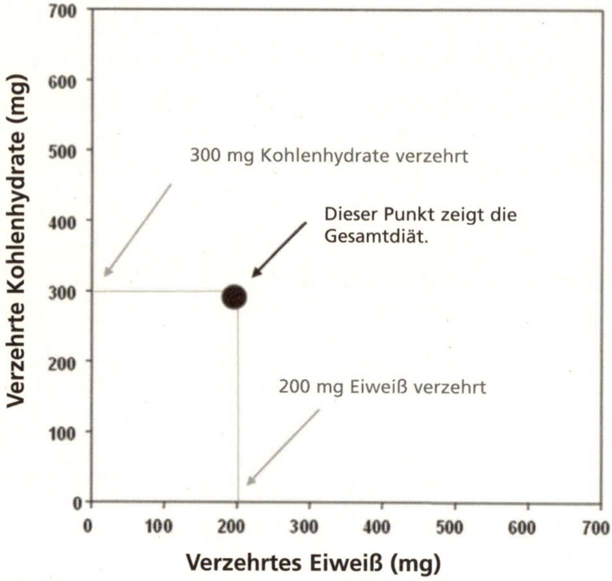

Abb. 2 Das Diagamm zeigt die hypothetische Nahrungsaufnahme einer Heuschrecke: 300 mg Kohlenhydrate und 200 mg Eiweiß

Als wir die tatsächlichen Ergebnisse für alle Heuschrecken, ungeachtet deren Nahrung, eintrugen, entdeckten wir etwas Faszinierendes. Die Konsumpunkte bewegten sich ordentlich entlang einer Linie und bildeten eine Art vorbeitreibende Wolke, die von der x-Achse emporstieg. Das Muster war so verblüffend einfach, dass wir zunächst vermuteten, irgendetwas mit unserem Zahlenwerk würde nicht stimmen. Wir überprüften es ein Mal und noch ein zweites Mal, aber alles war in Ordnung.

Dann erkannten wir, dass das, was wir sahen, real und wichtig war – obwohl wir zu dem Zeitpunkt noch nicht ahnten, wie wichtig. Wir sahen zum ersten Mal, wie der Appetit auf verschiedene Nährstoffe bei einer unausgewogenen Ernährung funktioniert. Und, wie wir bereits wussten, dass der Umgang mit einem solchen Ernährungsungleichgewicht im Leben von Tieren von großer Bedeutung ist – sogar entscheidend für das Überleben. Mehr noch, wir hatten einen neuen Ansatz zur Entschlüsselung der Geheimnisse der Ernährung gefunden, der sich auf *jede* Spezies anwenden lässt. Wir nannten ihn *Ernährungsgeometrie*.

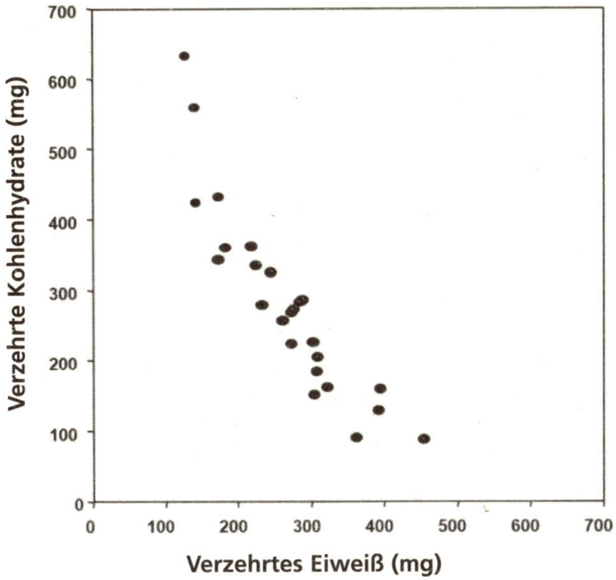

Abb. 3 Die Darstellung der Ergebnisse des Heuschrecken-Experiments. Jeder Punkt zeigt die Eiweiß- und Kohlenhydrataufnahme (wie in der vorigen Abbildung dargestellt) jener Heuschrecken, die eine bestimmte Nahrung bekamen. Bemerkenswert ist, wie die Punkte wie eine Art Rauchwolke emporsteigen. Jeder Punkt zeigt die durchschnittliche Nahrungsaufnahme einer ganzen Heuschreckengruppe.

Nach der grafischen Darstellung der Ergebnisse bestand der nächste Schritt darin, herauszufinden, welche der diversen Nahrungsmischungen einer für Heuschrecken ausgewogenen Ernährung am nächsten kam. Wir identifizierten eine Mischung aus Eiweiß und Kohlenhydraten, die es Heuschrecken am besten ermöglichte, zu wachsen und zu überleben – im Grunde die gesündeste Nährstoffbilanz, die möglich ist. Diese Mischung, die wir *Zielnahrung* nannten, ist in der nächsten Abbildung mit einem Bullauge markiert.

Wie Sie sich vorstellen können, ist dieses Ziel nicht nur für die Heuschrecken ziemlich wichtig, sondern auch für das Konzept der Ernährungsgeometrie selbst. Es erlaubt uns, auf einen Blick zu erkennen, welche Mischungen am ausgewogensten sind (die schwarzen Punkte in der Nähe des Bullauges) und welche nicht (die restlichen). Je weiter vom Ziel entfernt, desto unausgewogener die Ernährung. Wir können auch sehen, inwiefern eine Ernährung unausgewogen ist.

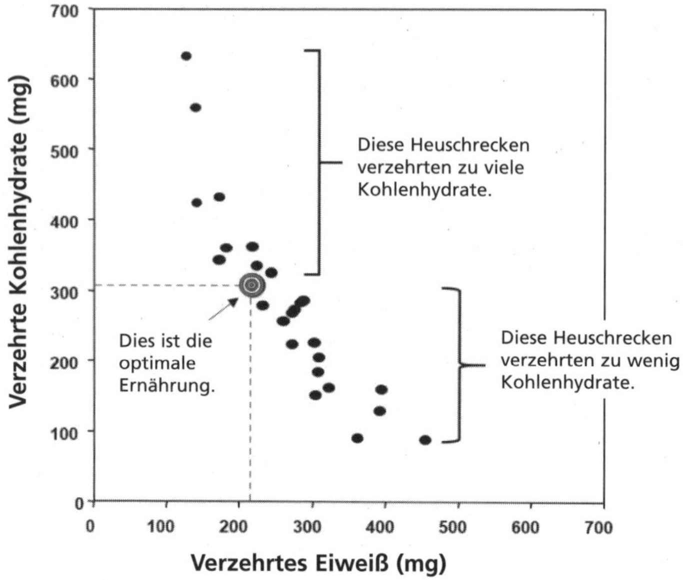

Abb. 4 Die Punkte oberhalb des Bullauges zeigen jene Heuschrecken, die zu viele Kohlenhydrate verzehrten, unterhalb des Ziels solche, die zu wenig konsumierten. Nur die Heuschrecken in unmittelbarer Nähe des Bullauges erhielten genau die richtige Menge.

Mit diesen einfachen Konzepten lässt sich in unseren Ergebnissen noch etwas anderes Wichtiges erkennen: Die Heuschrecken, die zu viele Kohlenhydrate aßen, hielten sich alle nahe dem Eiweißziel auf. Denn die Eiweißmenge, die sie verzehrten (ca. 150 mg), kam dem Ziel von 210 Milligramm ziemlich nahe. Dafür mussten sie jedoch erheblich mehr Kohlenhydrate essen und zahlten einen Preis, genauer gesagt sogar zwei Preise.

Erstens kostete es Zeit. Jene Heuschrecken, die weniger Eiweiß, aber mehr Kohlenhydrate verzehrten, brauchten länger, bis sie sich häuteten und geflügelte Erwachsene wurden. Je länger eine Heuschrecke diesen Prozess hinauszögert, desto wahrscheinlicher ist es, von einem Vogel, einer Eidechse, einer Spinne oder einer anderen Heuschrecke gefressen zu werden, noch bevor sie sich vermehren kann. Der zweite Preis ist etwas, das man nicht ohne Weiteres mit einem Insekt in Verbindung bringen würde: Heuschrecken, die diese Mischung aßen, wurden fettleibig. Zugegeben, die Behauptung, eine Heuschrecke wäre fett, scheint abwegig, denn ihr Skelett befindet sich an der Körperaußenseite. Aber im Inneren ist sie mollig, wie ein übergewichtiger Ritter in einer zu kleinen Rüstung.

Das Bullauge zeigt jene Ernährung, die Überleben und Wachstum am besten unterstützt. Die anderen Punkte zeigen, wie sich die andere Nahrung zu dieser Zielnahrung verhält.

Heuschrecken, die eine kohlenhydratreiche Nahrung bekamen, neigten zum Überessen, um ihr Eiweißziel zu erreichen. Aber was passierte bei kohlenhydratarmer Kost? Dazu genügt ein Blick auf die Heuschrecken unterhalb des Bullauges in der Abbildung. Wie Sie sehen, wölbt sich das Punktemuster ein wenig nach rechts, was bedeutet, dass die Eiweißaufnahme der Heuschrecken etwas höher lag als ihr Ziel, aber die Zufuhr an Kohlenhydraten deutlich niedriger. Demzufolge waren sie zu mager und, ihre Chance, das Erwachsenenalter zu erreichen, war kleiner als bei den Heuschrecken, die Zielnahrung erhielten. Ihre Körperfettvorräte waren so niedrig, dass sie nicht weit fliegen oder lange in freier Wildbahn hätten leben können.

Erneut zeigte sich: Bekamen die Heuschrecken kohlenhydratreiche Nahrung, mussten sie so lange fressen, bis sie die vom Körper verlangte Eiweißmenge zu sich genommen hatten. Infolgedessen verzehrten sie mehr Kohlenhydrate als nötig, wurden »fettleibig« und entwickelten sich langsamer als andere Artgenossen. War die Nahrung kohlenhydratarm, verzehrten sie zwar weniger Kohlenhydrate (weil ihr Eiweißziel früher erreicht wurde), hatten dafür aber weniger Energie.

Unser Heuschrecken-Experiment war das Erste, das zeigte, welcher Kampf zwischen zwei konkurrierenden Nährstoffen – Eiweiß und Kohlenhydraten – stattfindet, wenn die verabreichte Nahrung nicht ausgewogen ist. Am Ende gewann das Eiweiß. Tatsächlich war das, was wir sahen, nicht so sehr ein Wettbewerb zwischen zwei Nährstoffen, sondern zwischen zwei *Appetiten*, einer auf Eiweiß, der andere auf Kohlenhydrate. Als Nächstes fragten wir uns, ob die beiden Appetite zum Erreichen des Ernährungsziels – also einer ausgewogenen Ernährung – zusammenarbeiten könnten.

Kapitel 3 auf einen Blick

1. Das Heuschrecken-Experiment in Oxford eröffnete die Chance, ausgewogene und unausgewogene Ernährung neu zu definieren.
2. Die Heuschrecken bekamen eine ganz bestimmte Mischung aus Eiweiß und Kohlenhydraten, die dem Wachstum und den Überlebenschancen am besten entsprachen.
3. Wenn ihre Nahrung es ihnen nicht erlaubte, ihr Ziel zu erreichen, bevorzugten die Heuschrecken Eiweiß, was sich aber nachteilig auf das Wachstum und die Überlebenschancen auswirkte.
4. Wir hatten zum ersten Mal den Wettbewerb zwischen zwei Appetiten – auf Eiweiß und Kohlenhydrate – dokumentiert. Können diese beiden Appetite zum Erreichen des Ernährungsziels, einer ausgewogenen Ernährung, zusammenarbeiten?

KAPITEL 4

Tanz der Appetite

In unserem Experiment bekam jede Heuschrecke ihr eigenes Futter. Sie konnte so viel davon essen, wie sie wollte, aber das Verhältnis von Eiweiß und Kohlenhydraten konnte sie nicht ändern – dieses wurde von uns bestimmt. Wir taten dies, um einen Wettbewerb zwischen den beiden Appetiten auf Eiweiß und auf Kohlenhydrate auszulösen, um zu sehen, welcher der beiden Nährstoffe mächtiger war. Wie wir gerade gesehen haben, hat Eiweiß gewonnen.

Aber was wäre passiert, wenn die Heuschrecken aus einer Vielzahl von Nahrungsangeboten frei hätten wählen können? Hätten ihre Appetite zusammengearbeitet, um ihnen dabei zu helfen, eine Ausgewogenheit von Eiweiß und Kohlenhydraten zu erreichen? Wir baten Paul Chambers, einen Doktoranden in unserem Labor in Oxford, eine ernährungsphysiologische Herausforderung für die Heuschrecken zu kreieren. Also bot er den Insekten die Wahl zwischen zwei Mischungen, die sich in ihrem Eiweiß- und Kohlenhydratgehalt unterschieden.

In jedem einzelnen Fall taten die Insekten genau das Gleiche: Sie verzehrten exakt dasselbe Verhältnis von Eiweiß und Kohlenhydraten, unabhängig davon, welche Mischung ihnen vorgesetzt wurde. Dafür mussten sie aber je nach angebotener Kombination sehr unterschiedliche Mengen der jeweiligen Mischungen essen. Das ist so, als würden wir Menschen immer das exakt gleiche Verhältnis von Eiweiß und Kohlenhydraten konsumieren, unabhängig davon, ob uns Fleisch und Nudeln oder Ei und Brot oder Bohnen und Reis oder Fisch und Kartoffeln angeboten würden. Uns mag dies als eine schier unmögliche Herausforderung erscheinen, aber Heuschrecken lösen dieses Problem mit großer Leichtigkeit.

Noch beeindruckender ist die Tatsache, dass das von ihnen gewählte Verhältnis von Eiweiß und Kohlenhydraten genau dem Bullauge in unserem Diagramm zum großen Heuschrecken-Experiment entsprach. Sie wählten das gesündeste Verhältnis, das ihre Überlebenschancen und ihr Wachstum am besten unterstützte.

Unsere Experimente zeigten sogar, wie die Insekten erkannten, ob eine Nahrungsmischung jenen Nährstoff enthielt, der ihnen selbst fehlte. Wie andere Insekten haben Heuschrecken nicht nur im gesamten Mundbereich Geschmackshaare, sondern auch an ihren Füßen und anderswo am Körper. Sobald diese Haare etwas Essbares berühren, analysiert die Heuschrecke sofort die chemische Zusammensetzung und entscheidet dann, ob sie es essen soll. Wenn die Heuschrecke beispielweise vor Kurzem genug Eiweiß zu sich genommen hat, werden die Sensoren diesen Nährstoff ignorieren – sie wird die Nahrung nicht einmal erkennen. Sollte die Heuschrecke aber einen Eiweißmangel haben, senden die Sensoren, sobald sie auf Eiweiß stoßen, elektrische Nachrichten an das Gehirn, die sagen: »Iss das!« Genau das passierte bei unseren Heuschrecken, als sie die Kohlenhydrate ignorierten.

Wir gingen noch einen Schritt weiter und zeigten, dass Heuschrecken sogar lernen können, Farben und Düfte von Lebensmitteln mit deren Eiweiß- und Kohlenhydratgehalt in Verbindung zu bringen. Wir konnten ihnen beibringen, bestimmte Orte aufzusuchen, von denen sie wussten, das sie dort das finden würden, wonach sie sich sehnten. Das ist ziemlich schlau für ein Tier mit einem nadelkopfgroßen Gehirn.

Dies war der Beweis dafür, dass die Appetitsysteme von Heuschrecken bei einer guten Nahrungsauswahl zusammenarbeiten und die Insekten die Nahrung so kombinieren, dass sie genau die Menge an Nährstoffen erhalten, welche einer ausgewogenen Ernährung entspricht. Ist das Nahrungsangebot jedoch unausgewogen, wie in unserem großen Heuschreckenexperiment, entsteht ein Wettbewerb zwischen dem Appetit auf Eiweiß und dem auf Kohlenhydrate. Und bei Heuschrecken hat am Ende Eiweiß immer die Nase vorn.

All diese Details über die Ernährung von Heuschrecken waren an sich faszinierend – zumindest für uns. Aber es deckte auch ein anderes Thema auf, das viel bedeutender ist, und zwar für alle: Der Wettbewerb der Appetite, den wir bei Heuschrecken gesehen haben, könnte auf das gesamte Tierreich zutreffen, einschließlich des Menschen. Daher lohnt es sich, genau zu erforschen, was Appetit eigentlich ist und wie seine Magie (und manchmal seine Schädlichkeit) funktionieren. Dieser Ansatz wird auch dazu beitragen, eine Frage zu beantworten, die uns oftmals gestellt wird: *Woher wissen Lebewesen von Natur aus, was sie essen sollen?*

Was es bei dem Versuch, das Phänomen »Appetit« zu verstehen, vor allen Dingen zu beachten gilt, ist, dass die Natur alles, was wir essen, mit einem eigenen Geschmack ausgestattet hat – das wird auch Aroma genannt. Uns schmeckt ein Haufen verkohltes Fleisch anders als eine Handvoll Beeren, und Letztere unterscheiden sich geschmacklich von einem Berg saftiger, dunkelgrüner Blätter. Diese Vielfalt ist kein Zufall, wenngleich sie nicht dazu da ist, dass unsere Mahlzeiten nicht langweilig werden (auch wenn dies ein angenehmer Nebeneffekt ist). Das Geschmacksprofil eines Nahrungsmittels deutet auf seine Inhaltsstoffe, also die Nährstoffe hin.

Da Eiweiß, Fette und Kohlenhydrate jeweils eine ganz eigene Rolle und Bedeutung haben – als Energielieferanten, aber auch für die Erfüllung anderer wichtigen Funktionen –, verwundert es nicht, dass die Natur uns mit der Fähigkeit ausgestattet hat, sie zu unterscheiden und somit ihr Vorhandensein in Nahrungsmitteln zu erkennen.

Wir halten diese Fähigkeit für selbstverständlich, aber ohne sie gäbe es uns nicht. Sie hilft uns zu erkennen, welche Nährstoffe in welchen Nahrungsmitteln enthalten sind, was wir essen und was wir vermeiden sollten. Die Notwendigkeit, die richtigen Nahrungsmittel zu finden, ist der Grund dafür, warum wir Zucker als angenehm süß empfinden, warum eiweißreiche Lebensmittel einen herzhaften Geschmack haben, den die Japaner *Umami* nennen, und warum Fette ein reichhaltiges, butteriges Mundgefühl und Aroma haben. Denn wie sonst könnten wir Nährstoffe voneinander unterscheiden?

Wir sind nicht die Einzigen im Tierreich, die in der Lage sind, Makronährstoffe zu schmecken, wenngleich einige andere Tiere ihre Geschmacksorgane an unwahrscheinlichen Stellen am Körper haben. Wie Heuschrecken schmeckt eine weibliche Schmeißfliege Zucker und Aminosäuren mit ihren Füßen und mit der Spitze ihres Bauchs. Letzteres trägt dazu bei, dass sie ihre Eier auf etwas richtig Ekelhaftes (zumindest für uns) ablegen kann, das die Babymaden für ihr Wachstum benötigen. Wem das widerlich erscheint, sollte nur bedenken, dass auch wir Menschen Geschmacksrezeptoren in unserem Darm sowie in unserem Mund haben, um den Überblick über Nährstoffe während der Verdauung zu behalten. Schließlich ist unser Darm an beiden Enden offen – so wie wir Essen am vorderen Ende schmecken, verfolgen wir es den ganzen Weg durch den Darm. Wir können sogar noch Nährstoffe erkennen, die den Darm verlassen haben und in den Blutkreislauf gelangen. Dies geschieht mithilfe von Rezeptoren in verschiedenen Organen, einschließlich der Leber und des Gehirns. Das Gehirn ist der Ort, in dem sich die Kontrollzentren befinden. Diese neuronalen Erregungs- oder Schaltkreise sammeln Signale aus Blutkreislauf, Leber und Darm und lösen Gefühle wie Appetit oder Völle aus.

Wie für Makronährstoffe sind wir auch mit Geschmacksorganen ausgestattet, mit denen wir einige Mikronährstoffe, einschließlich Mineralsalze, erkennen können. Dazu zählt unter anderem unsere Zunge, andere befinden sich verstreut in unserem Körper.

Spezifische Geschmacksnoten und Aromen geben Auskunft über Nahrungsmittel und darüber, welche Nährstoffe sie zu welchem Anteil enthalten. Sie sind die äußere Seite des Nährstoffausgleichs, der einem Tier hilft, zu entscheiden, was es essen soll. Wie wichtig dies ist, bedarf wohl keiner Erklärung. Geschmäcker und Aromen eignen sich jedoch nicht gut dazu, dem Tier zu vermitteln, was nicht weniger wichtig ist: wie viel von jedem Nährstoff es zu einem bestimmten Zeitpunkt braucht. Dies, also die innere Seite des Nährstoffausgleichs, regeln die Appetitsysteme.

Es ist allerdings ein Fehler zu glauben, der Appetit wäre ein einziger mächtiger Hunger, der alle Tiere (einschließlich uns) dazu antreibt, zu essen, bis sie voll sind – und zwar einer, der viel häufiger ist als nötig. Wie unsere Heuschrecken uns gelehrt haben, wäre ein einziger Appetit beim Streben nach einer ausgewogenen Ernährung völlig nutzlos. Daher benötigen Tiere *verschiedene* Appetite, um den Überblick über die verschiedenen Nährstoffe zu behalten, die sie benötigen.

Und doch ist der Komplexität der biologischen Systeme in Verbindung mit einer effizienten Funktionstätigkeit eine Grenze gesetzt. Aus diesem Grund haben wir eben keinen spezifischen Appetit auf jeden Nährstoff, den wir benötigen, um am Leben und gesund zu bleiben. Das würde uns beim Essen wahrscheinlich in den Wahnsinn treiben!

So fanden wir bei den Heuschrecken lediglich zwei Appetite: auf Eiweiß und auf Kohlenhydrate. Wie ist das bei komplexeren Arten wie uns Menschen? Wie viele Appetite brauchen wir? Oder anders gefragt: Wie *wenig* nährstoffspezifische Appetite brauchen wir, um am Leben und gesund zu bleiben? Die Antwort, so scheint es, lautet: fünf. Fünf Appetite sind ausreichend. Sie treiben uns dazu an, die folgenden Nährstoffe zu konsumieren:

- Eiweiß
- Kohlenhydrate
- Fette
- Natrium
- Calcium

Das sind die drei Makronährstoffe plus zwei essenzielle Mikronährstoffe. Sie entsprechen genau den Nährstoffen, die wir auch aus Nahrungsmitteln herausschmecken können. Eine elegante Lösung für eine ansonsten unmögliche Herausforderung. Unsere Appetite haben sich so entwickelt, dass wir uns auf bestimmte Geschmacksrichtungen fokussieren, und bringen uns dazu, nur die Dinge zu essen, die wir zum Überleben brauchen.

Diese fünf Nährstoffe (»Big Five«) wurden während unserer Evolution aus besonderen Gründen hervorgehoben. Einer ist, dass ihre Anteile in der Ernährung immer einer sehr spezifischen Menge entsprechen sollen – weder zu viel noch zu wenig. Ein anderer ist, dass die Konzentration dieser Nährstoffe in unserer Nahrung sehr unterschiedlich ist: Um unserem Eiweißbedarf gerecht zu werden, müssten wir zum Beispiel mehr Reis als Steak verzehren. Des Weiteren waren einige dieser Nährstoffe in der Nahrungsumgebung unserer Vorfahren so selten, dass wir sie nur mithilfe einer speziellen biologischen Maschinerie fanden.

Natriumchlorid und Calcium waren beispielsweise einst so rar, dass sie einen eigenen Appetit mit eigenen spezifischen Geschmacksrezeptoren im Körper erhielten – und das ist nicht nur bei uns Menschen so. Warum verwenden wir das Wort »Salär«? In früheren Zeiten war Salz so teuer und geschätzt, dass es als Währung verwendet wurde. Gorillas essen Baumrinde, um genug Salz zu bekommen. Calcium ist für Riesenpandas zur Fortpflanzung so wichtig, dass sie große Entfernungen zurücklegen, um calciumhaltige Nahrungsquellen zu finden

Was ist mit den anderen essenziellen Nährstoffen wie etwa Vitamin A, C, D, E, K, B1 (Thiamin), B2 (Riboflavin), B3 (Niacin), B5 (Pantothensäure), B6, B7 (Biotin), B9 (Folsäure), B12 sowie Mineralien wie Kalium, Chlor, Phosphor, Magnesium, Eisen, Zink, Mangan, Kupfer, Jod, Chrom, Molybdän, Selen und Kobalt? Warum haben wir keinen spezifischen Appetit auf sie entwickelt? Ein Grund dafür ist, dass unsere natürliche Ernährung reich an diesen Nährstoffen ist. Ernähren wir uns mit den richtigen Mengen der Big Five, bekommen wir automatisch genug von all diesen Stoffen. So blieben auch uns viele Messungen und Berechnungen erspart.

Wenn all das, was wir hier beschrieben haben, für Sie ziemlich logisch klingt, dann darum, weil es so ist. Aber das wurde nicht immer so gesehen, nicht einmal von Experten.

Über sechs Jahrhunderte lang wurde das Wort »Appetit« in etwa auf die gleiche Weise wie heute verwendet, sowohl im täglichen Sprachgebrauch als unter Gelehrten. Bereits 1375 schrieb der Schotte John Barbour in einem Gedicht über ein herzhaftes Festmahl, das »keine andere Sauce – außer Appetit« brauchte. Und so verewigte sich seine Feststellung in dem englischen Ausdruck: *Hunger is the best sauce* (»Hunger ist der beste Koch«). Ein paar Jahre später, 1398, bemerkte der englische Schriftsteller Geoffrey Chaucer, dass die Kraft des Appetits von guter Gesundheit abhängt: »Schwacher Appetit geht Krankheit voraus.« 1789 stellte der amerikanische Gelehrte Benjamin Franklin die Verbindung zwischen Appetit und Nährstoffbedarf her: »Was man liebt, nährt.«

Die wissenschaftliche Erforschung des Appetit-Phänomens ist jedoch noch relativ neu. Alles begann mit einer wichtigen Frage: Was in unserem Körper macht uns hungrig? Der *Rumble-Theorie* aus dem Jahr 1912 zufolge ist das Völlegefühl der Wechsel zum Appetit: Der Hunger wird »eingeschaltet«, sobald die Wände eines leeren, knurrenden Magens aneinanderreiben (»rumble«), und schaltet sich wieder ab, wenn er voll ist. Die Rumble-Theorie wurde später jedoch angezweifelt, als man herausfand, dass es keines Magens bedarf, um sich hungrig zu fühlen: Patienten, deren Magen wegen einer Krebsbehandlung oder eines Geschwürs entfernt worden war, hatten weiterhin das vertraute Hungergefühl.

Es folgten weitere Theorien, von denen jede das auslösende Moment, wann der Körper unserem Gehirn signalisiert, dass wir essen sollten, unterschiedlich beurteilte. So besagt die *thermostatische Sättigungstheorie*, dass

Tiere essen, damit sie ausreichend Energie haben, um sich warm zu halten, und aufhören zu essen, um einer Überhitzung des Körpers zu vorzubeugen. Dagegen identifiziert die *glucostatische Hypothese* den Blutzucker als entscheidend, während die *lipostatische Theorie* auf die Fettreserven des Körpers setzt und die *aminostatische Theorie* argumentiert, dass im Blut zirkulierende Aminosäuren verantwortlich seien. Obwohl all diese Theorien offensichtlich unterschiedlich sind, haben sie dennoch etwas gemeinsam: Jede betrachtet eine einzige Komponente der Ernährung als Verbindungsglied zwischen Appetit und dem, was der Körper braucht – Energie, Zucker, Fette oder Aminosäuren.

In den 1930er-Jahren arbeitete ein junger Wissenschaftler namens Curt Richter in aller Stille mit Ratten in seinem Labor an der Johns Hopkins University. Als Sohn eines deutschen Ingenieurs beschäftigte sich Richter lieber mit Experimenten als mit Theorien, und so fing er an zu messen, wie der Körper das Gehirn instruiert, bestimmte Verhaltensweisen wie Essen durchzuführen. In den sieben Jahrzehnten, in denen er in diesem Labor arbeitete, machte Richter zahlreiche Entdeckungen, die eine wichtige Grundlage für unsere Forschung und dieses Buch bilden.

In einem Experiment operierte Richter Ratten derart, dass ihre Physiologie sie dazu bringen sollte, mit einer tödlichen Geschwindigkeit Salz aus dem Körper zu verlieren. Dennoch starben sie nicht, sondern aßen einfach mehr Salz, um die Verluste zu kompensieren. Wichtig dabei ist, dass sie nicht insgesamt mehr Nahrung oder andere Nährstoffe zu sich nahmen, sondern nur Salz. Ähnliche Experimente mit Calcium führten zum gleichen Ergebnis: Die Ratten retteten ihr Leben, indem sie mehr Calcium, aber nicht mehr von anderen Nährstoffen zu sich nahmen.

Um sicherzustellen, dass das, was er sah, auch dem normalen Leben von Ratten entsprach, untersuchte Richter das Muster ihrer Nahrungsauswahl in Zeiten, in denen weibliche Ratten während der Schwangerschaft und Stillzeit von Natur aus einen erhöhten Bedarf an Natrium und Calcium haben. Wie er vermutete, entschieden sie sich für jene Nahrung, die größere Mengen an diesen Nährstoffen enthielten. Richters Experimente zeigten, dass Ratten nicht nur einen einzigen Appetit haben, sondern mindestens zwei für verschiedene Nährstoffe. Somit mussten die thermostatische, glucostatische, lipostatische und aminostatische Theorie korrigiert werden. Nicht weil sie komplett falsch lagen, denn jede enthielt durchaus wahre Elemente.

Das war der Punkt, an dem unsere Heuschrecken-Forschung ins Spiel kam. Wir hatten nachgewiesen, dass auch Insekten Mehrfachappetite kennen und diese bei der Suche nach einer ausgewogenen Ernährung verwendet werden können.

Aber Appetite gibt es nicht nur, um uns zu sagen, dass wir etwas essen sollten. Ebenso wichtig ist, dass sie uns sagen, wann wir damit aufhören sollten. Dies setzt aber voraus, dass die Nahrung Nährstoffe enthält, die während der Verdauung dem Körper zur Verfügung gestellt werden, in den Blutkreislauf gelangen und Völlesignale an das Gehirn senden. Das einzige Manko dabei ist, dass die Umsetzung dieser Signale Zeit braucht (bei einigen dauert es sogar eine ganze Mahlzeit lang). Somit besteht das Risiko, dass man beim Eintreffen der Signale bereits zu viel gegessen hat. Wir alle kennen das Gefühl, so viel und so schnell gegessen zu haben, dass wir nicht mitbekommen, dass wir bereits vor zehn Minuten satt gewesen wären. Zehn Minuten, in denen wir unserem System eine Kalorienbombe verabreichen können.

Wie lässt sich dies vermeiden? Wir brauchen etwas, um unsere Essgeschwindigkeit zu bremsen. Etwas, das uns schnell füllt, aber den Nährstoffen, die nur langsam ins Blut gelangen, Zeit verschafft, unser Blut zu erreichen und dem Gehirn mitzuteilen, dass sie dort angekommen sind. Glücklicherweise hat uns Mutter Natur dafür etwas zur Verfügung gestellt, das den Darm dehnt und somit ein Völlegefühl hervorruft sowie die Darmentleerung verlangsamt: Ballaststoffe.

Für Pflanzenfresser wie Heuschrecken und Allesfresser wie uns sind Fasern bzw. Ballaststoffe die Hauptquelle für Füllstoffe in pflanzlicher Nahrung. Ballaststoffe bilden die Struktur von Pflanzenzellen und Gewebe und, wie in Kapitel 2 und in »Mehr über Nährstoffe« dargestellt, basiert ein Großteil davon auf komplexen Formen von Kohlenhydraten, die wir mit unseren eigenen Verdauungsenzymen nicht verdauen können. Ein Teil dieser Ballaststoffe wird dennoch verdaut, und zwar von Mikroben, die in unserem Darm leben – unserem *Mikrobiom*, wie dieses Kollektiv aus Billionen von Bakterien genannt wird.

Dabei produzieren die Mikroben wichtige Nährstoffe wie kurzkettige Fettsäuren, Vitamine und Aminosäuren, die unser Körper braucht. Zudem unterstützen sie unser Immunsystem, halten unseren Darm gesund und begünstigen sogar unsere psychische Gesundheit. Darüber hinaus erzeugen Darmmikroben Signale, die uns das Gefühl geben, satt zu sein. Sie sind also ein wichtiger Teil unseres Appetitkontrollsystems.

Dank der Heuschrecken und etwas Geometrie gelang es uns, die Schönheit und Kraft des Nährstoffappetits zu entdecken. Wir sahen, dass sie, wenn die richtige Auswahl an Nahrungsmitteln zur Verfügung stand, wann immer möglich perfekt zusammenarbeiteten, um den Tieren zu helfen, die komplexen Herausforderungen einer ausgewogenen Ernährung zu meistern. Außerdem zeigte unser Heuschrecken-Experiment, dass diese Appetite in schweren Zeiten, in denen keine ausgewogene Ernährung zur Verfügung stand, miteinander in Konflikt gerieten: So war bei den Heuschrecken der Eiweißappetit größer als der Appetit auf Kohlenhydrate.

Wir begannen, uns zu fragen, ob Heuschrecken nur eine elegante Ausnahmeerscheinung waren und die gewonnenen Erkenntnisse nicht auf das restliche Tierreich – geschweige denn auf den Menschen – übertragbar waren. Oder hatten wir so etwas wie eine allgemeine Naturregel entdeckt? Wenn ja, könnte dies bedeutsam sein.

Kapitel 4 auf einen Blick

1. Tiere haben separate Appetite auf Eiweiß, Kohlenhydrate, Fette, Natrium und Calcium entwickelt. Gemeinsam können die Big Five ein Indikator für eine ausgewogene Ernährung sein.
2. Ballaststoffe wirken als Appetitbremse, verhindern Überessen und nähren das Darmmikrobiom.
3. Bei einer angemessenen Nahrungsmittelauswahl arbeiten die Appetite auf Eiweiß und Kohlenhydrate zusammen, damit die Heuschrecken eine ausgewogene Ernährung zu sich nehmen.
4. Aber hat der Nährstoffausgleich universelle Gültigkeit für das ganze Tierreich?

KAPITEL 5

Die Suche nach den Ausnahmen von der Regel

Wenn Wissenschaftler etwas verfolgen, das von Bedeutung sein könnte, ist ihnen beigebracht worden, ihre Begeisterung zu dämpfen und sich ständig zu fragen: *Könnten wir uns irren?* Für uns nahm diese Frage diese Gestalt an: Könnte es sein, dass die Kraft der Mehrfachappetite zur Unterstützung der Ernährungsbedürfnisse eines Organismus eher die Ausnahme als die Regel ist?

Konkret ging es in unserem Fall um die Frage, ob der Balanceakt der Heuschrecken in unserem Labor auch auf andere Tiere zutraf, und zwar nicht nur in Laboren, sondern in deren natürlichem Habitat. Wir vermuteten, dass der Nährstoffausgleich mithilfe von Mehrfachappetiten wahrscheinlich allgemein war.

Das war nicht nur das Wunschdenken zweier Wissenschaftler, die etwas Wichtiges entdeckt haben wollten. Wir hatten Grund zu der Annahme, dass wir recht haben könnten. Denn uns schien es logisch, dass das, was wir sahen, mehr oder weniger für alle Lebewesen eine *Voraussetzung* ist.

Ein zwingender Grund für unsere Annahme war die Logik Darwins. Der Mechanismus, durch den Organismen ihre verschiedenen Eigenschaften und Fähigkeiten erwerben, enthält ein einfaches Zahlenspiel. Jedes Merkmal, das eine erfolgreiche Fortpflanzung bzw. Reproduktion unterstützt und zumindest teilweise vererbbar ist, wird an die nächste Generation weitergegeben, und zwar stärker als eines, das nicht hilfreich ist. Aufgrund der Vererbung dieser nützlichen Eigenschaften werden die Nachkommen selbst erfolgreicher bei der Fortpflanzung sein. Und so wird die hilfreiche Eigenschaft schließlich in einer Bevölkerung häufiger werden und die weniger hilfreichen Äquivalente verdrängen.

Was unsere Studie betraf, deutete alles, was wir über Biologie wussten, in die gleiche Richtung: Tiere, die sich ausgewogen ernähren, vermehren sich besser als solche, die es nicht tun. Für Letztere ist Essen wie eine Lotterie, bei der der Zufall darüber entscheidet, welchem Nährstoffbedarf entsprochen wird und welchem nicht. Ohne die wegweisenden Appetite hat ein Tier an manchen Tagen Glück und bekommt die Mischung an Nährstoffen, die es braucht, aber die meiste Zeit wird dies nicht der Fall sein.

Doch dies deutete nur auf das hin, was wir als wahrscheinlich erachteten. Es bedeutete aber nicht, dass dies auch wahr war. Wie konnten wir das testen? Der sicherste Weg wäre, jede Art auf dem Planeten zu untersuchen. Doch angesichts des immensen Aufwands, mit dem unser Heuschrecken-Experiment einhergegangen war, wussten wir, dass dies unmöglich war. Wir halten bereits den Rekord für die Anzahl der Arten, deren Ernährungswissen untersucht wurde – mehr als 50 nach unserer Zählung, in der Größe variierend von Ameise bis Elch –, und viele dieser Geschichten werden Sie in diesem Buch lesen. Aber damit würde das Thema nur oberflächlich gestreift. Wir brauchten einen anderen Ansatz.

Der effektivste Weg zur Beantwortung der Frage, ob der Nährstoffausgleich die Regel unter allen Tieren ist oder sich auf nur wenige Tierarten beschränkt, war, sie einfach umzudrehen. Und so beschlossen wir, nur jene Arten zu testen, bei denen eine ausgewogene Nährstoffaufnahme am *wenigsten* wahrscheinlich schien. Sollten wir uns irren, würden sie es uns zeigen. Diese Art von Selbstskepsis, bei der Theorien darauf getestet werden, wie viel sie wert sind und was von ihnen aufrechterhalten bleibt, ist in der Wissenschaft nicht nur gängige Praxis, sondern sogar ein prägendes Merkmal. Das ist es, was Wissenschaft ausmacht.

Wie auch immer, jetzt mussten wir Arten suchen, die nicht auf Nährstoffausgleich setzen. Sollten ihn selbst jene Kandidaten praktizieren, von denen man es gar nicht erwarten würde, konnten wir sicher sein, dass die meisten – wenn nicht alle – Spezies dies tun.

Welche Arten waren besonders geeignet, um unsere Theorie zu widerlegen? In gewisser Weise hatten wir bereits eine von ihnen studiert: Heuschrecken. Denn sie zählen wegen ihrer wahllosen Gier als die bekanntesten Tiere überhaupt, die alles verschlingen, was ihnen in den Weg kommt. Nachdem wir gezeigt hatten, dass selbst *sie* akribisch auf eine exakte Nährstoffmischung in ihrer Ernährung achten, gaben wir uns zuversichtlich, dass auch andere Arten dies tun – vor allem solche, die eher wählerisch sind.

Eine noch größere Herausforderung ergab sich durch eine zufällige Begegnung mit einer Kakophonie zwitschernder Küken, einem Studenten mit einem Hang zur Philosophie und »zwei Hälften von nichts«.

Es geschah 1997, als David im Lancaster-Labor der zoologischen Fakultät von Oxford einen praxisbezogenen Kurs in Tierverhalten dozierte. Die Studenten beschäftigten sich mit einem Experiment, an dem Gruppen von kürzlich geschlüpften Hühnerküken beteiligt waren. Während des Unterrichts sprach David mit dem berühmten Evolutionsbiologen und Atheisten Richard Dawkins, der hereingekommen war, um zu sehen, was es mit all dem Gezwitscher auf sich hatte.

Ein ernsthafter junger Student namens Stephen Jones packte die Gelegenheit beim Schopf, wandte sich mit feinster englischer Stimme an Richard und fragte: »Ich bin daran interessiert, einen Essay über postmoderne Wissenschaft zu schreiben. Wären Sie bereit, diesen zu betreuen?«

»Was ist postmoderne Wissenschaft überhaupt?«, fragte Richard in dem für ihn typischen lakonischen Stil, und beantwortete seine eigene Frage sofort selbst.

Besser als die meisten wusste Richard, dass postmoderne Wissenschaft eine Ausprägung des kulturellen Relativismus ist, eine philosophische Sichtweise, nach der Wissenschaft nur eine weitere Weltanschauung ist, die jeder anderen gleichwertig ist und die Wahrheit keineswegs gepachtet hat. Dies, wusste er, war falsch, und zwar aus jenen Gründen, die wir bereits diskutiert haben: Die selbstkritische Grundhaltung der Wissenschaft ist ein wirkungsvoller Filter zur Beseitigung von falschen Theorien und daher das Mittel schlechthin, um im Laufe der Zeit Fakten vom Glauben zu trennen.

Richard lehnte es schließlich ab, Stephens Essay zu betreuen. Aber David, mit seinem Interesse oftmals auf einem schmalen Grat zwischen »Glaube« und »Fakten« in der Ernährungswissenschaft, willigte ein. Stephen lieferte eine gute Arbeit ab. Wenngleich seine Abhandlung keine bahnbrechenden Beiträge zu der Frage leistete, was wahr ist und was nicht, trug sie indirekt auf bedeutende Weise zu unserer Suche nach der Wahrheit über das Fressverhalten bei.

Durch die Arbeit an dem Essay entwickelte Stephen ein Interesse an einer Doktorarbeit und wollte etwas von praktischer Bedeutung erforschen. Er entschied sich für Kakerlaken, diese weit verbreiteten Schädlinge mit schmutzigen Gewohnheiten, einem schlechten Geruch und dem Ruf, Krankheiten zu verbreiten. Sofort witterten wir unsere Chance, denn Kakerlaken waren auch die perfekten Versuchskaninchen für die Beantwortung unserer Frage, ob der Nährstoffausgleich im Tierreich allgemein ist.

Warum? Diese unsympathischen Kreaturen sind extrem schlau, anpassungsfähig und widerstandsfähig. Egal ob Regenwälder oder gemäßigte Wälder, Salzwiesen, Wüsten oder Städte, leben können sie praktisch überall. Und das unterscheidet sie von den meisten anderen Arten. In Städten lieben sie Wohnungen und Häuser mit ihren Mülltonnen, Abflüssen und Kanalisationen genauso wie Restaurants, Speisekammern und – wenn sie die Gelegenheit haben – sogar Ihren Teller. Sie bewegen sich sogar während einer einzigen Mahlzeit zwischen diesen Orten. Dieser Flexibilität liegt die bemerkenswerte Fähigkeit zugrunde, sich von einer sehr breiten Nahrungspalette zu ernähren, und wenn es sein muss von gar keiner. Sie können einen Monat ohne Essen oder Trinken und über 100 Tage allein von Wasser leben. Allerdings nicht ohne ein paar ganz besondere Tricks.

Im Enddarm von Kakerlaken befinden sich Tausende winziger Stacheln. Jeder beherbergt Millionen von Bakterien, die Kohlenhydratquellen verdauen können, die für die meisten Tiere nutzlos wären. Cellulose zum Beispiel, der Stoff, aus dem Holz, Papier, Pappe und Baumwollstoff hergestellt werden. Kakerlaken können sie essen und dank der Bakterien in Energie umwandeln. Wenn man bedenkt, dass Cellulose die häufigste organische Verbindung auf Erden ist und nur wenige andere Tiere sie für Energie nutzen können, ist dies ein praktischer Vorteil. Es bedeutet, dass es für Kakerlaken fast nie einen Mangel an Kohlenhydraten gibt.

Das ist noch nicht alles. Alle Tiere müssen überschüssigen Stickstoff loswerden, der aus verschiedenen Stoffwechselprozessen mit Eiweißsynthese und -abbau resultiert. Bei Säugetieren kommt Urin diese Funktion zu, während die meisten Insekten, Vögel und Reptilien ihn in Form von weißer Harnsäurepaste abwerfen. Wenn Kakerlaken zu viel Eiweiß essen, scheiden auch sie den Überschuss als Stickstoffabfall aus. Aber im Gegensatz zu anderen Tieren scheiden sie nicht alles aus: Ein Teil wird in Form winziger Kristalle in spezialisierten Zellen, *Urozyten* genannt, gespeichert, die sich im Insektenäquivalent der Leber, dem Fettkörper, befinden. Neben den Urozyten haben Insekten eine weitere Art von Fettkörperzellen: *Myketozyten*. Diese halten Populationen von Bakterien in Gefangenschaft, die nirgendwo sonst auf der Welt leben können. Ihre Aufgabe ist es, den in den Urozyten gespeicherten Stickstoff als Rohstoff für die Herstellung von Aminosäuren zu verwenden, die ins Blut abgegeben werden, damit die Kakerlake Eiweiß herstellen kann. Myketozyten-Bakterien finden sich auch in Rückgewinnungsanlagen von Stickstoff.

Mit solchen flexiblen Fähigkeiten zur Verarbeitung von Kohlenhydraten und Eiweiß, so überlegten wir, müssten sich Kakerlaken nicht annähernd so sehr wie andere Tiere um die Aufnahme der exakten Mengen an Zucker, Stärke und Eiweiß kümmern, die für ihr Gewebe erforderlich sind. Dies, so glaubten wir, wäre der Grund, warum Kakerlaken sich von einer so breiten Nahrungspalette ernähren und in so vielen unterschiedlichen Lebensräumen überleben können.

Und das war gleichzeitig der Grund unserer Freude über die Gelegenheit, zu testen, ob Kakerlaken tatsächlich ihre Nährstoffaufnahme ausgleichen. Wenn ein Tier, das offenbar keine bestimmte Menge an Kohlenhydraten und Eiweiß essen muss, dies trotzdem tut, würden andere Arten, die einen solchen Bedarf durchaus haben, dies vermutlich ebenfalls tun.

Um dies zu testen, führte Stephen ein cleveres Experiment durch. Im ersten Schritt setzte er Kakerlaken zwei Tage lang auf eine von drei Diäten: Eine Gruppe bekam viel Eiweiß und wenig Kohlenhydrate, eine viele Kohlenhydrate und wenig Eiweiß, und die dritte erhielt beide Nährstoffe in gleicher Menge. Für uns Menschen wäre dies in etwa gleichbedeutend mit dem Verzehr von entweder nur Fisch, nur Reis oder einer Mischung aus Fisch und Reis, sprich Sushi. Nach den zwei Tagen wurde den Kakerlaken ein Buffet mit allen drei Mischungen angeboten, aus dem sie frei auswählen durften.

Wir waren von den Ergebnissen überrascht. Als Stephen die Datenpunkte in unserem üblichen Eiweiß-Kohlenhydrat-Aufnahmediagramm eintrug, erkannten wir sofort, dass die Kakerlaken nicht nur ihre Nährstoffaufnahme ausbalancierten. Sie taten dies mit einer Präzision und Entschlossenheit, die alles überstieg, was wir bis zu diesem Zeitpunkt – ja, sogar bis heute – gesehen hatten.

Das Diagramm zeigte, dass in der letzten Buffetphase jene Kakerlaken, die zuvor das Sushi-ähnliche Futter mit ausgewogenem Eiweiß- und Kohlenhydratgehalt bekommen hatten, von allen drei Mischungen aßen und so die Ernährung zusammenstellen, die sie davor gegessen hatten. Die beiden anderen Gruppen wählten zunächst *nur* das Essen mit dem Nährstoff aus, der ihnen zuvor verweigert worden war: Waren sie gezwungen worden, nur Kohlenhydrate zu essen, wählten sie jetzt Eiweiß, und umgekehrt. Das taten sie zehn Stunden lang. Erst danach fingen auch diese beiden Gruppen an, alle drei Mischungen zu essen. Nach 48 Stunden war ihr Nährstoffbedarf gedeckt. Von diesem Zeitpunkt an wählten alle drei Gruppen eine identische Mischung aus Eiweiß und Kohlenhydraten und taten dies die restlichen 120 Stunden bis zum Ende des Experiments.

Klarer konnte die Botschaft nicht sein: Jedes Insekt hatte genau die Menge an Nährstoffen gegessen, die es benötigte, um das von uns initiierte Ungleichgewicht zu korrigieren. Sobald dieses ausgeglichen war, wählten sie alle eine identische Mischung, mit der sie den ausgewogenen Ernährungszustand aufrechterhalten konnten. Wurde zu jener Zeit der Begriff *Ernährungswissen* oft verwendet, hatten wir es hier mit *Ernährungsgenialität* zu tun. Die Kakerlaken hatten sich wie nährstoffsuchende Marschflugkörper verhalten.

Kurz darauf tauschte Stephen die Wissenschaft für eine Laufbahn in der Kirche ein, was wir Richard Dawkins noch nicht gesagt haben.

Dank der Kakerlaken waren wir zuversichtlicher geworden, dass der Nährstoffausgleich nicht irgendeine obskure Fähigkeit ist, die auf wenige Arten beschränkt ist. Jedoch waren diese faszinierenden, wenn auch unangenehmen Kreaturen meistens nur von Interesse für Forscher, die sich mit Schädlingsbekämpfung beschäftigen. Um unseren Test in Bezug auf die Allgemeingültigkeit des Nährstoffausgleichs in der Natur zu erweitern, wandten wir uns als Nächstes jenen Arten zu, von denen weithin angenommen wurde, dass sie ihre Nährstoffaufnahme nicht ausgleichen.

Die perfekte Wahl waren Raubtiere. Nach der Theorie der optimalen Nahrungssuche haben diese Tiere keine Notwendigkeit, sich selektiv zu ernähren, um ihre Nährstoffaufnahme auszugleichen. Denn ihre Nahrung –

die Körper anderer Tiere – enthält vermutlich die gleiche Mischung von Nährstoffen wie sie selbst (was der Maxime »Du bist, was du isst« buchstäblich zur Wahrheit verhilft). Infolgedessen, so die Wissenschaft, sollte es für Raubtiere ein Leichtes sein, sich ausgewogen zu ernähren, während das für uns Menschen, deren Mahlzeiten aus verschiedenen Produkten bestehen, deutlich schwieriger ist.

Wenn dies zuträfe, hätte dies ganz offensichtliche Folgen für unsere Theorie des Nährstoffausgleichs: Denn sie würde nicht für die sehr große Gruppe von Tierarten gelten, deren Nahrung aus anderen Tieren besteht. Das mussten wir herausfinden. Die perfekte Gelegenheit dazu bot sich, als David die Doktorarbeit des jungen dänischen Forschers David Mayntz über Spinnen studierte.

Das war eine interessante Erfahrung. Davids Verteidigung seiner Arbeit an der Universität von Oxford war eine fünfstündige Angelegenheit, in der ernsthafte Diskussionen und Auseinandersetzungen mit einem kleinen, aus Experten bestehenden Prüfergremium stattfanden. Erst danach wurde entschieden, ob der Kandidat bestanden hatte. Wenn man dies – mit einer gewissen Berechtigung – mit einem Kickboxkampf vergleicht, so gleicht eine dänische Verteidigung einer Dissertation eher einer Scharade eines professionellen Ringkampfs: Der Kandidat sitzt mit den Prüfern zusammen auf einer Bühne vor einem Publikum, das in der Regel aus Familie und Freunden besteht. Zu diesem Zeitpunkt ist bereits entschieden, dass die These durchgegangen ist. Die Hauptzwecke der Befragung sind nur noch Formsache und Unterhaltung; sie gibt dem Kandidaten die Chance, seine Expertise und sein Können bei der Diskussion über sein Forschungsthema zu demonstrieren.

Nach seinem Abschluss zog David Mayntz nach Oxford, um uns bei der Anwendung der Ernährungsgeometrie auf Raubtiere zu unterstützen. Wir entwickelten ein Experiment, das dem von Stephen Jones und seinen Kakerlaken sehr ähnlich war. David hatte einen genialen Einfall und schlug vor, nicht nur eine Raubtierart, sondern gleich drei Arten in das Experiment einzubeziehen, deren Jagdstrategien sich unterscheiden. Dies würde unsere Theorie auf eine sehr harte Probe stellen.

Die erste Art, ein Bodenkäfer, bewegt sich – ähnlich wie Kakerlaken – in seinem Habitat auf Beutesuche. In freier Wildbahn haben diese Tiere zumindest theoretisch die Wahl zwischen den Beutetieren, die sie fangen.

Die zweite war eine Wolfsspinne. Wie der Käfer ist auch diese Art beweglich, aber anstatt nach Beute zu suchen, sitzt sie da und wartet darauf, dass die Beute zu ihr kommt.

Die dritte Art war die am wenigsten bewegliche von allen: eine Webspinne, die eine Falle baut, in die ihre Beute tappen soll.

Wir dachten: Wenn Raubtiere ihre Nährstoffaufnahme ausgleichen, würde der Bodenkäfer aufgrund seiner Möglichkeit, viele verschiedene Arten zu erbeuten, dies am ehesten tun. Dagegen war die Wahrscheinlichkeit bei der Webspinne am geringsten, da sie kaum Einfluss darauf hat, was sich in ihrem Netz verfängt. Die Wolfsspinne, der Lauerjäger, befand sich irgendwo dazwischen: Wenngleich sie wenig Einfluss darauf hat, welche Beute in Schlagdistanz kommt, kann sie sich ihre Jagdplätze aussuchen und so ihre Auswahlmöglichkeiten vergrößern.

Wir testeten jede Art in einem Experiment, das ihrem Habitat entsprach. Wie den Kakerlaken boten wir den Bodenkäfern ein Buffet an, das die verschiedenen Nahrungsmischungen umfasste. In freier Wildbahn müssen sich Webspinnen damit begnügen, was in ihre Falle tappt. Anstatt ihnen eine Auswahl an Beutetieren anzubieten, bekam jede von ihnen ein einzelnes Opfer, das entweder reich oder arm an jenem Nährstoff war, der ihnen selbst fehlte – Kohlenhydrate oder Eiweiß –, und registrierten, wie die Spinnen darauf reagierten. Wie Webspinnen können Lauerjäger in freier Wildbahn zwar den Ort ihres Hinterhalts selbst bestimmen, aber nicht, welche Beute in Schlagdistanz kommt. Auch die Wolfsspinnen erhielten daher eine einzige Beute, die entweder reich oder arm an jenem Nährstoff war, der ihnen selbst fehlte.

Woher, fragen Sie sich womöglich, erhielten wir Beutetiere, die unterschiedliche Mengen an Eiweiß und Kohlenhydrate enthalten? Die Antwort: Wir zogen in unserem Labor Beute – Fliegen – mit verschiedenen Nahrungsmischungen auf. Wir entwickelten spezielle Ernährungspläne, die Fliegen fett machen, sodass wir den Raubtieren mit diesen molligen Insekten fetthaltige Mahlzeiten bieten konnten, während andere Fliegen fettarmes, aber eiweißreiches Futter bekamen.

Die umherziehenden Bodenkäfer verhielten sich ähnlich wie die Kakerlaken: Hatten sie zuletzt nur fettarme Nahrung erbeutet, wählten sie jetzt gezielt fettreiche Nahrung. Bestand ihre Ernährung zuletzt aus eiweißarmer Beute, wählten sie jetzt eiweißreiche Nahrung.

Der Lauerjäger wählte seine Nährstoffe sorgfältig, indem er je nach Zusammensetzung unterschiedliche Mengen der angebotenen Beute verzehrte: Die Wolfsspinne erbeutete mehr fetthaltige Tiere, wenn Fett benötigt wurde, und mehr fettarme Tiere, wenn Eiweiß benötigt wurde.

Die Webspinne tat das Bemerkenswerteste von allen. Ihre Art, sich zu ernähren, besteht darin, ihrer Beute erst einen Cocktail von Verdauungsenzymen zu injizieren, um anschließend eine Suppe von vorverdauten Nährstoffen aus deren Körper zu saugen. Dabei werden die festen Stoffe ignoriert. Wir fanden heraus, dass im Überbleibsel der Beute vor allem jene Nährstoffe fehlten, welche die Spinne selbst am meisten benötigte. Das deutet daraufhin, dass sie den injizierten Cocktail von Enzymen so steuern kann, dass ihr spezifischer Nährstoffbedarf gedeckt wird.

David Mayntz' Experiment zeigte nicht nur, dass alle drei Raubtiere ihre Nährstoffaufnahme ausgleichen, sondern auch, dass jedes von ihnen dafür eine ganz eigene Strategie besitzt. Das erste wählt seine Beute genau aus, das zweite dosiert die Menge einer bestimmten Beute, die es verzehrt, und das dritte extrahiert nur die benötigten Nährstoffe aus der Beute. Es wurde demnach immer unwahrscheinlicher, dass wir eine signifikante Anzahl von Tierarten finden würden, die ihre Nährstoffaufnahme *nicht* ausgleicht.

Bei »Raubtieren« denken die meisten Menschen eher selten an wirbellose Tiere wie Käfer und Spinnen, sondern vielmehr an charismatische Arten wie Löwen, Tiger oder Haie. Wählen sie ebenfalls sorgfältig ihre Nahrung aus, um ihre Nährstoffzufuhr auszugleichen? Auch uns schien es abwegig zu glauben, dass Löwen oder Haie ihre Beute nach deren Körperzusammensetzung auswählen, doch dann ergaben unsere Forschungen in den letzten Jahren eine Reihe von Überraschungen.

Noch abwegiger war der Gedanke, wir könnten unser Laborexperiment mit Heuschrecken in ähnlicher Weise an Menschenfressern durchführen. Zwar teilen viele von uns Wohnraum mit Raubtieren, aber zum Glück nur selten mit solchen, die ihren Experimentator fressen.

Eine Gelegenheit dazu ergab sich plötzlich, als uns Adrian Hewson-Hughes, ein Forscher, der bei einem namhaften Tierfutterhersteller tätig war, kontaktierte. Adrian war auf unsere Arbeit gestoßen und fragte sich, ob sie sich auch auf Hauskatzen und Hunde bezog. Eigentlich waren es die praktischen Implikationen, die Adrian und uns interessierten, aber vielleicht ließe sich so auch die Frage beantworten, ob die Wirbeltiere unter den Raubtieren sich ebenfalls ausgewogen ernähren.

Wir besuchten Adrian und sein Team bei nächster Gelegenheit und halfen bei der Entwicklung von ernährungsgeometrischen Experimenten, um die Theorie zu testen. Es dauerte einige Jahre, bis die Experimente durchgeführt waren, aber die Ergebnisse waren das Warten wert. Denn in allen Fällen zeigte sich, dass die Nährstoffbilanz die Nahrungswahl und das Essverhalten von Haustieren bestimmt. Wir fanden auch einige faszinierende evolutionsbedingte Unterschiede zwischen den Arten.

Katzen wählten eine Ernährung, die 52 Prozent der benötigten Energie aus Eiweiß bot – ein typischer Wert für wild lebende Raubtiere, einschließlich der Vorfahren von domestizierten Katzen und Wölfen. Alle fünf Hunderassen, die wir untersuchten, bevorzugten eine Diät, die nur 25 bis 35 Prozent der benötigten Energie aus Eiweiß bot – viel niedriger als bei der Ernährung von Wölfen, den wilden Vorfahren des Hundes, und mehr als bei der von Allesfressern. Dies deutet darauf hin, dass Hunde im Domestizierungsprozess eine stärkere Veränderung durchgemacht haben als Katzen.

Nur warum? Einige Jahre später stieß David auf den wahrscheinlichsten Grund. Er war in der Tuanan-Forschungsstation in den Sumpfwäldern Borneos tätig, wo er wild lebende Orang-Utans studierte. An der Forschungsstation gab es sowohl Katzen als auch Hunde. Tuanan ist kein Urlaubsziel (wie Sie in Kapitel 9 erfahren werden), und wie alle anderen Menschen, die dort arbeiteten, gingen auch diese beiden Arten ihrer »Arbeit« nach: Katzen waren da, um Mäuse zu fangen, damit Letztere den kostbaren Nahrungsvorräten fernblieben, und Hunde, um die Forscher zu warnen, wenn sich wilde Tiere wie Leoparden näherten.

David machte zwei wichtige Entdeckungen hinsichtlich dieser Nutztiere. Das Erste hätte er, wenn er es nicht besser wüsste, als Ungerechtigkeit empfinden können: Nur die Hunde wurden gefüttert. Die Katzen waren sich selbst überlassen, was ihre Leistung bei der Mäusebekämpfung verbesserte. Das Zweite war, womit man die Hunde fütterte. Die Forschungsstation ist extrem abgelegen. Um dorthin zu gelangen, musste das Team erst mehrere Stunden über unwegsame Pfade und anschließend eine längere Strecke mit einem großen, motorisierten Holzboot einen Fluss hinauf durch den Wald zurücklegen – wie eine Szene aus Joseph Conrads *Herz der*

Finsternis. Das Platzangebot auf dem Boot war denkbar knapp. Die Passagiere saßen dicht gedrängt und in engem körperlichen Kontakt, während der verbleibende Platz wertvollen Vorräten und der Forschungsausrüstung vorbehalten war.

Aus diesem Grund waren keine Dosen oder Tüten mit ausgefallenem Hundefutter an Bord, daher gab es solches ebenso wenig an der Forschungsstation. Die Hunde verließen sich auf Nahrung, die auch ihre domestizierten Vorfahren vor der Erfindung des Hundefutters, ja sogar vor der Erfindung der Landwirtschaft erhielten: Tischabfälle.

Das ist der wahrscheinliche Grund, weshalb Hauskatzen und Hunde unterschiedliche Makronährstoffmischungen bevorzugen. Klein und oft geschätzt für ihre Fähigkeit, Nagetierbestände zu regulieren, mussten Katzen während ihrer gesamten Evolution und Domestizierung weiterhin jagen und ihre Beute fressen. Bei der Domestizierung von Hunden war es aufgrund ihrer Größe eine wichtige (und wahrscheinlich frühe) Priorität, die Jagdtendenzen, für die Wölfe bekannt sind, im Interesse der Sicherheit von Menschen und Vieh herauszuzüchten. Stattdessen mussten Hunde sich auf Tischabfälle verlassen, die deutlich reicher an Kohlenhydraten und Fetten sind als die übliche Nahrung von Fleischfressern. Daher wurden Hunde in ihrer Nährstoffauswahl uns Allesfressern, ihren Besitzern, immer ähnlicher.

Ein weiteres Ergebnis der Ernährungsumstellung von Hunden ist, dass diese die Fähigkeit entwickelten, Stärke effizienter zu verdauen als andere Fleischfresser. Ermöglicht wurde dies durch die Entwicklung einer erhöhten Anzahl von Genen zur Herstellung von Amylase (das Verdauungsenzym für Stärke). Wie Sie in Kapitel 10 sehen werden, durchlief der Mensch im Laufe der Zeit eine ähnliche evolutionäre Veränderung als Reaktion auf den landwirtschaftlichen Anbau von stärkehaltigen Gewächsen wie Getreide. Dies zeigt, wie eine gemeinsame Umwelt, in diesem Fall die durch die Landwirtschaft ausgelöste kohlenhydratreiche Welt, ähnliche Veränderungen in verschiedenen Arten hervorbringen kann – ein Prozess, der *konvergente Evolution* genannt wird. Unsere Hunde sind menschlicher geworden.

Trotz der ausgeglichenen Aufnahme an Makronährstoffen zeigte sich bei einigen Hunderassen, die wir testeten, eine deutliche Abweichung nach oben bei der verzehrten Menge. Tatsächlich nahmen sie weit mehr Kalorien zu sich, als sie nach unseren Berechnungen gebraucht hätten. Es wird niemanden, der einen solchen Hund besitzt, überraschen, dass Labradors fast doppelt so viel gefressen haben wie nötig. Ein wahrscheinlicher evolutionärer Grund dafür ist, dass ihr Vorfahr, der Wolf, sich einem Lebensstil angepasst hatte, bei dem er nach einer gelungenen Jagd mit anderen im Rudel konkurrierte, um dann wieder längere Zeit ohne Essen zu überstehen. Im Kontext unserer Geschichte hat dieser Umstand jedoch eine wichtige Botschaft: Selbst Vielfraße müssen ihre Nährstoffaufnahme ausgleichen.

Es schien, als hätten wir etwas Wichtiges aus dem beeindruckenden Nährstoffausgleich bei Raubtieren gelernt, das uns aber gleichzeitig nachdenklich stimmte. Die vorherrschende Theorie der optimalen Nahrungssuche besagt, dass Raubtiere ihre Nährstoffaufnahme nicht ausgleichen müssen, da tierisches Gewebe bereits ausgewogen ist und den Bedürfnissen von Fleischfressern entspricht. Aber warum ernähren sich Raubtiere dann selektiv, um ihre Nährstoffaufnahme auszugleichen, und verhalten sich ähnlich wie Pflanzenfresser und Allesfresser?

Uns wurde klar, dass unsere Ausgangsprämisse falsch war. Denn mit der Annahme, dass die Körperzusammensetzung der Tiere konstant sei, irrte die Theorie der optimalen Nahrungssuche. Wir erkannten, dass diese stark variierte – und zwar je nach Ernährung, Jahreszeit, Gesundheit und zahlreichen anderen Faktoren. Wir haben bereits ein Beispiel beschrieben: Durch eine entsprechende Anpassung ihrer Ernährung konnten wir in David Mayntz' Experiment fette und magere Fliegen als Beute für Spinnen erzeugen. Denken Sie an das Körperfett beim Menschen – es reicht von nur 2 Prozent des Körpergewichts bei olympischen Athleten bis zu über 50 Prozent bei adipösen Personen, was dem Unterschied zwischen trockenen Linsen und cremigem Ranch-Dressing entspricht. Und das bei einer einzigen Art!

Noch wichtiger ist aber die Erkenntnis, dass keine einzige Ernährung während der gesamten Lebenszeit eines Raubtiers optimal sein kann. Denn wie bei jedem anderen Tier verändert sich der Nährstoffbedarf von Raubtieren ebenfalls, je nachdem, ob sie noch wachsen oder ausgewachsen sind und sich vermehren, ob sie gesund oder krank sind, jung oder alt, aktiv oder sesshaft und so weiter. Daher ernähren sich Raubtiere wie Pflanzenfresser und Allesfresser selektiv, um ihre Ernährung den aktuellen Umständen anzupassen. Und dazu bietet die große Vielfalt an Beutetieren viele Möglichkeiten.

Dies wurde durch eine weitere Studie veranschaulicht, die wir in Zusammenarbeit mit David Mayntz durchführten. Dabei stand die gleiche Bodenkäferart wie aus dem ersten Experiment im Fokus, jedoch mit einem kleinen Unterschied. Dieses Mal sammelte David die Käfer auf einem Feld, als sie nach einem kalten dänischen Winter gerade aus einem langen Winterschlaf aufgewacht waren, und brachte sie dann für die Studie ins Labor.

Während des Winterschlafs fressen die Käfer nichts und leben von den Fettreserven, die sie angelegt haben. Daher wussten wir, dass sie nach dem Winterschlaf sehr schlank sein und dringend fettreiches Futter benötigen würden. Unsere Frage war also, ob dies ihre Nahrungswahl beeinflussen würde. Zunächst entschieden sie sich tatsächlich für eine fettreiche Ernährung. Dann, als ihre eigenen Fettreserven wuchsen, reduzierten sie allmählich die Aufnahme dieses Nährstoffs und fraßen mehr Eiweiß. Auch das war kein Zufall: Zu diesem Zeitpunkt bereiteten sie sich auf die Reproduktion vor, was bei Insekten ein Prozess ist, der viel Energie aus Eiweiß erfordert.

Die Erkenntnis ist natürlich, dass es für diese Käfer nicht die eine ausgewogene Ernährung gibt, denn ihre Bedürfnisse ändern sich über den gesamten Lebenszyklus hinweg. Die Nährstoffwahl ändert sich sogar mit dem Aktivitätsgrad eines Tieres. Louise Firth, eine andere Studentin, die mit uns zusammenarbeitete, ließ Heuschrecken über unterschiedliche Zeiträume hinweg fliegen und stellte fest, dass diejenigen, die am längsten geflogen waren, eine Ernährung wählten, die reicher an Kohlenhydraten als an Eiweiß war. Was einleuchtet, wenn man bedenkt, dass Kohlenhydrate den Brennstoff für das Fliegen liefern.

Für (fast) alle Tiere, Raubtiere eingeschlossen, ist die Futtersuche wie ein wackeliger Gewehrlauf, der auf ein bewegliches Ziel zielt. Hoffnung auf Erfolg gibt es nur dann, wenn die speziellen Stabilisierungsmechanismen – in Form von interagierenden Appetiten – zusammenarbeiten. Ausnahmen gibt es wahrscheinlich nur wenige, und sie sind auf ganz besondere Fälle beschränkt.

Eine Ausnahme bildet jene Nahrung, die genau auf den Nährstoffbedarf eines Tieres abgestimmt ist: Muttermilch. Besonders faszinierend ist in diesem Zusammenhang das australische Derbywallaby. Bei dieser Känguruhart leben die Jungen ständig im Beutel der Mutter und können daher nur Milch verzehren. Was nach einem einzigen Nahrungsmittel klingt, ist es jedoch keineswegs: Denn die Zusammensetzung der Wallaby-Muttermilch durchläuft im Laufe der Zeit komplexe Veränderungen, wobei die Mischung der Nährstoffe immer der spezifischen Lebensphase des Babys entspricht. So werden beispielsweise unterschiedliche Mischungen von Aminosäuren produziert, um das Wachstum von Gehirn, Lunge, Nägeln und Fell zu ermöglichen. Mehr noch, Weibchen können sogar gleichzeitig zwei Jungtiere unterschiedlichen Alters im Beutel herumtragen. Wenn dem so ist, hat jedes Jungtier seine eigene Zitze, aus der es den Cocktail von Nährstoffen erhält, den es für sein spezifisches Alter benötigt. Dennoch sagen wir voraus, dass sich die Ernährungsmechanismen der Jungen, nachdem sie ihre privilegierte Lage im Beutel der Mutter verlassen haben, um für sich selbst zu sorgen, jener anderer Arten angleichen werden. Denn auch sie werden nährstoffbedingte Appetite entwickeln.

Damit hatten wir unsere ursprüngliche Frage beantwortet: Nährstoffausgleich ist artenübergreifend, weit verbreitet und keine Ausnahme. Unsere Experimente hatten gezeigt, dass er in Pflanzenfressern, Allesfressern und Fleischfressern angelegt ist, ob domestiziert oder nicht. Außerdem hatten wir die Theorie der optimalen Nahrungssuche überdacht, um zu erklären, warum.

Doch als Biologen mit der Angewohnheit, Tiere in freier Wildbahn zu beobachten, erkannten wir, dass Mutter Natur nur unter bestimmten Umständen die Nahrungsfülle und -vielfalt bereithält, die fortwährend eine ausgewogene Ernährung gewährleistet. In der täglichen Realität ist es für ein Tier oft unmöglich, die richtige Menge an benötigten Nährstoffen zu sich zu nehmen. Unausgewogenheit ist sogar so allgemein, so vermuteten wir, dass Tiere einen Plan B haben müssen – was bedeutet, dass ihre Appetitsysteme eine Möglichkeit haben, adäquat zu reagieren, wenn die gewünschten Nährstoffe nicht verfügbar sind. Sie brauchen einen Ansatz, Kompromisse einzugehen, der ihnen dabei hilft, einen Ausgleich zu schaffen, wenn sie zu viel von einem Nährstoff und zu wenig von einem anderen zu sich nehmen.

Das war genau die Frage, die wir mit unserem Heuschrecken-Experiment beantworten wollten: Wie lautet der Plan B einer Heuschrecke? Die Antwort: Sie bevorzugt letztlich Eiweiß vor anderen Nährstoffen und würde sogar eine verzögerte Entwicklung und Fettleibigkeit riskieren, um ihr Eiweißziel zu erreichen. Was, fragten wir uns, wäre der Plan B des Menschen? Soweit wir wussten, hatte noch niemand diese Frage gestellt, geschweige denn, beantwortet. Deshalb beschlossen wir, es herauszufinden. Und was dann geschah, sollte die Richtung unserer beider Karrieren entscheidend prägen.

Kapitel 5 auf einen Blick

1. Selbst Tierarten, von denen man es nicht erwarten würde – von Kakerlaken bis zu Katzen – können ihre Mehrfachappetite für eine ausgewogene Ernährung nutzen, wie nährstoffsuchende Marschflugkörper.
2. Wie wir jedoch in Kapitel 3 gesehen haben, konkurrieren diese Appetite miteinander, wenn die Ernährung unausgewogen ist – und bei Heuschrecken gewinnt Eiweiß diesen Wettbewerb.
3. Und wie ist das beim Menschen?

KAPITEL 6

Der Eiweißeffekt

Eines Tages im Jahr 2001 klopfte die Studentin Rachel Batley an Steves Bürotür und sagte: »Ich bin auf der Suche nach Ideen für meine Diplomarbeit, vorzugsweise mit Menschen.«

Das war eine ungewöhnliche Anfrage. Nicht weil sie auf der Suche nach einem Thema für ihre Diplomarbeit war, die für Zoologie-Studenten an der Universität von Oxford verpflichtend ist, sondern weil sie das Tier Mensch studieren wollte statt Insekten, Dachse oder etwas mehr Zoologisches. Was Forschung dieser Art anbelangt, sind Menschen ungeeignet.

»Nun, ja«, erwiderte Steve, »zufällig gibt es gerade ein Heuschrecken-Experiment, das wir auf Menschen anwenden wollen ...«

Die Ergebnisse unserer Studie waren von so bestechender Schlichtheit gewesen, dass wir anfingen, über uns selbst nachzudenken – oder genauer gesagt darüber, ob wir Menschen wirklich so anders und komplex sind, wie wir glauben. Oder sind wir hinter der Fassade des freien Willens und dem kulturellen Trara letzten Endes wie Heuschrecken und ein paar wenige mächtige, alte Steuermechanismen bestimmen, was und wie viel wir essen? Und wenn der Appetit auf Makronährstoffe zu diesen grundlegenden biologischen Kräften zählt, stellt sich eine weitere Frage: Sind Fette oder Kohlenhydrate tatsächlich die Hauptursachen für die Ausbreitung von Adipositas, wie es gemeinhin heißt? In der Tat besteht die erhöhte Kalorienzufuhr, welche die Fettleibigkeitspandemie befeuert hat, aus Fetten und Kohlenhydraten, nicht aus Eiweiß. Die Eiweißaufnahme ist schon seit Jahrzehnten nahezu konstant.

Eins hat das Studium der menschlichen Ernährung von Anfang an erschwert, und zwar das Problem, ein genaues Bild davon zu erhalten, was Menschen tatsächlich essen. Die meisten Forschungen stützen sich auf Probanden, die ein Ernährungstagebuch führen. Das Problem dabei: unsere Vergesslichkeit. Wir betrügen und belügen uns selbst genauso wie andere. So erzählte der Ernährungswissenschaftler John de Castro die Geschichte, wie er glaubte, dieses Problem gelöst zu haben, indem er seine Probanden ein Foto von jeder Mahlzeit machen ließ. Wenn man diese Bilder als Gedächtnisstütze beim Ausfüllen der Ernährungsfragebogen verwendete, sollten keine Fehler mehr auftreten.

Ein Irrtum, wie sich herausstellte! Er nannte dies den »Fehlender-Brownie-Effekt«. Dort auf dem Foto lag er in all seiner köstlichen, kalorienreichen Pracht – dennoch hatte der Teilnehmer vergessen, den Schoko-Brownie in seinem Ernährungstagebuch zu vermerken. Dafür hatte er das Obst, Gemüse und magere Huhn auf dem Teller daneben ausnahmslos wahrheitsgemäß eingetragen.

Anstatt sich auf das Ernährungsgedächtnis zu verlassen, wäre es zielführender, menschliche Probanden so zu behandeln wie die Heuschrecken in unserem Experiment – in Isolation über einen längeren Zeitraum hinweg, in dem sie als Nahrung lediglich eine tägliche Ration trockener Nahrung erhalten. Dies würde zwar eine zuverlässige Messung der Nahrungsaufnahme ermöglichen, jedoch wohl nicht dazu führen, dass Menschen sich massenhaft als Teilnehmer zur Verfügung stellen.

Zum Glück kam Rachel mit einer wunderbaren Lösung. Ihre Familie besaß ein entlegenes Chalet in den Schweizer Alpen – ein gemütlicher Aufenthaltsort, weit entfernt vom nächsten Supermarkt oder der nächsten Bar. Aus Familie und Freundeskreis rekrutierte sie eine Gruppe von zehn Personen, die sie eine Woche lang ohne Koffein, Alkohol oder Schokolade zu menschlichen Heuschrecken werden ließ.

So verlief das Experiment: An den ersten beiden Tagen aßen die Teilnehmer, was und so viel sie wollten, und zwar von einem Buffet mit Fleisch, Fisch, Eiern, Milchprodukten, Brot, Obst, Gemüse und so weiter. Alles wurde abgewogen und anhand von Nährstofftabellen wurde für jedes Produkt der Gehalt an Eiweiß, Kohlenhydraten und Fett bestimmt. All diese Daten wurden pro Mahlzeit, Snack und Person festgehalten.

Am dritten und vierten Tag wurden die Teilnehmer in zwei Gruppen aufgeteilt und das Nahrungsangebot eingeschränkt. Eine Gruppe bekam ein eiweißreiches Buffet mit Fleisch und Fisch, Eiern, einigen fettarmen Milchprodukten und ein wenig Obst und Gemüse, während die andere Gruppe auf eine eiweißarme, aber kohlenhydrat- und fettreiche Diät mit allem außer Fleisch, Fisch und Eiern gesetzt wurde: viel Nudeln, Brot und Müsli, sogar Nachspeisen. Wieder aßen alle Probanden so viel sie wollten, und wieder wurden Kalorien und Makronährstoffe pro Mahlzeit und Person aufgezeichnet – genauso wie wir es bei den Heuschrecken, Spinnen, Kakerlaken und anderen Tieren getan hatten.

Nach diesen beiden Tagen kehrten sie wieder für zwei Tage zum ursprünglichen Buffet mit freier Nahrungsmittelwahl zurück. Danach hatten sie ihre Schuldigkeit getan und wurden »in die Wildnis« entlassen. Wir aber sahen uns mit einer ganzen Menge an neuen Zahlen konfrontiert, deren Auswertung richtig viel Zeit beanspruchen würde – eine Aufgabe, die sich mit den täglichen Anforderungen des akademischen Lebens in Oxford nur schwer vereinbaren ließ.

Im Juli 2002 siedelten wir beide mit unseren Familien nach Berlin um, um dort für ein Jahr als Fellows am Wissenschaftskolleg zu arbeiten. Jedes Jahr lädt der Vorstand des Instituts 40 Akademiker aus der ganzen Welt und disziplinübergreifend ein, um mit anderen Wissenschaftlern zusammenzuarbeiten. In dem Jahr waren Schriftsteller und Komponisten, Biologen, Volkswirte, Philosophen, Ethnografen und mehr an der Reihe. Einer von uns, der ungarische Schriftsteller Imre Kertesz, erhielt im Oktober den Nobelpreis für Literatur. (Es war zwar nicht unser Verdienst, aber wir genossen die Party.)

Unserem Büro in der Villa Jaffé war die tierische Seite der menschlichen Natur durchaus bekannt. Im Zweiten Weltkrieg hatten die Nazis das Haus anlässlich der Nürnberger Gesetze beschlagnahmt, um Hermann Goerings Reichsbund Deutsche Jägerschaft zu beherbergen. Nach Kriegsende wurde es die Heimat einer Knopffabrik, bevor es an die Familie der ursprünglichen Eigentümer zurückgegeben wurde, die zu diesem Zeitpunkt in Israel lebte.

Wir begannen das Jahr, indem wir uns eingehend mit den Ergebnissen der Schweizer-Chalet-Studie beschäftigten. Wir fanden heraus, dass die Teilnehmer bei freier Essenswahl, also in der ersten Phase des Experiments, gute Arbeit geleistet hatten. Sie verzehrten genau die erwartete Menge an Kalorien, wobei der Eiweißanteil etwa 18 Prozent betrug – genau so viel, wie man es von Menschen erwarten würde. Denn 15 bis 20 Prozent sind der typische Wert, den Studien für Menschen aus der ganzen Welt vorschlagen. Nebenbei bemerkt entspricht dies auch in etwa dem Eiweißanteil von 17 Prozent, den Caley bei Stella, dem Pavianweibchen, während der 30-tägigen Studie beobachtet hatte.

Auffallend war, dass in der zweiten Phase des Experiments, als die Teilnehmer in zwei Gruppen aufgeteilt worden waren – eine mit hohem Eiweißanteil und eine mit hohem Kohlenhydrat- und Fettanteil in der Nahrung –, jeder Teilnehmer seine Eiweißaufnahme auf ähnlichem Niveau hielt wie in den Tagen mit freier Essenswahl. Dazu mussten diejenigen, die sich kohlenhydrat- und fettreich ernährten, 35 Prozent mehr Gesamtkalorien zu sich nehmen, um ihr Eiweißziel zu erreichen. Dagegen verzehrten diejenigen mit der eiweißreichen Kost am Ende 38 Prozent weniger Kalorien als in den Tagen davor.

Offensichtlich reagierten unsere Probanden genauso wie unsere Heuschrecken: Der Appetit auf Eiweiß schien die Gesamtnahrungsaufnahme zu bestimmen.

Wir waren uns aber sehr wohl bewusst, dass dies nur eine Vermutung und keine Antwort war. Menschen sind komplex, zahlreich und vielfältig, und alles, was wir taten, war zu zeigen, dass diese kleine Gruppe sich unter kontrollierten Gegebenheiten auf eine bestimmte Weise ernährte. Ließen sich die Ergebnisse anders auslegen als wir es taten, nämlich dass die Tendenzen beider Experimente mit Heuschrecken und Menschen Ähnlichkeiten aufwiesen?

So hatten wir beispielsweise nicht untersucht, wie unsere menschlichen Probanden sich vor dem Experiment ernährt hatten. Vielleicht hatten die beiden Gruppen, in welche die Teilnehmer aufgeteilt waren, zufällig unterschiedliche Essgewohnheiten. Und anders als die Heuschrecken, die wir isoliert in Plastikboxen hielten, ernährten sich unsere Probanden in einem sehr sozialen Umfeld, in dem sie von den Entscheidungen der anderen Teilnehmer beeinflusst werden konnten. Und während Tiere aufhören zu essen, wann immer sie wollen, fühlen wir Menschen uns gezwungen, unseren Teller leer zu essen – aus Höflichkeit oder aus dem Wunsch heraus, keine Nahrung zu verschwenden. Es gibt sogar einen wissenschaftlichen Begriff dafür: *Completion-Compulsion* (»der Druck, alles aufzuessen«).

Trotz seiner potenziellen Schwachstellen lieferte Rachels Experiment einige sehr spannende Ergebnisse. Angesichts derart ähnlicher Verhaltensweisen bei Heuschrecken und Menschen waren wir zuversichtlich, die nächste Hypothese aufstellen zu können:

In einer eiweißarmen, aber energiereichen Nahrungsumgebung werden Menschen mehr Kohlenhydrate und Fette als nötig essen, um ihr Eiweißziel zu erreichen. Ist die einzige verfügbare Nahrung jedoch eiweißreich, wird der Mensch weniger Kohlenhydrate und Fett als nötig verzehren.

Die Folgen waren enorm. Bei gleichbleibendem Energieverbrauch und gleichbleibender Aktivität würde eine kohlenhydrat- und fettreiche Ernährung schließlich zu Gewichtszunahme und eine eiweißreiche Ernährung zu Gewichtsverlust führen. Je nach individuellen Gegebenheiten könnte eines dieser Ergebnisse wünschenswert sein. Aber so oder so schien die oberste Priorität stets die zu sein, eine festgelegte Eiweißmenge zu konsumieren – weder zu wenig noch zu viel. Das ist die Hebelwirkung bzw. der Effekt von Eiweiß: die Kraft dieses Nährstoffs, alles andere, was wir essen, zu hebeln.

Sollten weitere Studien diese Ergebnisse bestätigen, würde dies einen völlig neuen und potenziell bahnbrechenden Ansatz für bestimmte entscheidende Fragen bedeuten, wie etwa: Warum treten Adipositas und die damit einhergehenden schweren Erkrankungen in den letzten Jahrzehnten in epidemischem Ausmaß überall auf der Welt auf?

Bislang standen bei den meisten Überlegungen zu den Ursachen dieser neuartigen Epidemie Kohlenhydrate und Fette – die beiden Makronährstoffe, welche die menschliche Ernährung mit überschüssigen Kalorien versorgten – im Mittelpunkt. Eiweiß macht nur etwa 15 Prozent unserer Gesamtkalorienaufnahme aus, und dieser Anteil hat sich weltweit (zumindest bei Menschen mit kontinuierlichem Zugang zu Nahrungsmitteln) in den letzten Jahrzehnten kaum verändert. Gewiss gab es große Verschiebungen in Konsummustern von eiweißhaltigen Nahrungsmitteln, wie etwa die steigende Nachfrage nach rotem Fleisch in einigen Ländern mit wirtschaftlicher Entwicklung oder die gestiegene Bedeutung von Geflügelfleisch in der Ernährung westlicher Länder bei zunehmender Industrialisierung der Produktion, und so weiter. Die Gesamteiweißmenge, welche die Menschen konsumierten und die sich aus allen eiweißhaltigen Nahrungsmitteln, ob pflanzlich oder tierisch, ergibt, war über Jahrzehnte und über Völker auf der ganzen Welt hinweg äußerst konstant.

Und so überrascht es nicht, dass die grassierende Fettleibigkeitsepidemie nach vorherrschender Meinung von Gesundheitsexperten auf der Grundlage all dieser Daten nicht dem Eiweiß zugeschrieben werden kann. Ganz im Gegenteil, denn die überschüssigen Kalorien, die weltweit für eine üppigere Taille verantwortlich sind, stammen aus Fetten und Kohlenhydraten.

Doch unsere Experimente mit Heuschrecken und jetzt mit Menschen deuteten auch noch auf eine andere Erklärung hin: Gerade die Konstanz in der Eiweißaufnahme machte uns stutzig und eine nähere Überprüfung erforderlich. Führt unser Eiweißappetit bei dem Versuch, ein bestimmtes Ziel zu erreichen, dazu, dass wir in einer Welt, in der das Nahrungsangebot zunehmend von Fetten und Kohlenhydraten dominiert wird, zu viele Kalorien konsumieren?

Nach Angaben der Food and Agriculture Organization (FAO), der Ernährungs- und Landwirtschaftsorganisation der Vereinten Nationen, ergab eine Auswertung der Datenbank für Nährstoffverfügbarkeit (die mit dem Konsum nicht ganz, aber fast identisch ist), dass sich die durchschnittliche Nährstoffzusammensetzung in den USA in den Jahren 1961 bis 2000 erheblich verändert hat. So sank der Eiweißanteil von 14 Prozent auf 12,5 Prozent, während sich die anderen Makronährstoffe, Fette und Kohlenhydrate die Waage hielten. Aufgrund dieser Verschiebung muss die angestrebte Eiweißaufnahme eines Amerikaners mit einer Erhöhung der Gesamtkalorienaufnahme um 13 Prozent einhergegangen sein – was zu einem Energieüberschuss (Kalorien) und einer damit einhergehenden Gewichtszunahme geführt hat. Und genau das passierte, ohne dass es jemand merkte.

Wir fassten die Ergebnisse der Schweizer-Chalet-Studie in einem Bericht zusammen und veröffentlichten diesen 2003. Danach begannen wir mit dem Verfassen einer zweiten Publikation, die zwei Jahre später mit dem Titel *Obesity: The Protein Leverage Hypothesis* erschien. Beide wurden von der Ernährungsgemeinschaft mit Unbehagen und Verzögerung wahrgenommen.

Im Jahr 2005 hielt Steve eine Rede an der Universität von Cambridge. Bei dem anschließenden Abendessen sagte ein hochrangiger Vertreter auf diesem Gebiet, dass er unseren Beitrag zur Eiweiß-Hebel-Hypothese im

Überprüfungsstadium zurückgehalten habe, bevor dieser veröffentlicht wurde. Warum sollte er so etwas tun? Er sagte, er glaube zwar, dass wir wahrscheinlich recht hätten, aber wir müssten verstehen, wie schwer es für Wissenschaftler wie ihn im Bereich der menschlichen Ernährung sein würde, zuzugeben, dass sie etwas verpasst hatten, das jetzt so offensichtlich schien und von zwei Insektenbiologen herausgefunden worden war.

Wir schätzen dieses Eingeständnis. Solche Großmut ist das Markenzeichen nur der besten Wissenschaftler.

Als wir nach unserem Jahr in Berlin nach Oxford zurückkehrten, fühlten wir uns beide wie befreit – ohne die Zwänge des akademischen Alltags. Aber in wenigen Monaten waren sie wieder da, also flohen wir wieder: David in eine neue Position in Neuseeland und Steve in ein Fellowship der Australian Research Council Federation an der Universität von Sydney, das speziell für zurückkehrende australische Wissenschaftler, die einen Großteil ihrer Karriere im Ausland verbracht haben, entwickelt worden ist. Das Stipendium war frei von Zwängen – bis auf die eine Verpflichtung für Fellows, neue, spannende Forschungsprogramme zu entwickeln. Himmlisch!

Zu den ersten Projekten, die wir in Sydney angehen wollten, zählte auch eine aufgepeppte Version des Schweizer-Chalet-Experiments. Dabei wollten wir eine mögliche Schwachstelle der früheren Studie überprüfen. Es war die, dass wir bei den Diäten den Geschmack nicht berücksichtigt hatten. Was wäre, wenn die Probanden mit der eiweißreichen Diät den Geschmack der ihnen angebotenen Nahrung nicht mochten und deshalb an diesen Tagen weniger verzehrten? Oder umgekehrt, wenn die anderen Probanden die eiweiß- und kohlenhydratarme, aber fettreiche Ernährung so mochten, dass sie mehr verzehrten als sie wirklich wollten? Oder anders gesagt: Vielleicht war die Konstanz in der Eiweißaufnahme reiner Zufall. Oder wenn die Unterschiede in den verzehrten Mengen zwischen den Tagen mit der freien Auswahl und jenen mit eingeschränkter Auswahl einfach nur auf die unterschiedliche Anzahl der verfügbaren Nahrungsmittel zurückzuführen war? Denn in der ersten Phase standen doppelt so viele Nahrungsmittel zur Auswahl wie in der Phase mit der eingeschränkten Auswahl. Vielleicht hatte die Vielfalt das Essverhalten beeinflusst?

Dieses Mal wollten wir in allen Menüs die gleiche Anzahl von Nahrungsmitteln zur Verfügung stellen, die unterschiedlichen Eiweißgehalte irgendwie verschleiern und die jeweilige Auswahl in puncto Geschmack angleichen. Viele wissenschaftliche Untersuchungen gehen so vor: Sobald etwas beobachtet wurde, das wichtig sein könnte, sollen neue Experimente sicherstellen, dass die Beobachtung stimmt und es keine alternative Erklärung gibt.

Wir baten die Ernährungswissenschaftlerin Alison Gosby, uns bei dem Projekt in Sydney zu unterstützen. Geschickt und akribisch entwarf sie 28 Nahrungsmittel, aus denen sie Menüs für Frühstück, Mittagessen, Abendessen und Snacks zusammenstellte. Von den Nahrungsmitteln gab es drei Versionen: eine mit 10 Prozent Eiweißanteil, eine mit 15 Prozent und eine mit 25 Prozent, aber alle mit identischem Gesamtenergiegehalt (Kalorien). Außerdem wurden diese drei Versionen mithilfe von Testpersonen geschmacklich aufeinander abgestimmt.

Anschließend rekrutierte Alison 22 gesunde, schlanke Freiwillige und hielt sie wie menschliche Heuschrecken über drei Zeiträume von jeweils vier Tagen in kleinen Gruppen in einer hotelähnlichen Unterkunft des Schlafforschungszentrums ihrer Universität in Gefangenschaft. Sie machte mit ihnen jeden Tag einen einstündigen Spaziergang, wobei die Probanden streng überwacht wurden, damit sie nicht versucht waren, sich zu entfernen, um einen Snack zu kaufen. Die Probanden dachten, sie würden immer die gleichen Menüs bekommen und wurden nicht darüber informiert, was man mit dem Experiment herausfinden wollte. Diesmal hatten wir alles abgedeckt: Schmackhaftigkeit, Energiedichte, Vielfalt und Verfügbarkeit. Jegliche Unterschiede in den verzehrten Mengen würden sehr wahrscheinlich auf den Eiweißgehalt der Menüs zurückzuführen sein. Würden unsere Probanden sich so verhalten wie jene im Schweizer Chalet und bei einer eiweißarmen Kost mehr energiereiche Nahrung zu sich nehmen?

Und tatsächlich, sie taten es: An den Tagen mit der eiweißärmsten Kost verzehrten sie sogar 12 Prozent mehr Kalorien. Dieser Kalorienzuwachs war ausreichend, um die gesamte globale Fettleibigkeitsepidemie zu erklären. Wir hatten das Essverhalten der gesamten Weltbevölkerung in einem Mikrokosmos nachgestellt und erhielten das gleiche alarmierende Ergebnis.

Interessanterweise waren die meisten Zusatzkalorien nicht auf den Verzehr größerer Mahlzeiten zurückzuführen, sondern auf Snacks zwischendurch. Zur Auswahl standen sowohl süße als auch herzhafte Snacks, und es schien naheliegend, dass die süßen Snacks für all die zusätzlichen Kalorien verantwortlich waren. Ein Irrtum, wie sich zeigte. Fast ausschließlich kam der Anstieg von den herzhaften Snacks – und zwar von denen mit Umami-Geschmack. Erinnern Sie sich an unsere Diskussion über Appetit? Darin stellten wir klar, dass Umami darauf hindeutet, dass ein Nahrungsmittel Eiweiß enthält. Mit den kohlenhydrat- und fettreichen, aber eiweißarmen Kost hatten wir unsere Probanden dazu verleitet, Dinge zu essen, die zwar nach Eiweiß schmeckten, in Wirklichkeit aber hochverarbeitete Kohlenhydrate waren.

Dank eines Treffens mit Professor Terrence Forrester von der Universität von Westindien, das sein Kollege, Professor Sir Peter Gluckman aus Auckland, wo David damals arbeitete, eingefädelt hatte, bot sich uns danach die Gelegenheit, ein ähnliches Experiment in Jamaika durchzuführen.

2011 fuhren David und seine Doktorandin Claudia Martinez-Cordero nach Kingston, um Terrence und dessen Doktorandin Claudia Campbell beim Aufbau des Experiments zu helfen. Es hatte zwar grobe Ähnlichkeit mit dem in Sydney, unterschied sich aber dennoch in einem Punkt. Wir hatten uns diesmal vorgenommen festzuhalten, ob die Probanden sich nach ihrer Zielnahrung ernährten, genauso wie wir es bereits bei den Heuschrecken, Kakerlaken und anderen Tieren getan hatten, und wenn ja, aus welcher Makronährstoffmischung diese wohl bestehen würde.

Später reiste Alison mit ihren mühsam entwickelten, getarnten Eiweißrezepten und -menüs nach Jamaika, um festzustellen, dass die Einheimischen sie nicht anfassten. »Das essen wir nicht zum Frühstück!«, war eine typische Reaktion. »Warum sollte man diese Nahrungsmittel in einer Mahlzeit haben?« Was für die Einwohner Sydneys vollkommen normal war, war in der kulinarischen Tradition Jamaikas also völlig inakzeptabel. Alison musste von vorne anfangen und neue Mahlzeiten entwerfen, aber das hat sich gelohnt.

In den ersten drei Tagen des Experiments konnten die 63 Freiwilligen jede gewünschte Kombination aus drei verfügbaren Menüs auswählen, die jeweils Nahrungsmittel mit 10, 15 und 25 Prozent Eiweißanteil enthielten. Mit anderen Worten, sie konnten einen Ernährungsplan mit einem Eiweißgehalt zwischen 10 und 25 Prozent mischen. Dennoch kombinierten alle Probanden die Nahrungsmittel aus den verschiedenen Menüs so, dass der Eiweißwert sehr nahe an 15 Prozent lag, also genau dem Wert, den die meisten Menschen auf der Welt verzehren.

Im zweiten Teil des Experiments, in dem jeder Teilnehmer Essen mit einem Eiweißanteil von entweder 10, 15 oder 25 Prozent erhielt, waren die Ergebnisse identisch mit denen der Sydney-Studie: Die Teilnehmer mit der eiweißarmen Kost verzehrten insgesamt mehr Nahrung und Energie. Und im Laufe des fünftägigen Experiments zeigten sie sogar Anzeichen von Gewichtszunahme.

Es sah so aus, als hätte unser Tierforschungsprojekt uns dazu gebracht, ein sehr großes Problem der Menschheit zu lösen – eines der größten überhaupt. Ein Problem, das dazu geführt hat, dass unsere Spezies in ihrer zwei Millionen Jahre währenden Geschichte noch nie dagewesene Körperfettwerte angesammelt hat. Doch die Wissenschaft hat ein Problem, das gleichzeitig ihre Schönheit ist, und das da lautet, dass die meisten Entdeckungen neue Fragen aufwerfen, die beantwortet werden müssen. Und unsere war keine Ausnahme von dieser Regel.

Kapitel 6 auf einen Blick

1. Wie Heuschrecken bevorzugen Menschen eine bestimmte Zielmenge an Eiweiß.
2. In einer eiweißarmen, aber energiereichen Welt essen wir zu viele Kohlenhydrate und Fette, um unser Eiweißziel zu erreichen, und riskieren so, fettleibig zu werden.
3. Ist die Ernährung eiweißreich, nehmen wir zu wenig Kohlenhydrate und Fette zu uns, um zu vermeiden, dass wir unser Eiweißziel überschreiten.
4. Aus diesem Grund kann uns eiweißreiche Kost helfen, Gewicht zu verlieren. Aber warum sollten wir riskieren, zu wenig Kalorien zu uns zu nehmen, damit wir nicht zu viel Eiweiß essen?

KAPITEL 7

Warum nicht einfach mehr Eiweiß essen?

Es sah so aus, als hätten wir etwas Wichtiges für die Lösung des menschlichen Adipositas-Problems entdeckt: Einfach den Eiweißanteil in der Ernährung erhöhen und wir werden nie wieder so viel essen, dass Adipositas, Diabetes, Herzerkrankungen oder eines der anderen damit einhergehenden Gesundheitsprobleme auftreten. Doch, wenn dem so wäre, warum hat die Natur für unseren Eiweißappetit keine Obergrenze erfunden? Irgendetwas stimmte da nicht.

Warum zu wenig Eiweiß durchaus eine Rolle spielt, ist ziemlich offensichtlich. Wie schon beschrieben, ist dieser Nährstoff die primäre Stickstoffquelle. Und Stickstoff brauchen wir für den Aufbau, die Wartung und die Reparatur unseres Körpers sowie zur Fortpflanzung. Wir brauchen ausreichend Eiweiß zum Leben.

Aber warum sollten wir abgeneigt sein, zu viel davon zu essen – und zwar so sehr, dass wir bei einer Ernährungsweise mit einem hohen Eiweißanteil insgesamt weniger essen als wir benötigen, um unser Körpergewicht zu halten? Ja, Gewicht zu verlieren mag heute für viele von uns willkommen sein, doch während der gesamten Existenz unserer Spezies war dies nie ein erstrebenswertes Ziel. Eher das genaue Gegenteil! Denn die Herausforderung bestand darin, genug zu essen zu bekommen, um zu überleben. Eine Ernährungsweise, die Gewichtsverlust garantiert, wäre einem Selbstmord gleichgekommen.

Es scheint also, als ob unser Appetit uns sagt, dass es besser ist, eher zu wenig Kalorien zu uns zu nehmen, auf die Gefahr hin, dass uns eher die Energie ausgeht, als zu viel Eiweiß zu uns zu nehmen. Dies allein deutet schon darauf hin, dass es etwas ernsthaft Unerwünschtes an einer übermäßigen Eiweißzufuhr gibt. Hochgradig abgestimmte Kontrollsysteme wie der Eiweißappetit entwickeln sich nicht zufällig. Eigenschaften, die für das Überleben und die Fortpflanzung nicht nützlich sind, verkümmern und gehen schließlich verloren. Das ist eine gute Maxime der Evolution.

Es gab auch Hinweise darauf, dass eine sehr hohe Eiweißaufnahme schlecht für uns ist. Berühmt wurde dies anhand des Phänomens des »Kaninchenhungers«. Ein Ausdruck, der übrigens nichts mit hungernden Kaninchen zu tun hat. Vielmehr handelt es sich dabei um die Lektion, welche die Greely-Polarexpedition von 1881 bis 1884 gelernt hatte, bei der 19 der 25 Mitglieder, die wegen wissenschaftlicher Forschung dorthin gereist waren, starben.

Was war passiert? Wie das Fleisch der meisten Wildtiere ist Kaninchenfleisch extrem mager, es enthält nur rund 8 Prozent Fett. Zum Vergleich: Lamm enthält 28 Prozent und Rind und Schwein sogar 32 Prozent Fett. Der Rest ist Eiweiß, wobei Kohlenhydrate im Wesentlichen fehlen. Würde man nur Kaninchenfleisch essen, würde das sehr hohe Verhältnis von Eiweiß zu Fett und Kohlenhydraten bald zu einer sogenannten Eiweiß- oder Proteinvergiftung führen – eine seltene Form der Unterernährung, die von zu viel Eiweiß im Verhältnis zu den beiden anderen Makronährstoffen ausgelöst wird. Der Polarforscher Vilhjálmur Stefánsson, der dies selbst erlebt hat, schrieb, dass Kaninchenesser, sofern sie kein Fett aus einer anderen Quelle wie Biber, Elch oder Fisch beziehen könnten, innerhalb einer Woche unter Durchfall, Kopfschmerzen, Niedergeschlagenheit und Unwohlsein litten.

Natürlich gab es während dieser schicksalhaften Nordpolexpedition keine Kaninchen im Überfluss (oder irgendetwas anderes Essbares). Stefánsson zufolge hatten die Todesfälle unter den Männern des Greely-Projekts mit dem zu tun, was man gemeinhin als Kannibalismus bezeichnet. Als ihnen das Essen ausgegangen war (wie bei den Mormonen-Grillen) und auch die Überreste der verstorbenen Männer verzehrt worden waren, hatten die Überlebenden so wenig Körperfett, dass sie Ähnlichkeit mit Kaninchen aufwiesen. So die Theorie.

Charles Darwin setzte sich in seinem Werk *The Zoology of the Voyage of H. M. S. Beagle* mit der Notwendigkeit auseinander, genügend Fett und Kohlenhydrate im Vergleich zu Eiweiß zu verzehren, und schrieb:

> »Ich habe jetzt mehrere Tage nichts außer Fleisch gegessen: Ich fand diese neue Kur gar nicht schlecht, aber ich hatte das Gefühl, ich konnte es nur mit mir vereinbaren, weil ich viel arbeitete. Ich habe gehört, dass Patienten in England, die sich ausschließlich auf eine tierische Ernährung beschränken wollten, es selbst mit der Hoffnung auf Leben vor Augen kaum ertrugen. Doch die Gauchos in den Pampas, wo sie monatelang zusammen sind, essen nichts anderes als Rindfleisch. Aber, wie ich beobachte, essen sie sehr viel Fett, das nicht tierischen Ursprungs ist. Außerdem mögen sie trockenes Fleisch, wie das der Agutis, gar nicht.«

Aber die menschliche Zielaufnahme von Eiweiß – 15 Prozent der Gesamtkalorien – sind bei Weitem nicht jene 40 bis 50 Prozent, die nötig wären, um Krankheiten auszulösen. Daher müssen die negativen Auswirkungen der Eiweißaufnahme über die Zielaufnahme hinaus subtiler sein als solche wie schwerer Durchfall und Tod.

Wir wissen auch, dass einige Tiere sich nicht nur entwickelten, weil sie hohe Eiweißmengen in der Ernährung tolerierten, sondern weil sie sie geradezu benötigten. Das heißt, dass, unabhängig davon, welche Auswirkungen der übermäßige Verzehr von Eiweiß haben mag, diese mit der Zeit durch die Evolution überwunden werden können. Wie in Kapitel 5 erklärt, haben wir Experimente an einer Reihe von Raubtierarten wie etwa Katzen, Hunde, Spinnen und Käfer durchgeführt und festgestellt, dass diese Tiere 30 bis 60 Prozent ihrer Kalorien in Form von Eiweiß benötigen, also deutlich mehr als unsere dürftigen 15 Prozent. Das ergibt Sinn, da diese Tiere sich hauptsächlich mit dem Ziel entwickelt haben, andere Tiere zu fressen, deren Fleisch nun einmal eiweißreich ist.

Aber auch Raubtiere vermeiden es, wann immer sie dazu in der Lage sind, mehr Eiweiß zu essen, als ihr Aufnahmeziel vorgibt, und bekommen erst Heißhunger auf Fett, wenn ihre Ernährung vorübergehend zu eiweißreich ist. Ist Fett aber knapp, kann dies sehr negative Auswirkungen auf den Raubtierbestand haben. Dies zeigt sich beispielweise an den Seevogelpopulationen im Nordatlantik, die in den letzten Jahrzehnten aufgrund des schweren Rückgangs der Fettfischbestände infolge von Überfischung stark zurückgegangen sind. Den Vögeln blieb nichts anderes, als sich von fettärmeren, eiweißreicheren Beutetieren zu ernähren, mit denen sie die für ihre Langstreckenflüge benötigten Energiereserven nicht aufbauen konnten.

Es wurde klar, dass wir einen Weg finden mussten, zu verstehen, wieso der übermäßige Verzehr von Eiweiß im Vergleich zu anderen Nährstoffen einen so hohen Preis fordert. Außerdem mussten wir diese schädlichen Auswirkungen, welche auch immer, mit jenen vergleichen, die mit einer Unterversorgung mit Eiweiß einhergehen. Dann hatte Steve auf einer Feier eine zufällige Begegnung …

Es war im Jahr 2005, als Steve mit seiner Familie gerade von Oxford nach Sydney umgezogen war und sich in einem gemieteten Haus eingerichtet hatte. Die Nachbarn hatten ein Straßenfest organisiert und luden auch die Neuankömmlinge ein. Am späten Abend plauderte Steve mit David Le Couteur, einem der Anwohner, der, wie sich herausstellte, als Gerontologie-Professor und Klinikarzt an der Universität von Sydney tätig war. Als dieser erfuhr, dass Steve Biologe war, fragte der Professor ihn, ob er während einer Konferenz über Gesundheit im Alter einen Vortrag über Ernährung halten wolle. Steve sagte zu, doch als er am nächsten Morgen aufwachte, fragte er sich: »Was habe ich bloß gemacht? Ich kenne mich mit dem Thema doch überhaupt nicht aus …«

Daraufhin setzte sich Steve sofort mit David in Neuseeland in Verbindung, und zusammen fingen wir an, wissenschaftliche Literatur über das Thema zu sammeln. Beim Lesen waren wir zusehends fasziniert – und verblüfft.

Die Wahrscheinlichkeit, dass wir an einer Reihe von Krankheiten einschließlich Adipositas, Diabetes Typ 2, Herzerkrankungen und Schlaganfall, Demenz und Krebs erkranken werden, nimmt im Alter stark zu. Wie es scheint, prädisponiert der Alterungsprozess uns für diese chronischen Erkrankungen, sodass wir (im Durchschnitt) vor unserem Ableben viele Jahre in schlechter Gesundheit leben.

Damals, im Jahr 2005, machte eine Idee über den Zusammenhang zwischen Ernährung und Gesundheit im Alter von sich reden: Durch die Begrenzung der Kalorienaufnahme um bis zu 40 Prozent – bei Menschen täglich etwa 1.000 Kalorien weniger – ließe sich die Lebensspanne einer ganze Reihe von Arten verlängern. Dabei ging es nicht darum, durch Nahrungsverzicht Adipositas zu vermeiden, sondern vielmehr darum, den Alterungsprozess selbst zu verlangsamen.

Die Erforschung des Phänomens Kalorienrestriktion und Altern hat eine lange, schillernde Geschichte. Luigi Cornaro (1464–1566) war ein wohlhabender Adliger aus Venedig, der sich bis zum mittleren Lebensalter der Exzesse, einschließlich Völlerei, hingab, bis sich sein Gesundheitszustand so stark verschlechterte, dass er dachte, er würde sterben. Auf Anraten seines Arztes stieg er auf eine kalorienreduzierte Ernährung um, die aus lediglich ein paar hundert Gramm Nahrung pro Tag bestand. Als er schon über 80 Jahre alt war, schrieb er ein Buch mit dem Titel *Discorsi de la Vita Sobria* (»Vom maßvollen Leben«), in dem er seine Langlebigkeit einem maßvollen Leben und wenig Essen zuschrieb. Er soll bis zu einem Alter von 102 Jahren durchgehalten haben.

1935 veröffentlichten Clive McCay und Kollegen von der Cornell University einen wegweisendes Bericht über Ratten mit dem Titel *The Effect of Retarded Growth upon the Length of Life Span and on the Ultimate Body Size*, in dem sie den ersten überzeugenden Forschungsbeweis dafür lieferten, dass Kalorienrestriktion lebensverlängernd ist: McCays Ratten mit kalorienreduzierter Kost wuchsen zwar langsamer, lebten aber länger als ihre besser ernährten Artgenossen.

Seitdem gab es zahlreiche Berichte über verschiedene Organismen – von Hefezellen und Würmern bis hin zu Fliegen und Affen –, die zeigten, dass Kalorienrestriktion lebensverlängernd wirkt. Einen Nachteil gab es dennoch: Bei all diesen Arten wurde ein längeres Leben mit weniger Nachkommen in Verbindung gebracht. Dieser Ausgleich zwischen längerer Lebensspanne und weniger Nachkommen führte zu der Idee, dass die Investition von Energie in den einen Prozess auf Kosten des anderen geht: Organismen verwenden ihre Kalorien und Ressourcen entweder für das längere Leben oder für die Zeugung und Aufzucht von Babys. Eine andere Idee besagte, dass die Reproduktion mit direkten Kosten einhergeht – sozusagen Verschleiß –, welche lebensverkürzend sind. Junge Eltern, die an Schlafentzug leiden, können dieser Erklärung vermutlich mehr abgewinnen.

Für viele moderne Menschen jedoch scheint diese Idee – weniger Kinder und eine längere Lebenserwartung – das Beste aus beiden Welten zu sein. Sinkende Geburtenraten und die höhere Lebenserwartung in vielen entwickelten Ländern bestätigen diese Vorstellung.

Eine erste Gelegenheit, Kalorienrestriktion beim Menschen zu erforschen, kam mit dem Projekt Biosphäre 2 in Arizona. Dabei handelte es sich um ein geschlossenes Ökosystem – ein Gewächshaus mit einem Miniatur-Regenwald, einer Wüste, einem kleinen Ozean, einer Mangrove, einer Savanne und einer kleinen Farm. 1991 war der renommierte Kalorienrestriktionsforscher Roy Walford von der Universität von Kalifornien in Los Angeles (UCLA) eine von acht Personen, die sich zwei Jahre lang in Biosphäre 2 einschlossen, wobei die Nahrung, die sie dort produzieren konnten, nur für eine kalorienarme Ernährung reichte. Walford berichtete von kollektivem Gewichtsverlust und positiven Stoffwechselveränderungen wie niedrigem Blutdruck und besseren, sprich stabileren Blutzuckerwerten. Alles Phänomene, die man zuvor auch bei den kalorienreduzierten Ratten beobachtet hatte.

Das ist alles sehr interessant, aber gleichzeitig auch rätselhaft. All den Forschungspublikationen zur Kalorienrestriktion nach zu urteilen, hatte bis dato niemand untersucht, welche Rolle dabei jeder der drei Makronährstoffe spielt. In Anbetracht unseres Fokus fragten wir uns natürlich, ob das längere Leben auf den Verzehr von weniger Gesamtkalorien zurückgeht – oder auf die Quelle dieser Kalorien. Mit anderen Worten, welche Auswirkungen haben Eiweiß, Fette und Kohlenhydrate auf den Alterungsprozess, separat voneinander und in Kombination?

Steve hielt einen provokanten Vortrag auf der Konferenz und stellte die Beweise hinter dem Ergebnis, dass Kalorienrestriktion lebensverlängernd wäre, infrage. Er argumentierte, es gebe keine ausreichenden Gründe, um zu dem Ergebnis zu gelangen, dass die Gesamtkalorien entscheidend seien. Es sei möglich, dass nicht so sehr die Gesamtzahl der Kalorien, sondern eher ihre Quelle von Bedeutung sei. Schließlich, so hielt er seinem Publikum vor, hätten Studien mit Nagetieren und Fliegen bewiesen, dass die Restriktion von Eiweiß und bestimmten Aminosäuren (wie Methionin und verzweigtkettigen Aminosäuren) womöglich wichtiger wäre als die Anzahl der verzehrten Kalorien. Er rechnete nicht damit, wieder eingeladen zu werden.

Doch Steves Zuhörer nahmen es uns nicht übel und ermutigten uns sogar, die Kalorienrestriktion mithilfe unserer ernährungsgeometrischen Methode einer Neubewertung zu unterziehen. Wir stellten einen Plan auf, um die jeweilige Wirkung von Kalorien und Nährstoffen zu entflechten, und kamen zu dem Schluss, dass sich ein solch enormes Experiment nur mit kleinen, kurzlebigen Tieren durchführen ließ – genau, Insekten!

Wir entschieden uns für die Fruchtfliege *Drosophila*, das Modellinsekt, das sowohl für die Erforschung der Biologie des Alterns als auch in der Genforschung und Molekularbiologie Verwendung findet. Fruchtfliegen sind ein überraschend gutes Modell, um die menschliche Gesundheit zu verstehen. Drei Viertel der krankheitsverursachenden Gene im Menschen haben verwandte Versionen in der Fliege. Und wir teilen auch die Gene, welche die Lebensspanne und das Altern kontrollieren. Nur das durchschnittliche Leben einer Fliege ist von so kurzer Dauer, dass wir in ein paar Monaten ein komplettes Experiment von der Wiege bis zur Bahre durchführen können.

1999 schrieb uns Kwang-Pum Lee aus Korea, der sich selbst »Bob« nannte, mit der Anfrage, als Doktorand in unserem Labor in Oxford zu arbeiten. Er schickte auch wunderschöne, handbemalte Karten von Schmetterlingen, die zeigten, dass er ein geborener Entomologe war. Während seiner Doktorarbeit entdeckte er, dass Raupen, wenn sie mit einem Virus infiziert wurden, ihre Ernährungspräferenzen dahingehend änderten, dass sie weniger Kohlenhydrate zugunsten eines höheren Eiweißanteils verzehrten, was genau der Medikation entsprach, die zur Bekämpfung der Virusinfektion am besten geeignet gewesen wäre. Kwang reiste als Nächstes nach Lancaster im Norden Englands, wo er mit seinem Kollegen Ken Wilson dieses Projekt erweitern wollte. Wenngleich Kwang dort sehr produktiv und erfolgreich war, ertrug er das unablässig graue Wetter nur schwer, sodass er die Gelegenheit, nach Sydney umzusiedeln, um dort an einer groß angelegten Studie zum Alterungsprozess bei Fruchtfliegen zu arbeiten, umgehend wahrnahm.

Wir entwarfen ein Experiment im Stil unserer Heuschrecken-Studie, bei dem jeweils mehr als tausend Fliegen eine einzige Spezialnahrung erhielten und ihre Nährstoffwerte während ihres gesamten Erwachsenenlebens verfolgt wurden. Da Fette nur einen Bruchteil des Energiehaushalts von Fruchtfliegen ausmachen, konzentrierten wir uns auf Eiweiß und Kohlenhydrate, die wir in 28 verschiedenen Flüssignahrungsmischungen verarbeiteten. Dazu zählten auch unterschiedliche Eiweiß-Kohlenhydrat-Verhältnisse, von denen wir jeweils eine von vier durch Zugabe von Wasser verdünnten.

Das Experiment dauerte insgesamt ein Jahr und machte viel mühsame Arbeit. Das Ringen um tausend Fruchtfliegen ist eine Herausforderung, da sie nicht viel größer sind als der Punkt am Ende dieses Satzes.

Zuerst züchteten wir Fliegenmaden auf gewöhnlichem Laborfutter in Glasflaschen. Einmal voll entwickelt (was nur wenige Tage dauert), verpuppen die Maden sich und schlüpfen als erwachsene Fliegen. Weibchen und Männchen kamen für 24 Stunden zusammen, um sich zu paaren, und anschließend isolierten wir sie wieder. Jede kam in ihr eigenes Glasfläschchen. An der Unterseite jeder Durchstechflasche befand sich ein Stückchen befeuchtetes Papier, auf das die Fliege ihre Eier ablegen konnte. An der Spitze befand sich ein Stöpsel mit einem winzigen (fünf Millionstel Liter) Trinkhalm aus Glas, gefüllt mit einer der 28 Nahrungsmischungen. Die Fliegen lernten bald, wie sie sich mit ihren langen, schwamm- und trinkrohrartigen Rüsseln an dem Strohhalm bedienen konnten.

Täglich, als die Trinkhalme mit frischer Nahrung aufgefüllt wurden, maßen Kwang und Fiona Clissold, eine Postdoktorandin im Labor, die unsere Strohhalmtechnik entworfen hatte, wie viel jede Fliege getrunken hatte. Mithilfe eines Mikroskops konnten sie auch zählen, wie viele Eier – winzige weiße Flecken – gelegt worden waren. Nach höchstens ein paar Monaten starben die Fliegen eines natürlichen Todes.

Am Ende des Experiments wussten wir, wie viel jede Fliege pro Tag getrunken hatte, wie lange sie gelebt und wie viele Eier sie gelegt hatte. Stellen Sie sich nun vor, Sie erstellen ein Diagramm, in dem Sie die Aufnahme von Eiweiß und Kohlenhydraten jeder Fliege als Punkt darstellen (wie für Heuschrecken in Kapitel 3). Am Ende haben Sie ein fast leeres Blatt, auf dem sich lediglich eine Wolke von 1.000 Punkten befindet. Als Nächstes nehmen Sie 1.000 Stifte unterschiedlicher Länge und weisen jedem Stift die Lebensspanne einer Fliege zu – je länger die Lebensspanne, desto länger der Stift. Nehmen Sie den Stift und stecken Sie ihn in den Punkt, der die Nährstoffaufnahme dieser Fliege repräsentiert. So erhalten Sie einen Wald von

1.000 Stiften unterschiedlicher Länge, jeder an der Position, die der verzehrten Nahrungsmenge jener Fliege entspricht.

So ergibt die Gesamtstruktur eine sogenannte *Response-Landscape*, die wie eine dreidimensionale Karte aussieht. Die Form dieser Landschaft verrät uns, wie sich die Lebensspanne der Fliegen in Bezug auf ihre Ernährung verhält. Wären alle Stifte gleich lang, wäre die Landschaft vollkommen flach, wie ein Plateau, was bedeuten würde, dass alle Fliegen gleich alt wurden, unabhängig davon, was sie zu sich genommen haben. Sähe die Landschaft wie eine Gebirgskette aus, mit Spitzen, die bei einer gewissen Eiweiß-Kohlenhydrat-Kombination aufragen, und mit Tälern, die für eine andere Nährstoffbilanz stehen, wüssten wir, dass die Ernährung tatsächlich die Lebensspanne der Insekten beeinflusst hat.

Um die Veranschaulichung etwas zu vereinfachen, ließe sich dieser dreidimensionale Wald auch in eine 2-D-Karte umwandeln, welche mit dem gleichen Trick arbeitet wie Kartografen bei der Darstellung einer Topografie. Man färbt die Köpfe der Stifte je nach ihrer Länge: die der längsten Lebensspanne schwarz, die mittellangen grau und die kürzesten weiß. Schaut man jetzt von oben auf die Landschaft, zeigen sich die langen Lebensspannen als dunkle Bereiche und die kürzeren als helle.

So fingen wir an, anhand der Nahrungsaufnahmedaten von unseren Fliegen die 1.000 Punkte der Nährstoffaufnahme in das Diagramm einzutragen. Danach trugen wir die Daten zur Lebensspanne der Fliegen und zur Anzahl der Eier, die sie im Laufe ihres Lebens legten, ein.

Der Moment, an dem in unseren Studien zum ersten Mal ein Diagramm auf dem Computerbildschirm erscheint, ist immer extrem aufregend. Schließlich könnte die harte Arbeit eines ganzen Jahres statistisch gesehen von keinerlei Bedeutung sein. Der Computer könnte einfach sagen, dass nichts Interessantes oder Schlüssiges passiert ist. Leider ist Biologie allzu oft herzzerreißend und die Muster sind nur schwer zu erkennen. Vielleicht haben wir die falschen Fragen gestellt oder unsere Hypothese war falsch oder es gab unbekannte technische Probleme in den jeweiligen Verfahren des Experiments.

An diesem Tag wussten wir, was uns erwartete, wenn das herkömmliche Verständnis der Kalorienbegrenzer stimmte: Bei einer Gesamtnahrungsaufnahme von nur 60 Prozent der normalen Aufnahme hätte die Lebensspanne steigen müssen – und zwar unabhängig vom Eiweiß-Kohlenhydrat-Verhältnis in der Ernährung. Wir drückten die Taste und warteten, während der Computer die farbigen Oberflächendiagramme und die zugehörigen statistischen Tabellen berechnete. Und dann passierte es. Das Muster im Diagramm sprang sofort ins Auge, die Schlussfolgerung war fundamental: Die Lebensspanne hatte praktisch nichts mit der Gesamtkalorienaufnahme zu tun, aber alles mit dem Eiweiß-Kohlenhydrat-Verhältnis.

In der folgenden Abbildung sind die Diagramme abgebildet, die der Computer an diesem Tag ausspuckte. Sehen Sie, wie die Lebensspanne oben bei einer eiweißarmen und kohlenhydratreichen Ernährung dunkel ist und bei einer eiweißreichen, kohlenhydratarmen Ernährung hellgrau wird? Das bedeutet, dass die Fliegen bei steigendem Eiweißanteil in der Ernährung zunehmend kürzer lebten. Am schnellsten starben sie bei einer eiweißreichen, kohlenhydratarmen Ernährung.

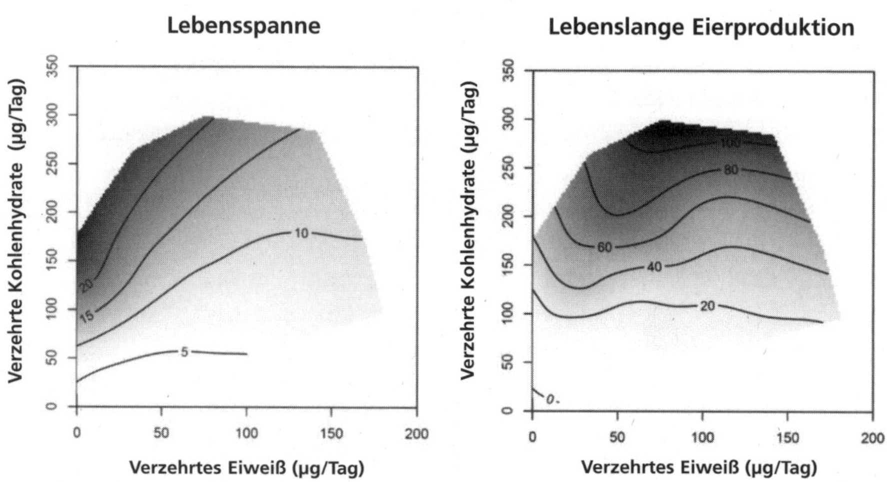

Abb. 5 Diagramme der Lebensspanne (in Tagen) und der lebenslangen Eierproduktion bei Fruchtfliegen, die sich ein ganzes Leben lang von einer von 28 Mischungen ernährten, die sich in Eiweiß- und Kohlenhydratgehalt unterschieden.

Und was sagen die Zahlen über die Reproduktion? Das sehen Sie im rechten Diagramm: Die Fliegen legten am meisten Eier, wenn sie mehr Eiweiß verzehrten, als für die längste Lebensspanne erlaubt gewesen wäre. Während ein Verhältnis von 1 Teil Eiweiß auf 16 Teile Kohlenhydrate zwar die längste Lebensspanne sicherte, führte bereits ein Verhältnis von über 1 zu 4 zu einem Rückgang der Reproduktion.

Die Botschaft war unmissverständlich: Wer wenig Eiweiß verzehrt, wird zwar lang leben, aber nicht viele Nachkommen hervorbringen. Wer ein wenig mehr Eiweiß isst, wird zwar viele Nachkommen haben, aber nicht so lange leben. Wer viel Eiweiß verzehrt, wird weder lange leben noch viele Nachkommen produzieren. Zumindest, wenn man zufällig eine Fruchtfliege ist.

Unsere Ergebnisse zeigten überzeugend, dass sich Lebensspanne und Reproduktion gegenseitig ausschließen. Anders als angenommen, konkurrieren beide nicht um dieselbe Energie und Ressourcen, und ebenso wenig führt die Reproduktion zu lebensverkürzenden Schäden. Ganz im Gegenteil, denn Fortpflanzung und Langlebigkeit stellen einfach unterschiedliche Anforderungen an die Ernährung. Deshalb benötigt man die eine Ernährung, um viele Nachkommen zu haben, und eine andere, um den Tod hinauszuzögern. Beides mit einer einzelnen Ernährung zu erreichen, ist nicht möglich.

Heureka! Seitdem haben wir und Kollegen auf der ganzen Welt die Ergebnisse von Kwangs Fruchtfliegen-Experiment immer wieder verwendet, sowohl bei der gleichen Art als auch bei Experimenten mit anderen Insekten (Grillen, Bienen, Ameisen und so weiter). Dabei wurden auch Möglichkeiten entdeckt, die Lebensspanne bei maximaler Reproduktion mit der gleichen Ernährung zu verlängern, und zwar indem man den Aminosäurehaushalt in der Eiweißversorgung der Insekten optimierte. Aber in freier Wildbahn ist es mit ziemlicher Sicherheit so, dass das Fressverhalten der Fliegen entweder der Reproduktion oder der Langlebigkeit dient. Sie können nicht alles haben.

Aber wofür entscheidet sich eine Fliege, wenn sie ihre Ernährung selbst auswählen kann? Um diese Frage zu beantworten, führten wir ein weiteres Experiment durch, bei dem die Fliegen sich zwischen Nachwuchs und Langlebigkeit entscheiden mussten. Dies taten wir, indem sie zwischen kohlenhydratreicher Kost (lange Lebensdauer) oder eiweißreicher Kost (hohe Reproduktion) wählen konnten. Hier ist ein Hinweis darauf, was sie taten: Das Gegenteil dessen, was Sie (oder wir) in dieser Situation mit ziemlicher

Sicherheit getan hätten. Sie wählten jene Anteile von Eiweiß und Kohlenhydraten, welche die maximale Eierproduktion sicherten, nicht die längste Lebensspanne.

Auf den Menschen übertragen wäre das so, als würden wir uns so ernähren, dass wir zwar fünfzehn Nachkommen zeugen können, aber bereits im Alter von 40 Jahren sterben. So lebten wir bis vor etwa 200 Jahren, wobei zu bedenken gilt, dass die meisten dieser Nachkommen vor dem fünften Lebensjahr gestorben wären. Das ist heute nicht erstrebenswert, zumindest nicht in unseren Augen.

Aber für Fruchtfliegen und wahrscheinlich für alle anderen Arten außer uns zählt die Anzahl der Gene, die sie zurücklassen, mehr als die Dauer ihres Lebens. Das ist genauso, wie es die darwinistische Evolutionstheorie vorhergesagt hat: Seine Gene zu hinterlassen, ist der Schlüssel zu einem erfolgreichen Vermächtnis.

Bei ihrer Veröffentlichung 2008 erregte unsere Publikation über den Alterungsprozess von Fruchtfliegen großes Aufsehen. Kollegen, die an Kalorienrestriktion forschten und deren Kerngedanken wir gerade gekippt hatten, reagierten schnell, indem sie darauf hinwiesen, dass Fliegen keine Säugetiere seien, geschweige denn Menschen. Und natürlich hatten sie recht. Wir hatten nicht gezeigt, dass Säugetiere allein auf die Kalorienaufnahme oder, wie Fliegen, auf das Gleichgewicht der Makronährstoffe reagieren würden. Ebenso wenig hatten wir gezeigt, dass auch Säugetiere einen Preis für den übermäßigen Eiweißverzehr zahlen müssen – entweder in Gestalt einer kürzeren Lebensspanne oder weniger Nachkommen. Einer der anonymen Rezensenten unserer Publikation, der sie vor Veröffentlichung zur Begutachtung erhalten hatte, kam mit folgender skeptischer Reaktion:

»Abschließend zeichnet dieses Manuskript einen neuen Ansatz für ein Konzept auf, das in der Anwendung von Kalorienrestriktion auf kurzlebige wirbellose Arten besteht, aber von seiner praktischen Anwendung bei Nagetieren bin ich weniger überzeugt.«

Wir hatten keine andere Wahl, als diese Herausforderung anzunehmen und uns auf die Erforschung von Wesen einzulassen, die uns Menschen ähnlicher sind als Fliegen.

Kapitel 7 auf einen Blick

1. Um herauszufinden, ob der übermäßige Verzehr von Eiweiß schädlich ist, untersuchten wir die Auswirkungen eines lebenslangen Verzehrs verschiedener Makronährstoffmischungen an Fruchtfliegen.
2. Langlebigkeit und maximale Reproduktion erfordern zweierlei Ernährung. Am längsten lebten Fliegen mit einer eiweißarmen, kohlenhydratreichen Ernährung, während eine eiweißreiche, kohlenhydratarme Ernährung zum frühen Tod führte. Die meisten Eier legten die Fliegen, wenn sie eine Mischung erhielten, die reicher, aber nicht zu reich an Eiweiß und ärmer an Kohlenhydraten war.
3. Was ist mit komplexeren Tieren – was ist mit Säugetieren?

KAPITEL 8

Nährstoffe in Bildern

Insekten hatten uns gelehrt, wie man Ernährungskartograf wird. In einem Experiment mit Fliegen bildeten wir deren Lebensspanne und Reproduktion in Verbindung mit der Zusammensetzung ihrer Nahrung ab. Das Experiment zeigte auch eine faszinierende Perspektive auf: Könnten wir unsere Ernährungsgeometrie dazu verwenden, um alle Aspekte der Gesundheit abzubilden? Mit anderen Worten, ließe es sich dazu verwenden, das richtige Nährstoffverhältnis für jedes gewünschte Ziel zu erreichen, etwa Gewichtsverlust, Langlebigkeit, maximale Fortpflanzung oder die Bekämpfung von Infektionen?

Das wäre nützlich. Um dies zu beantworten, mussten wir genau das tun, was der Rezensent unserer Publikation über Fruchtfliegen für nicht machbar hielt: Eine riesige Studie an Tieren, die dem Menschen ähnlicher waren.

Noch begeistert von dem, was uns das Fruchtfliegen-Experiment gelehrt hatte, dachten wir uns die Mega-Maus-Studie aus. Unser befreundeter Gerontologe und Kollege aus Sydney schloss sich unserem Forschungsteam an, und auch die junge Biologin Samantha (»Sam«) Solon-Biet erklärte sich bereit, im Rahmen ihrer Doktorarbeit an dem Projekt teilzunehmen. Sam kannte sich in Ernährungsgeometrie bestens aus, da sie für ihre Diplomarbeit in Sydney bereits mit Steve in dem Projekt über das Fressverhalten von Fischen zusammengearbeitet hatte. (Zufällig sind Fische eine weitere Gruppe von Tieren mit ausgezeichnetem Ernährungswissen.)

Erst wollten wir wissen, wie sich die Folgen des Nährstoffausgleichs auf Hunderte von Labormäusen, die während ihres gesamten Lebens eine von 25 Mischungen mit unterschiedlichem Makronährstoff- und Ballaststoffgehalt erhielten, abbilden ließen. Anders als Fliegen fressen Mäuse (wie wir Menschen) viel Fett, also mussten wir dessen Anteil in den Mischungen ebenso variieren wie die Anteile von Eiweiß und Kohlenhydraten. Das ließ den Umfang und die Komplexität unseres Experiments um das Vielfache wachsen, was auch die Messung aller möglichen Nahrungsmischungen erheblich erschwerte.

Anders als Fliegen leben Mäuse nicht nur wenige Monate, sondern mehrere Jahre. Und sie sind 100.000 Mal schwerer. Während wir für unser Tausend-Fliegen-Experiment mit ein paar Litern flüssiger Fliegennahrung und weniger als einem Jahr Arbeit auskamen, würden wir für unsere Mega-Mäuse-Studie sechs Tonnen Nahrung und fünf Jahre harte Arbeit benötigen. Zudem ein ganzes Team von Experten, das in der Lage ist, alle gesammelten Proben zu analysieren und bei der Interpretation der Ergebnisse zu helfen – ein Prozess, der bis heute andauert. Und einen Millionenzuschuss, um das alles durchzuführen.

Mäuse sind gesellige Wesen, also setzten wir ab 2009 abgestillte Jungtiere in gleichgeschlechtlichen Dreiergruppen zusammen. Ein Erfolgsrezept für sexuelle Frustration, aber wir konnten das Ganze nicht mit gemischtgeschlechtlichen Gruppen erschweren, sonst wären wir mit der Zeit mit Babymäusen überschwemmt worden. Die Mäuse wurden in ihren Käfigen gehalten und bekamen Pellets eines einzigen Versuchsfutters aus einem Metalltrichter, bis sie einige Jahre später entweder einer natürlichen Todesursache erlagen oder im späten mittleren Alter (nach etwa 15 Monaten) eingeschläfert wurden, sodass wir alle Aspekte ihrer Physiologie analysieren und ihre Gewebe für biochemische Analysen sammeln und aufbewahren konnten.

Diese Keulung war eine komplexe Angelegenheit, bei der eine Reihe von Experten wie am Fließband jeweils eine einzige Aufgabe durchführte. Zuerst wurde jede Maus eingeschläfert. (Wie dies geschieht, wurde von der Tierethikkommission der Universität, der Laien sowie Tierärzte und Experten angehören, streng reglementiert.) Dann wurden sie gescannt, um die Körperzusammensetzung zu messen, also wie viel Körperfett und mageres Gewebe jedes Tier hatte. Dann wurden Muskelproben entnommen und für die sofortige Analyse der mitochondrialen Funktion entfernt, bevor der Rest des Körpers zur Organentnahme weitergereicht wurde. Jede Organ- und Gewebeprobe wurde für die Lagerung vorbereitet – entweder in flüssigem Stickstoff eingefroren oder in eine chemische Substanz für spätere biochemische und mikroskopische Analysen eingelegt. Diese Proben wurden zu einem unschätzbaren Fundus für zukünftige Entdeckungen und von solchen, die inzwischen bereits veröffentlicht wurden.

Es folgten Tausende von Stunden Laborarbeit. Es wurden Genexpressionsmuster in verschiedenen Geweben und Organen aufgezeichnet, detaillierte Messungen von Hunderten von Blutchemikalien durchgeführt und eine Bestandsaufnahme der enormen Anzahl von Darmmikroben zusammengestellt. Darüber hinaus wurden Aufzeichnungen über Immunmarker und die Aktivität von biochemischen Reaktionswegen im Zusammenhang mit der Nährstofferkennung gemacht, Details der Zellstruktur von Geweben quantifiziert und vieles mehr. Dann folgten Hunderte weitere Stunden, die wir mit der Sammlung und Analyse der riesigen Datenmengen, die wir generiert hatten, verbrachten.

Schließlich erlagen alle verbliebenen Mäuse natürlichen Todesursachen. Eine, das Äquivalent zu Methusalem, hatte mehr als vier Jahre gelebt – doppelt so lang wie üblich.

Das Experiment dauerte insgesamt fünf Jahre. Vielleicht können Sie sich unseren emotionalen Zustand vorstellen, als wir mal wieder vor einem Computerbildschirm saßen und darauf warteten, dass farbige Grafiken und aufschlussreiche Statistiken erschienen. Ein weiterer Moment, in dem wir die Luft anhielten.

Würde eine eiweißarme, kohlenhydratreiche Ernährung bei Mäusen wie bei den Fliegen zur größten Lebensspanne führen? Das war unsere Hypothese, aber Hypothesen müssen getestet werden. Methusalem war eine Maus, die eiweißarme, kohlenhydratreiche Nahrung erhielt, doch war er wirklich so außergewöhnlich? In der Biologie sind Ausnahmen harte Wirklichkeit – sie sind der Rohstoff für die Evolution. Aber in der Forschung liegt es in der Natur der Ergebnisse, zu viel Gewicht auf das besonders kleine Risiko zu setzen, dass das wahre Muster verfehlt wird. Es besteht auch die Gefahr, genau das zu finden, wonach man sucht, als würde man das Antlitz der Madonna in den Wolken finden wollen. Dafür sind Statistiken da: um in dem Durcheinander und den Schwankungen der Daten das zugrunde liegende Muster zu erkennen, wenn es denn eines gibt.

Das Diagramm für die Lebensspanne erschien auf dem Bildschirm – in voller Pracht. Bemerkenswert war die Ähnlichkeit mit der für Fliegen, doch die Statistiken waren eindeutig, wie Sie im Folgenden sehen können.

Der dunkle Bereich in der Abbildung bedeutet, dass die Mäuse, die eine eiweißarme, kohlenhydratreiche Ernährung erhielten, länger lebten. Das Faszinierende daran war, dass die Langlebigkeit, wie wir bereits bei den Fliegen festgestellt hatten, nicht nur von Eiweiß allein abhängig war, sondern von der Kombination von wenig Eiweiß und vielen Kohlenhydraten. Auf den Menschen übertragen würde dies bedeuten: weniger Fleisch, Fisch und Eier, aber mehr gesunde Kohlenhydrate, wie etwa kalorienarmes Gemüse, Obst, Bohnen und Vollkornprodukte. Wir sahen auch, dass eine eiweißarme, fettreiche Ernährung nicht die gleichen Vorteile in Bezug auf Langlebigkeit bietet wie eine eiweißarme, kohlenhydratreiche Ernährung. Oder auf uns Menschen übertragen: Fleisch, Fisch, Eier und Kohlenhydrate reduzieren und mehr fetthaltige Lebensmittel wie Butter, pflanzliche Öle oder gebratene Lebensmittel essen. Wie bei den Fliegen waren auch hier die Mäuse, die am kürzesten lebten, jene, die eine eiweißreiche und kohlenhydratarme Nahrung erhielten – der blasse Bereich in der Grafik. Durchschnittlich hatte eine »Low-Carb-Maus« keine lange Lebensspanne, genauso wenig wie die »Low-Carb-Fliege«.

Und wie sieht es mit der Reproduktion aus? Hier erwies sich eine eiweißreichere Ernährung als Vorteil. Damit männliche Mäuse große Hoden bekommen (hilfreich für Promiskuität) oder Weibchen eine große Gebärmutter (die mehr Embryonen enthalten kann), brauchen sie eine eiweißreichere Ernährung. So ließ sich abschließend feststellen, dass Langlebigkeit und gute Reproduktionsfähigkeit eine völlig unterschiedliche Ernährung erfordern.

Das Mäuse-Experiment zeigte nicht nur die gleichen Antworten wie das Fliegen-Experiment, sondern hatte auch noch eine Zugabe in petto. Da wir fast alles Erdenkliche über sie gesammelt und analysiert hatten, lagen uns Daten vor, mit denen wir die nächste Frage erforschen konnten: Warum leben Tiere, die sich eiweißarm und kohlenhydratreich ernähren, länger als solche, die eiweißreiche, kohlenhydratarme Nahrung erhalten? Was genau ist das Problem mit einer zu eiweißreichen Ernährung?

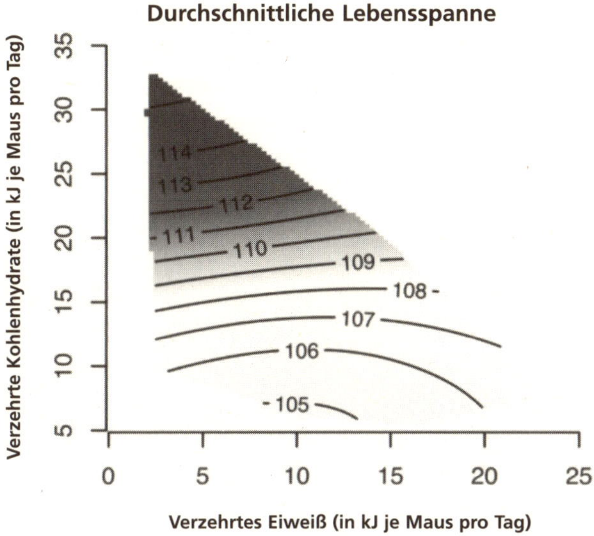

Abb. 6 Die Dauer (in Wochen), in denen Mäuse Nahrung mit unterschiedlichem Eiweiß- und Kohlenhydratgehalt erhielten. Der Fettanteil wird hier nicht gezeigt, da das Verhältnis von Eiweiß zu Kohlenhydraten die größte Auswirkung hat.

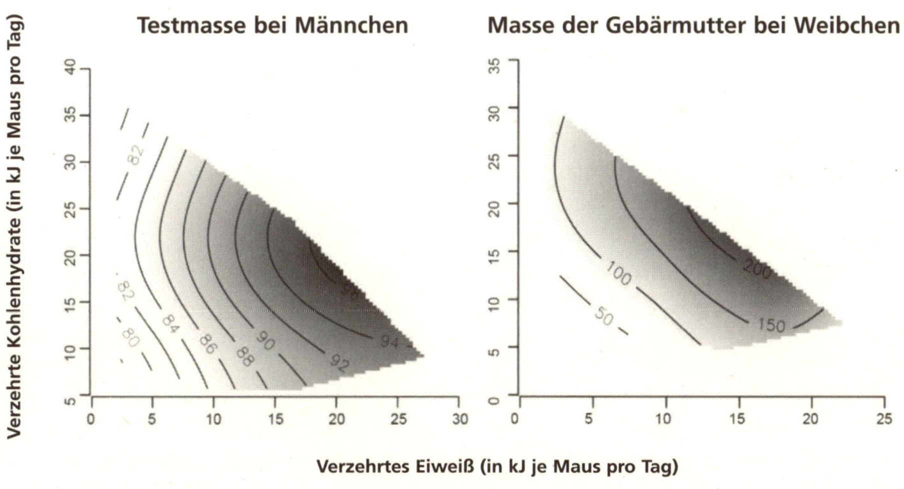

Abb. 7 Die Größe der Fortpflanzungsorgane (in mg) in Mäusen, die Nahrung mit unterschiedlichem Eiweiß- und Kohlenhydratgehalt erhielten. Auch hier wird der Fettanteil nicht gezeigt.

Vielleicht sagt Ihnen der Begriff »Telomere« etwas. Sie sind in letzter Zeit in aller Munde, und zwar aufgrund ihrer Rolle bei der Verlängerung des Lebens und der Verlangsamung des Alterns. Telomere befinden sich an den Enden der Chromosomen und verhindern ein Entwirren dieser essenziellen Komponente der Zellreplikation bei der Zellteilung. Oft werden sie mit den kleinen Plastikstiften von Schnürsenkeln verglichen, die ein Ausfransen der Schnürsenkelenden verhindern. In Wahrheit sind sie aber hochkomplexe kleine Apparate, welche die Funktion und Integrität der Chromosomen aufrechterhalten. Mit zunehmendem Lebensalter und Zellaustausch werden die Telomere zusehends kürzer, bis die Chromosomen anfangen zu zerfasern und sich bei der Zellteilung Fehler einschleichen. Mit der Zeit häufen sich diese Fehler und beschleunigen das Altern unserer Gewebe und Organe.

Auf der Basis unserer Lebensspannengrafik lassen sich einige Vorhersagen treffen. Wenn die Muster, die wir als Reaktion auf die Ernährung gefunden haben, aus Unterschieden in der zugrunde liegenden Biologie des Alterns resultieren, dann sollte eine Karte mit der Länge der Telomere die gleiche Grundform haben wie jene für die Lebensspanne der Mäuse.

Und, ist das so? Sehen Sie sich dazu die folgende Abbildung zur Länge der Telomere an.

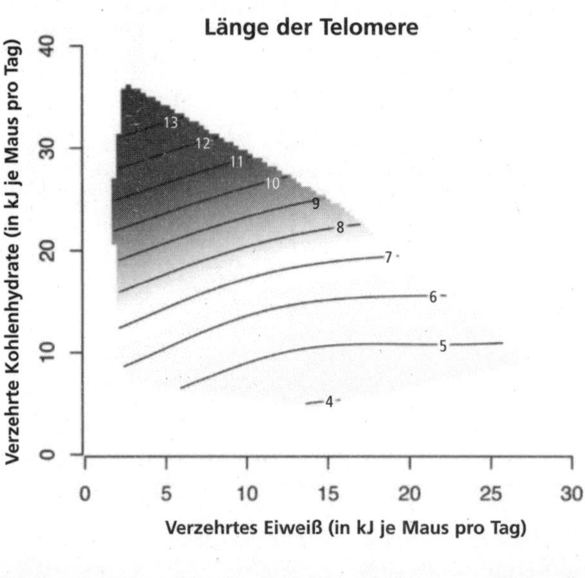

Abb. 8
Länge der Telomere (in kg Basenpaare) in Leberzellen von Mäusen, die Nahrung mit unterschiedlichem Eiweiß- und Kohlenhydratgehalt erhielten. Die Daten stammen von Doktorand Rahul Gokarn.

Kommt Ihnen das Diagramm bekannt vor? Wenn Sie sie mit der zur Lebensspanne (Seite 89) vergleichen, sehen Sie, wie ähnlich sich beide sind. Mäuse, die eiweißarme, kohlenhydratreiche Nahrung bekamen, hatten längere Telomere und lebten länger, während Mäuse, die eiweißreiche, kohlenhydratarme Nahrung bekamen, kürzere Telomere hatten und kürzer lebten. Schön und gut – das bestätigt die gängige Meinung, sofern es um Telomere geht (länger ist besser), und auch unsere Vorhersage, dass ein niedrigerer Eiweißgehalt in Verbindung mit einem hohen Kohlenhydratgehalt mit Langlebigkeit einhergeht.

Wir machten weiter und verglichen die Makronährstoffbilanz mit anderen Alterungsmarkern wie etwa die Immunfunktion, die Aktivierung der wichtigsten Nährstoff-Signalwege, die mitochondriale Funktion und vieles mehr. Sie passten alle zusammen. Dies bedeutete, dass wir unter Umständen mithilfe der Ernährung die biologischen Mechanismen des Alterns beschleunigen bzw. verlangsamen können. Das wäre enorm!

Um herauszufinden, warum das so ist, sehen wir uns diese Mechanismen des Alterns ein wenig genauer an. Im Zentrum unserer Physiologie (und jener der Maus oder Fliege und sogar der Hefezelle) befinden sich zwei gegensätzliche biochemische Pfade bzw. Netzwerke. Sie führen jeweils zu zwei sehr unterschiedlichen Lebensergebnissen bei allen Tieren. Einen der beiden nennen wir den *Pfad der Langlebigkeit* – oder weniger sperriger das Netzwerk »Hinsetzen und abwarten, bis Dinge besser werden«. Der andere ist der *Pfad des Wachstums und der Fortpflanzung* – bzw. das Netzwerk »Heu machen, solange die Sonne scheint, und zur Hölle mit den Folgen«.

Der springende Punkt ist: Beide Systeme bremsen sich gegenseitig aus. Wenn das eine oben ist, ist das andere unten und umgekehrt. Wenn Nahrung und Nährstoffe knapp sind, wird der Pfad der Langlebigkeit aktiviert und das Wachstums- und Reproduktionssystem abgeschaltet. Die Reparatur- und Wartungssysteme von Zellen und DNA werden aktiviert, damit das Tier in Form bleibt. Währenddessen wartet es darauf, dass sich die Welt verändert und Nahrung wieder reichlich vorhanden sein wird, damit es sein evolutionäres Ziel der Reproduktion erreichen kann. Es hat sich für eine womöglich lange Wartezeit hingesetzt. Sollte sich die Welt nie ändern und die für das Wachstums- und Reproduktionssystem wichtigen Nährstoffe knapp bleiben, wird das Tier ein langes, aber kinderloses Leben führen.

Sobald wieder reichlich Nahrung vorhanden ist und genügend Eiweiß zur Verfügung steht, wird der Pfad der Langlebigkeit abgeschaltet und der Pfad des Wachstums und der Fortpflanzung aktiviert. Sobald dies geschieht, beginnt der Körper mit der Produktion von neuem Gewebe, fährt aber gleichzeitig jene Systeme herunter, die DNA, Zellen und Gewebe vor Verschleiß schützen und reparieren. Zellen fangen an, Fehler bei der Zusammenstellung essenzieller Proteine zu machen, und so häufen sich fehlgefaltete Proteine und anderer zellulärer Müll, und Fehler während der Zellteilung nehmen an Häufigkeit zu. Diese Probleme sind eine unvermeidliche Folge des Lebens und Wachsens – man kann sie ebenso wenig vermeiden wie das Atmen. Infolgedessen steigt das Risiko, an Krebs und anderen Krankheiten zu erkranken, was die Lebensspanne des Tieres möglicherweise verkürzt. Aber in evolutionärer Hinsicht ist das ein akzeptabler Preis, solange das Tier wachsen und sich vermehren kann.

In unserer Mäuse-Studie entdeckten wir zum ersten Mal, dass eine eiweißarme, kohlenhydratreiche Ernährung den Pfad der Langlebigkeit aktivieren kann. Das bringt uns zurück zur Kalorienrestriktion aus dem vorigen Kapitel. Wir hatten bei Fliegen und Mäusen gezeigt, dass der Grund, weshalb eine Kalorienrestriktion von 40 Prozent eine lebensverlängernde Wirkung hat, nicht auf die Anzahl der verzehrten Kalorien zurückzuführen ist: Wichtiger ist die Makronährstoffbilanz, und diese wirkt auch ohne Kalorienrestriktion. In unseren Fliegen- und Mäuse-Studien gewährten wir den Tieren jedoch unbegrenzten Zugang zu Nahrung. Sie konnten essen, wann immer und so viel sie wollten, aber nur von der Nahrung, die wir ihnen zugewiesen hatten. Und genau das war der Unterschied zur konventionellen Kalorienrestriktionsstudie mit Mäusen, bei der das Tier seine Nahrungsration auf einmal erhält, diese prompt innerhalb von einer oder zwei Stunden vollständig verzehrt und bis zum nächsten Tag nichts mehr zu essen hat. Bei dieser Methode ist es genau die Zeit ohne Kalorien – sprich Fastenzeit –, die das Langlebigkeitssystem aktiviert, wie jetzt von mehreren Forschungsgruppen auf der ganzen Welt festgestellt wurde.

Deshalb ist es möglich, das Langlebigkeitssystem auch bei Mäusen zu aktivieren, entweder durch eine Reduzierung des Eiweißgehalts gegenüber dem Kohlenhydratgehalt (aber nicht zwingend durch eine Kalorienrestriktion) oder Fasten – oder eine Kombination aus beiden.

Wir schauten uns die Daten der Mäuse-Studie immer wieder an und fanden heraus, dass sich nicht nur zwischen der Ernährung und der Biologie des Alterns ein Zusammenhang herstellen ließ, sondern auch zwischen Ernährung und verschiedenen Auswirkungen auf die Gesundheit, die wir gemessen hatten: Glucosetoleranz und Insulinspiegel (Indikatoren für Diabetes Typ 2 beim Menschen), Blutdruck, Cholesterin und entzündungshemmende Marker. Wie Sie sehen, sind dies genau die gleichen Marker, auf die bei uns bei einer ärztlichen Untersuchung getestet wird.

Wieder gab es klare Zusammenhänge, wie Sie in den folgenden Abbildungen erkennen können. So zeigte sich beispielsweise, wo bei einer eiweißarmen, kohlenhydratreichen Ernährung die Ausscheidung von Glucose am höchsten war (was gesund ist) und die von LDL-Cholesterin (der schädliche Typ) am niedrigsten, und wie sich die Farbe Richtung Dunkelgrau (d. h. schlechter für die Gesundheit) bei steigendem Eiweißanteil und sinkendem Kohlenhydratanteil verschob.

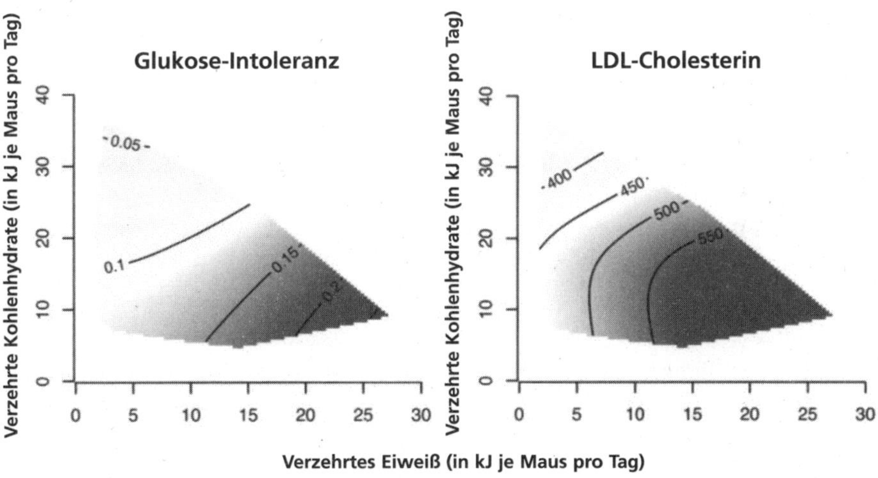

Abb. 9 Blutzuckerspiegel und schlechtes Cholesterin (mmol/l) im Blut von Mäusen, die Nahrung mit unterschiedlichen Eiweiß- und Kohlenhydratanteilen erhielten. In beiden Fällen sind niedrigere Werte (hellere Bereiche, die einer eiweißarmen, kohlenhydratreichen Ernährung entsprechen) gesünder als dunklere Bereiche (die mit einer eiweißreichen, kohlenhydratarmen Ernährung in Verbindung stehen).

Die Mäuse, die ihr ganzes Leben lang eine eiweißarme, kohlenhydratreiche Ernährung erhielten, lebten nicht nur am längsten, sie hatten auch die besten Marker für Langlebigkeit und Gesundheit im Alter. Wir hatten etwas gelernt, das fantastische Auswirkungen auf Menschen haben könnte, die lange leben und gesund sein wollen.

Einen Haken hatte das Ganze dennoch – und Sie ahnen vielleicht schon, welchen: Unsere eiweißarmen, kohlenhydratreichen Mäuse waren fett. Der Grund: Bei der eiweißarmen, energiereichen Ernährung verzehrten die Mäuse mehr Kalorien als jene Artgenossen, die eiweißreiche Nahrung erhielten. Das war der Eiweißeffekt, wie wir die ganze Zeit bereits beobachten konnten: Bekommen die Mäuse eine fett- oder kohlenhydratreiche Ernährung, essen sie mehr als nötig, um ihr Eiweißziel zu erreichen … Den Rest kennen Sie bereits. Zwar ist diese Reaktion bei Mäusen schwächer als bei Menschen, aber immer noch ausreichend, um Fettleibigkeit auszulösen. Verdünnten wir den Eiweißanteil mit unverdaulichen (und daher kalorienfreien) Ballaststoffen anstatt mit energie- bzw. kalorienreichen Fetten oder Kohlenhydraten, aßen die Mäuse zwar immer noch mehr Nahrung, um ihr Eiweißziel zu erreichen, lebten aber dennoch länger. Und sie wurden nicht fett.

Doch warum nötigt unser Körper uns dazu, uns auf eine Weise zu ernähren, die uns dick macht? Übergewicht ist schließlich schlecht für unsere Gesundheit, oder? Jein.

Als wir unsere langlebigen, gesunden, aber fetten Mäuse, die eine eiweißarme, kohlenhydratreiche Kost erhielten, mit ebenso fetten Mäusen verglichen, die eine eiweißarme, fettreiche Ernährung erhielten, entdeckten wir etwas Bedeutendes: Letztere lebte kürzer und waren ziemlich ungesund. Das bedeutet, dass wir die Produktion von relativ gutartigem oder ungesundem Körperfett selbst in der Hand haben, indem wir den relativen Anteil von Kohlenhydraten zu Fett ändern. In beiden Fällen stopften die Mäuse sich zwar voll, um ausreichend Eiweiß zu bekommen, aber der Verzehr von mehr Fett erwies sich als nachteiliger für die Gesundheit als der Verzehr von mehr Kohlenhydraten (zumindest die Art von Kohlenhydraten, die im Experiment verwendet wurden: vornehmlich Stärke).

Deshalb lautete die neue Frage: Was ist der Unterschied zwischen gutartiger und ungesunder Adipositas? In Zusammenarbeit mit unserem Kollegen Andrew Holmes vom Charles Perkins Centre stießen wir im Dickdarm der Mäuse auf Hinweise. Mäuse, die eiweißarme, kohlenhydratreiche Nahrung erhielten, hatten eine gesündere Darmflora als jene Artgenossen, die eiweißarme, fettreiche Kost bekamen. Auch in anderer Hinsicht gab es Unterschiede: Der Blutwert des in der Leber gebildeten Hormons FGF21 bei Mäusen, die eiweißarme, kohlenhydratreiche Kost erhielten, war auffällig hoch.

So stellte sich heraus, dass FGF21 als wichtiger Signalgeber bei der Kontrolle des Eiweißappetits gilt. Das Hormon fördert die Stoffwechselgesundheit durch eine verbesserte Insulinsensitivität, was bedeutet, dass wir weniger Insulin produzieren müssen, um die Glucoseaufnahme der Zellen aus dem Blut anzukurbeln. FGF21 erhöht auch den Energieumsatz in Zeiten von Essattacken. Beide Faktoren sind sowohl bei Menschen als auch bei Mäusen von Bedeutung. In getrennten Experimenten, die wir in Zusammenarbeit mit Chris Morrison vom Pennington Institute in Louisiana durchführten, zeigten wir, dass Mäuse, deren FGF21-Wert erhöht wurde, eiweißreiche Nahrung bevorzugten.

Dies veranlasste uns dazu, die gespeicherten Blutproben der menschlichen Probanden aus unserer Sydney-Studie (siehe Kapitel 6) genauer unter die Lupe zu nehmen: Auch sie hatten während der Wochen, in denen der Eiweißanteil in der Ernährung lediglich 10 Prozent betrug, stark erhöhte FGF21-Werte. Wissenschaft ist schnelllebig, und während wir dies schreiben, wurden gerade mehrere andere bedeutende Studien veröffentlicht, die bestätigen, dass FGF21 das bislang unentdeckte Eiweißappetithormon ist, das auch an der Abschaltung des Kohlenhydratappetits beteiligt ist. Ein großer Durchbruch, wenn der Verdacht sich bestätigen sollte.

Also lehrten unsere Mäuse uns, dass Adipositas komplizierter ist als erwartet. Sie zeigten uns, dass einfach schlank zu sein, kein langes, gesundes Leben garantiert. Ganz im Gegenteil, denn unsere sexy, schlanken Mäuse, die eiweißreiche, kohlenhydratarme Nahrung erhielten, starben früher als all ihre Artgenossen. Sie ergaben großartig aussehende Leichen mittleren Alters. Dies lag daran, dass das hohe Verhältnis von Eiweiß zu Kohlenhydraten genau die Mischung war, welche die Pfade im Zusammenhang mit schneller Alterung zu stark auflädt. Dies führt dazu, dass Reparatur- und Wartungsmechanismen für Zellen und DNA heruntergefahren und gleichzeitig der Alterungsprozess sowie das Risiko, an Krebs und anderen chronischen Krankheiten zu erkranken, begünstigt werden.

Ein lausiger Deal – nicht nur für Mäuse, wie wir vermuten. Denn was Alterung und Stoffwechsel angeht, besitzen Menschen die gleiche Biologie wie Mäuse: Langlebigkeit versus Wachstum und Reproduktion sind bei beiden nahezu identisch, und zwar bis ins kleinste biochemische Detail.

Von den Mäusen lernten wir auch, dass sich leicht unterschiedliche Ergebnisse erzielen ließen, wenn wir die Ernährung veränderten. Als würde man an Stellschrauben drehen: ein wenig mehr hiervon, etwas weniger davon. Wir können Adipositas auslösen (mit oder ohne dessen Äquivalent: Diabetes) oder abstellen, Diabetes verhindern und die Lebensspanne maximieren, Muskelaufbau und Körperfett reduzieren, Krebs verhindern oder fördern, das Altern verlangsamen oder beschleunigen, die Fortpflanzung begünstigen oder erschweren, die Darmflora verändern, das Immunsystem ankurbeln und so weiter. Wir taten all diese Dinge bei Mäusen, indem wir an den Stellschrauben für Eiweiß, Fette und Kohlenhydrate drehten. Diagramme visualisierten die Ergebnisse unmissverständlich, was die Empfehlung sehr genauer Ernährungsprogramme enorm erleichtert – für eine gesunde Maus. Aber im Prinzip auch für gesunde Menschen.

Im Laufe der Jahre hatten wir in der Wissenschaftsgemeinschaft den Ruf erworben, immense Ernährungsexperimente durchzuführen – zuerst mit Heuschrecken, dann mit Fliegen, jetzt mit Mäusen. Leider (aber vielleicht verständlicherweise) lässt sich ein ähnlich streng kontrollierter Versuch mit Menschen nicht bewerkstelligen. Doch ausgerüstet mit unserem neuen Verständnis aus den Fliegen- und Mäuse-Experimenten wandten wir uns der Literatur über menschliche Ernährung und Langlebigkeit zu, um zu sehen, ob sie nützliche Lektionen enthielt. Würden wir Anhaltspunkte dafür finden, dass eine eiweißarme, kohlenhydratreiche Ernährung mit einem langen, gesunden Menschenleben in Verbindung steht?

Ja, das tut es tatsächlich. Denn die Völker mit der höchsten Lebenserwartung ernähren sich genauso wie in den sogenannten »Blauen Zonen«, die Dan Beuttner 2008 in seinem Buch *The Blue Zones: Lessons for Living*

Longer from the People Who've Lived the Longest beschrieb und mit denen er berühmt wurde. Angehörige dieser Völker teilen auch andere nicht nährstoffbezogene Merkmale wie gute Sozialkontakte und einen körperlich aktiven Lebensstil. Es ist dennoch interessant, dass auf Grundlage unserer Experimente schon die Makronährstoffbilanz in ihrer Ernährung ein längeres, gesundes Leben erklärt.

Das vielleicht berühmteste Beispiel für eine langlebige Blue-Zone-Bevölkerung findet sich auf der japanischen Insel Okinawa, wo es fünfmal mehr Hundertjährige als anderswo in der entwickelten Welt gibt. Die traditionelle Okinawa-Ernährung – hauptsächlich Süßkartoffeln, grünes Blattgemüse und etwas Fisch und mageres Fleisch – enthält einen Eiweißanteil von nur 9 Prozent (die niedrigste in jeder menschlichen Bevölkerung, die nicht unter Nahrungsmittelknappheit leidet), 85 Prozent Kohlenhydrate und nur 6 Prozent Fett. Das ist genau das gleiche Verhältnis, das unsere Mäuse zur Begünstigung einer maximalen Lebensspanne erhielten.

Unter den traditionell lebenden Bewohnern Okinawas ist Adipositas im Wesentlichen unbekannt, was teils daran liegt, dass ihre Ernährung einen hohen Ballaststoffanteil aufweist, was wichtig ist. Enthält die Ernährung genügend Ballaststoffe, ist der Eiweißeffekt, der zur überschüssigen Kalorienzufuhr führt, begrenzt. Ballaststoffe machen satt, verlangsamen die Verdauung und nähren das Mikrobiom, und verhindern so ein Hungergefühl. Ein Großteil dieser Ballaststoffe findet sich in den wichtigsten Kohlenhydratquellen der Inselbewohner: Süßkartoffeln und anderes Gemüse und Obst.

Leider hat sich im modernen Okinawa auch die Speisekarte verändert – weg von der traditionellen Küche, hin zur modernen westlichen Ernährung. Daher verwundert es nicht, dass auch dort Adipositas und Diabetes auf dem Vormarsch sind.

Ein weiteres, erst kürzlich entdecktes Beispiel für ein Volk mit einer Gesundheit, die nach modernen Maßstäben nicht erreichbar wäre, sind die Tsimane in Bolivien. Nirgendwo sonst auf der Welt gibt es weniger Herz-Kreislauf-Erkrankungen als hier. Die Tsimane führen ein traditionelles Jäger-Sammler-Dasein und betreiben etwas Brandrodungsgartenbau. Ihre Ernährung besteht zu 14 Prozent aus Eiweiß, zu 72 Prozent aus Kohlenhydraten und nur zu 14 Prozent aus Fett. Eiweißquellen sind hauptsächlich gejagtes Wild und Süßwasserfische. Die meisten Kohlenhydrate stammen aus braunem Reis, Kochbananen, Maniok und Mais – wie die Süßkartoffeln der Bewohner Okinawas alles pflanzliche Nahrungsmittel, die reich an sättigenden Ballaststoffen sind.

Diese realen Beispiele decken sich mit den Schlüssen aus unseren Fliegen- und Mäuse-Experimenten. Und das bringt uns zu einem weiteren wichtigen Punkt. Experimente sind ein unverzichtbares Werkzeug, um zu verstehen, wie eine bestimmte Ernährung die Gesundheit von Tieren, einschließlich unserer eigenen Art, beeinflusst. Aber das ist nur die eine Seite der Medaille. Die andere, nicht weniger wichtiger Seite ist, zu wissen, mit welcher Ernährung Tiere in ihrem natürlichen Lebensraum, also außerhalb des Labors, konfrontiert werden und wie sie darauf reagieren.

Um das zu untersuchen, müssen wir unsere Labormäntel ablegen und uns in die Wildnis begeben. Nur dann können wir Grundlegendes über unser eigenes Ernährungsdilemma verstehen lernen: In welchem Durcheinander werden wir enden, wenn wir uns weit von jener Ernährungswelt entfernen, in der sich unsere Biologie entwickelt hat?

Kapitel 8 auf einen Blick

1. Wir begannen mit einer groß angelegten Studie mit Mäusen, die ein Leben lang unterschiedliche Nahrungsmischungen aus Eiweiß, Kohlenhydraten, Fetten und Ballaststoffen erhielten.
2. Wie bei den Fliegen hatten jene Mäuse, die eine eiweißarme, kohlenhydratreiche Kost erhielten, das längste Leben und die beste Gesundheit im mittleren bis höheren Lebensalter, während Artgenossen, die eiweißreichere, kohlenhydratärmere Nahrung bekamen, das beste Fortpflanzungspotenzial besaßen.
3. Eine eiweißarme Ernährung verlängert das Leben, indem sie den Pfad der Langlebigkeit aktiviert, der DNA, Zellen und Gewebe vor jenen unvermeidlichen Schäden schützt, die während des Wachstums und der Fortpflanzung entstehen. Der Pfad der Langlebigkeit ist universell – und befindet sich in Hefezellen genauso wie in Menschen.

4. Mit den Stellschrauben für Eiweiß, Fette, Kohlenhydrate und Ballaststoffe könnten wir Adipositas mit oder ohne Insulinresistenz verhindern oder auslösen, die Lebensspanne verlängern oder verkürzen, die Fortpflanzung begünstigen oder erschweren, Muskelmasse erhöhen oder verringern, die Darmflora und das Immunsystem verändern und vieles mehr. Wir hatten einen neuen Weg entdeckt, um mithilfe einer Anpassung der Ernährung viele unterschiedliche Ziele zu erreichen.

KAPITEL 9

Nahrungsumgebungen

Der Nobelpreisträger und Physiker Leon Lederman stellte fest, während einer intensiven, arbeitsreichen Zeit im Labor verschwinde die Außenwelt und die Besessenheit sei total. Genau das erlebten auch wir in den Experimenten mit Heuschrecken, Kakerlaken, Fliegen, Mäusen und anderen Wesen, was uns aber dabei half, einige grundlegende Wahrheiten über Adipositas und Langlebigkeit aufzudecken.

Doch für uns Biologen gibt es einen wichtigen Unterschied: Ein Teil der Außenwelt, der uns immer bewusst sein sollte, ist derjenige, in dem sich unsere Studienobjekte entwickelt haben und normalerweise leben. Es sind jene Lebensräume, die der Schlüssel zum Verständnis sind, warum die Biologie, die wir im Labor beobachten, genau in dieser Form existiert, welche Bedeutung sie für das Tier hat und was schiefgehen kann, wenn die alten Verbindungen zwischen Biologie und Lebensraum durch menschliches Zutun gekappt werden.

Solche Fragen hatten David 1989 in die Wüste Arizonas geführt, zwei Jahre bevor wir zusammen in Steves Büro die Daten des großen Heuschrecken-Experiments analysierten. Er hatte sich dorthin begeben, um das Verhalten einer bestimmten Insektenart in ihrem natürlichen Lebensraum, der Wüste, zu untersuchen.

Es wurde heiß, und ich [David] hatte mich selbst in große Schwierigkeiten gebracht. Wie an den Tagen zuvor hatte ich den Vormittag damit verbracht, einem Grashüpfer nachzustellen. Das war eine heikle Aufgabe:

Kam ich ihm zu nahe, konnte ich ihn verschrecken; blieb ich auf Distanz, konnte ich ihn aus den Augen verlieren. So widmete ich ihm meine volle Aufmerksamkeit – war dennoch immer auf der Hut vor Klapperschlangen, Taranteln, Skorpionen und anderen Gefahren in dieser dürren Landschaft.

Nach einigen Stunden ließ meine Aufmerksamkeit langsam nach. Die Hitze wurde immer schlimmer, meine Lippen fingen an, spröde zu werden, und meine Nasenlöcher und mein Hals waren mit Staub belegt. Ich hatte Durst. Da bemerkte ich, dass ich meinen Rucksack mit Wasser und Nahrung unter einem Busch zurückgelassen hatte, wo ich das Tier am Morgen kurz vor Sonnenaufgang zum ersten Mal entdeckt hatte. Ich war hin und her gerissen: Wenn ich zurückkehrte, um den Rucksack zu holen, verlöre ich meine »Beute«. Bliebe ich aber an ihm dran, hätte ich nichts zu trinken und zu essen.

Ich blieb.

Um zu verstehen, wie ich in diesen Schlamassel geraten war und warum ich nicht die vernünftige Wahl getroffen und meine Nahrung und mein Wasser geholt hatte, muss man einige der Gründe kennen, weshalb Steve und ich bereits so lange zusammenarbeiten. Jeder von uns hat eine ganz eigene Reihe von Fähigkeiten und Erfahrungen in die Partnerschaft eingebracht, aber wir haben auch etwas gemeinsam: unser Verständnis von Biologie und Ernährung.

Wir teilen aber noch mehr. So haben wir unabhängig voneinander und bei zahlreichen Gelegenheiten verstanden, dass es Dinge gibt, die man nicht herbeisehnt. So erkannten wir beide, dass man trotz der beeindruckenden Ausrüstung und Methoden der modernen Wissenschaft so manches über Tiere nur mit Fleißarbeit erfährt: indem man sie beobachtet und ihr Verhalten stundenlang, ja sogar tagelang aufzeichnet.

Mit dieser unbequemen Wahrheit wurden wir bereits bei unserem Laborexperiment mit den Heuschrecken konfrontiert. In dem typischen Versuch, wie in Kapitel 1 beschrieben, hielten wir etwa 40 Heuschrecken, jede in ihrer eigenen kleinen Plastikbox, in der nur das Wesentliche vorhanden war: Nahrung, Wasser und eine Stange, auf der sie sich zwischen den Mahlzeiten ausruhen konnte. Eine Zeituhr war so programmiert, dass sie alle 60 Sekunden piepste und signalisierte, dass es an der Zeit war, aufzuzeichnen, was die erste, zweite, dritte – bis zur vierzigsten – Heuschrecke tat. So hatte jeder, der gerade Schicht hatte, etwa 10 Sekunden Pause, bevor es weiterging. Diesen Zyklus wiederholten wir im Minutentakt, Stunde für Stunde, zwölf Stunden oder mehr pro Tag, manchmal rund um die Uhr und über mehrere Tage hinweg. Es war eine zermürbende Arbeit, bei der die Marathonschichten nur von lieben Partnern, Freunden und Kollegen unterbrochen wurden, die dafür sorgten, dass unsere eigene Biologie nicht zu kurz kam.

Unsere Ergebnisse zeigten, dass Heuschrecken ein auffallend regelmäßiges Fressverhalten an den Tag legten. Die Insekten hatten einen Tagesablauf mit festen Ess-, Trink- und Ruhezeiten – ein wenig wie unser Tagesablauf mit Frühstück, Mittagessen und Abendessen. Die genauen Details eines solchen Musters hingen jedoch von den Umständen ab, einschließlich der Art ihrer Nahrung, waren aber dennoch vorhersehbar.

Doch es gab ein Problem. Wie viele unserer Kollegen uns schnell daran erinnerten, konnten diese Experimente allenfalls den Beweis erbringen, dass das Verhalten der Insekten in einer künstlich regulären Laborumgebung eben künstlich regelmäßig war. Es war nicht ausgeschlossen, dass ihr Verhalten in freier Wildbahn anders sein könnte. Um das herauszufinden, mussten wir also das Labor verlassen. Nur so konnten wir herausfinden, ob das Verhalten der Tiere in ihrem wesentlich komplexeren Habitat, in dem sie sonst lebten und sich entwickelten, genauso regelmäßig war.

Die »Nahrungsumgebung« ist ein wichtiger Aspekt, der in den folgenden Kapiteln im Mittelpunkt stehen wird. Dabei geht es um alle Faktoren in einem Lebensraum, welche die Ernährung beeinflussen: Art und Vielfalt der Nahrung, ihre Menge und Verfügbarkeit sowie die Faktoren, welche die Fähigkeit eines Tieres beeinflussen, verfügbare Lebensmittel zu essen. Bei Tieren in freier Wildbahn umfassen diese Faktoren das Risiko, von Raubtieren gefressen zu werden, die Konkurrenz der Tiere untereinander und sogar nicht biologische Probleme wie die Temperatur.

Unsere Herausforderung bestand darin, eine Grashüpferart zu finden, die sich in freier Wildbahn so genau verfolgen ließ, dass wir detaillierte Verhaltensmuster über lange, ununterbrochene Zeiträume, ähnlich unserem groß angelegten Experiment in der künstlichen Nahrungsumgebung des Labors, aufzeichnen konnten. Das war nicht einfach. Ein Problem dabei war, dass Grashüpfer klein und meist gut getarnt vor ihrem botanischen Hintergrund sind – sie haben sich entwickelt, um nicht gesehen zu werden, geschweige denn, aus nächster Nähe von einem gigantischen Primaten verfolgt zu werden, der mehrere tausend Mal so groß ist wie sie. Eine weitere Herausforderung war, dass Grashüpfer auf eine Bedrohung entweder mit Regungslosigkeit reagieren oder fliehen, davonspringen oder davonfliegen. Die dritte Herausforderung bestand darin, wie sich das Exemplar, dem man nachstellte, wiedererkennen ließ. Selbst wenn wir es im Auge behalten konnten und es weder erstarrte noch floh, stellte sich die Frage, wie wir es identifizieren würden, sobald es, wenn auch nur kurz, in Gegenwart anderer Heuschrecken außer Sichtweite geriet. Da standen die Chancen nicht so gut.

Dann ergab sich eine fast maßgeschneiderte Antwort auf einige dieser Fragen. Über unsere Kollegin Liz Bernays, die Professorin an der Universität von Arizona in Tucson war, erfuhren wir von einem Grashüpfer namens *Taeniopoda eques*. Das war ein vielversprechender Start. Denn diese Art war alles andere als klein, schüchtern und gut getarnt. Sie gehören nicht nur zu den größten, langsamsten und mutigsten Heuschrecken, sie sind mit ihren leuchtend gelben Streifen auf schwarzem Untergrund auch auffällig gefärbt. Und: Die Männchen fliegen selten, die Weibchen gar nicht.

Kurz: Ein Tier, das sich entwickelt hat, um gesehen zu werden, nicht um sich zu verstecken. Und es hat den Stolz und das Selbstvertrauen des Unverwundbaren. Aus gutem Grund, denn sein Körper birgt einen giftigen Chemikaliencocktail. Mit seiner hellen Färbung und seiner selbstbewussten Fortbewegung – eine Kombination, die *Aposematismus* genannt wird und für giftige Kreaturen typisch ist –, sendet es die Botschaft aus: »Leg dich nicht mit mir an!« Und trifft sie doch einmal auf ein hartnäckiges oder naives Raubtier, das ein Nein nicht akzeptiert, hat es sogar einen Plan B parat: Es hebt seine Flügel an und zeigt seine leuchtend rote Unterseite. Die letzte Warnung, bevor es aus seinen Tracheen, einer Reihe von seitlich liegenden Bullaugen, durch die es auch atmet, eine giftige Ladung abscheulich riechenden Schaums absondert.

Ich packte meine Sachen zusammen und machte mich auf den Weg nach Arizona.

Am Anfang verbrachte ich die Zeit mit *Taeniopoda*, ohne irgendwelche Daten aufzuzeichnen. Ich beobachtete sie nur, wollte sie und die Herausforderungen, welche die Wüste für mich bereithielt, kennenlernen. Bald erkannte ich, dass die Art zwar perfekt für unsere Zwecke war, die einzelnen Grashüpfer selbst jedoch nicht ganz. Was ihnen fehlte, waren Namensschilder, damit ich sie, wenn ich eine Gruppe verfolgte, voneinander unterscheiden konnte.

Dieses Problem überwand ich, indem ich von einer weiteren Besonderheit der Biologie dieser Art profitierte. Abends, wenn die Nahrungssuche zu Ende war, kletterten sie auf einen Busch, um dort in etwa Schulterhöhe die Nacht zu verbringen. Kurz nach Sonnenuntergang, als auch die Hitze des Wüstentages langsam verschwand, kühlten sie so stark aus, dass sie sich nicht mehr bewegten – wie ein Magnet am Kühlschrank. So konnte ich mir einfach ein Exemplar schnappen, farblich markieren und zurücksetzen, als wäre nichts passiert. Als ich am nächsten Morgen vor Sonnenaufgang wieder nachsah, saßen die Tiere noch genauso da wie am Vorabend. Sobald die aufgehende Sonne sie wieder ausreichend erwärmt hatte, kletterten sie hinunter und begannen den Tag mit Nahrungssuche.

Es bedarf eines gewissen Maßes an Zielstrebigkeit, um zwölf Stunden ununterbrochen durch eine Wüste zu wandern, nur mit dem Ziel, einem einzelnen Grashüpfer zu folgen, jede seiner Bewegungen zu notieren und aufzuzeichnen, und gleichzeitig zur späteren Identifizierung Proben jeder einzelnen Pflanze zu sammeln, von der er sich ernährt hat. Außerdem ging es um alles oder nichts. Um unseren Laborexperimenten zu entsprechen, benötigte ich für jeden Grashüpfer die Aufzeichnung der Nahrungsaufnahme eines ganzen Tages. Jeder Erfolg würde einen noch nie dagewesenen Einblick in die geheime Welt der wilden Heuschrecken geben. Aber alles weniger als ein ganzer Tag wäre verschwendete Zeit, bei der ich nicht nur die sengende Hitze ertragen, sondern auch die Gefahren der Wüste vermeiden musste.

Vielleicht hilft all dies zu verstehen, warum ich bei dem Grashüpfer – den ich nach meiner Markierung auf seinem Rücken »Zweipunkt Rot« genannt hatte – in der heißen Wüste geblieben war, anstatt zurückzukehren, um meinen Rucksack mit Proviant und Wasser zu holen. Um die Heuschrecke nicht zu verlieren, nahm ich Durst und Hunger in Kauf.

Insgesamt sammelte ich zwölf Ganztagesaufzeichnungen über die Nahrungsaufnahme der Insekten – eine Aufgabe, für die ich zwei aufeinanderfolgende Jahre in Arizona verbrachte. Es hat sich gelohnt! Es half, all die

Arbeit, die wir im Labor geleistet hatten, mit dem zu verbinden, wie die Tiere sich in ihrem natürlichen Lebensraum ernähren. Die Analyse der Ergebnisse zeigte, dass das Muster der Nahrungsaufnahme in freier Wildbahn – in ihrem natürlichen Habitat, in dem sich diese Art entwickelt – eine große Regelmäßigkeit aufweist, genau wie wir es bei den Heuschrecken in unserem Experiment mit vereinfachten Nahrungssystemen beobachtet hatten. Und wie im Labor, änderten sich die Details des Nahrungsverhaltens, sobald sich die Nahrungsumgebung änderte.

Ein Beispiel hierfür ist die Intensität des Sonnenlichts. An manchen Tagen, an denen ich mit den Grashüpfern unterwegs war, war es sonnig und heiß, an anderen war der Himmel bedeckt. An sonnigen Tagen kletterten die Grashüpfer ausnahmslos gegen Mittag auf einen Baum, um sich für mehrere Stunden im Schatten auszuruhen. Erst wenn die Hitze wieder erträglicher war, in der Regel um drei Uhr nachmittags, setzten sie ihre Nahrungssuche fort. War der Himmel bedeckt, ruhten sich die Grashüpfer nicht aus und fraßen den ganzen Tag.

Als ich mir im Detail ansah, *wie* das Sonnenlicht die Nahrungssuche der Grashüpfer beeinflusst hatte, entdeckte ich ein Muster. Obwohl die Insekten an Tagen mit bedecktem Himmel mehr Zeit für die Nahrungssuche hatten, weil sie sich nicht vor der Sonne schützen mussten, war die Dauer, die sie mit Nahrungssuche verbrachten, dennoch die gleiche wie an sonnigen Tagen. Die zusätzliche Zeit, die sie an kühleren, bewölkten Tagen hatten, verbrachten sie damit, weiterzugehen, wählerischer bei der Pflanzenauswahl zu sein und eine größere *Vielfalt* an Pflanzen zu essen als an sonnigen Tagen.

Warum konnten Grashüpfer und andere Tiere in freier Wildbahn wählerisch sein? Damals glaubten viele Wissenschaftler, sie täten dies, um eine Überdosierung der verschiedenen toxischen Stoffe zu vermeiden, welche Pflanzen zum Schutz gegen Pflanzenfresser produzieren. Aus unserer Laborarbeit ergab sich jedoch eine Erklärung, die wahrscheinlicher ist: Die Tiere strebten nach einer Ernährung mit einer ausgewogenen Nährstoffaufnahme. Erst einige Jahre später ergab sich die Gelegenheit, diese Vermutung in einem Versuch zu testen. Allerdings waren bei diesem Versuch keine Insekten involviert, sondern … Affen.

Ich besuchte Steve in Sydney während meines Sabbaticals im September 2007, gerade als wir die Daten von Kwangs Fliegen-Experiment (siehe Kapitel 7) analysierten. Just in jener Zeit kontaktierte uns Annika Felton, eine Doktorandin der Australian National University in Canberra.

Annika war in den Dschungeln Boliviens gewesen und hatte dort im Rahmen ihrer Doktorarbeit geforscht. Sie hatte Nahrungsaufnahmedaten von gefährdeten Spinnenaffen gesammelt und wollte wissen, ob wir bei der Analyse und Interpretation der riesigen Datenmengen, die sie mühsam gesammelt hatte, behilflich sein wollten. Wir waren sofort interessiert. Primaten wären wunderbar, um die Regulierung der Nährstoffaufnahme in freier Wildbahn zu untersuchen.

In Laborstudien hatten wir bereits gezeigt, dass eine Primatenart – der Mensch – die Nährstoffaufnahme reguliert und dabei besonders hohe Ansprüche an den Eiweißanteil stellt. Wie in Kapitel 6 erläutert, ist dies die Biologie, die dem Eiweißeffekt zugrunde liegt – eine Entdeckung, von der wir glaubten, dass sie erhebliche Auswirkungen auf die menschliche Gesundheit haben könnte. Es interessierte uns, mehr über die Herkunft und Funktion dieser Eigenschaft zu erfahren: Welche anderen Primaten haben sie, warum hat sie sich entwickelt, und kann all dieses Wissen sich als nützlich für die Erhaltung der Primaten erweisen?

Wir wussten auch, dass Primaten sich besser als andere Arten dazu eigneten, die Art von Daten zu sammeln, die wir benötigten, um die Nährstoffregulation im ungestörten natürlichen Lebensraum zu untersuchen. Anders als die meisten anderen wild lebenden Tiere können Primaten lernen, einen nicht bedrohlichen menschlichen Beobachter zu ignorieren. Dieser Prozess, *Habituation* oder *Gewöhnung* genannt, ermöglicht es erfahrenen Beobachtern, ihren Studienobjekten sehr nahe zu kommen und das Verhalten ähnlich detailliert aufzuzeichnen wie bei unseren Laborstudien mit Insekten.

Annika hatte hervorragende Arbeit geleistet. Sie folgte einzelnen Affen von der Morgen- bis zur Abenddämmerung und registrierte genau, was sie verzehrten, ähnlich wie ich es in der Wüste von Arizona mit den Grashüpfern gemacht hatte. Doch sie hatte auch aufgezeichnet, wie viel von was die Affen pro Mahlzeit verzehrten – zum Beispiel zehn kleine und fünf mittelgroße reife Feigen der Art X plus sechs kleine und vier große Blätter der Art Y – und sie hatte Proben von jedem Nahrungsmittel gesammelt, die sie im Labor einer chemischen Analyse unterzog. Sie hatte genau das getan, was nötig war, um bei wilden Primaten die Nährstoffregulierung zu untersuchen. Später erfuhren wir, dass Annika dabei erst eine Achterbahnfahrt mit Höhen und Tiefen durchlebt hatte, bis sie schließlich an dem Punkt angelangt war, dass sie die Daten teilen konnte.

2003 reisten Annika und ihr Partner Adam, die sich beide leidenschaftlich für den Erhalt der Wälder der Erde einsetzen, als Freiwillige für die Wildlife Conservation Society nach Bolivien. Während ihrer Expedition im Madidi-Nationalpark im Amazonasbecken im Nordwesten Boliviens entdeckte das Team eine neue Affenart. Ein bemerkenswertes Ereignis, das nur wenige Menschen jemals erleben. Wenn es irgendwo passiert, dann hier, denn Madidi zählt zu den größten Naturschutzgebieten auf dem Globus mit der weltweit größten Biodiversität. Umso bemerkenswerter ist das, was als Nächstes geschah.

Die Benennung neu entdeckter Arten ist ein interessantes Geschäft. Gelegentlich nennen Wissenschaftler neue Arten, die sie entdeckt haben, nach sich selbst. Häufiger aber wird ein Name gewählt, der eine besondere Eigenschaft des Tieres oder des Lebensraums verkörpert. Wie etwa bei der Hausfliege *Musca domestica* – *Musca* nach der Gruppe von Fliegen, zu der sie gehört, und *domestica* nach ihrer Gewohnheit, unsere Häuser zu bevölkern. Manchmal sollen mit der Benennung berühmte Menschen geehrt werden. So benannten Wissenschaftler des Western Australian Museum 2009 16 neue Arten, von denen elf den zweiten Namen *darwinii* bekamen, und die Qualle *Phiallela zappa* nach Frank Zappa. Im Jahr 2005 wurden Käfer, die sich von Schleimpilzen ernähren, nach George W. Bush, Dick Cheney und Donald Rumsfeld benannt. (Die Wissenschaftler waren politisch konservativ, die Benennung war als Ehre gedacht!)

Annika und das Team unter der Leitung von Dr. Bob Wallace verfolgten einen anderen Ansatz. Sie beschlossen, die Namensrechte an der neuen Art zu versteigern. Sie sollte schließlich *Plecturocebus aureipalatii* genannt werden, wobei der zweite Name »goldener Palast« bedeutet, nach einem Online-Casino gleichen Namens. Eine passende Bezeichnung, wenn man bedenkt, dass ein charakteristisches Merkmal des Affen seine auffällige goldene Krone ist. Das Privileg war dem Casino fast 600.000 Euro wert. Der Gesamterlös kam dem Madidi National Park, der Heimat der Affen, zugute.

Annika entwickelte eine Leidenschaft für die Primatenforschung, nicht nur, weil sie charismatische, intelligente Verwandte unserer Spezies sind oder der Verkauf von Namensrechten profitabel sein kann. Vielmehr wollte sie die komplexe, bedeutende Rolle verstehen, die Affen in der ökologischen Ökonomie von Wäldern spielen und wie sie zur Erhaltung der Wälder beitragen, in denen sie leben. Wie Sie sich vorstellen können, könnten diese Informationen von Bedeutung sein für den Schutz der Wälder.

Für ihre Studie wählte Annika eine Truppe gefährdeter Spinnenaffen im bolivianischen Waldgebiet La Chonta aus. Die von ihr gewählte Region war zwar noch unberührt, aber da der Wald als Wirtschaftswald galt, waren Fällungen erlaubt. Daher war es sehr wichtig zu wissen, welche Baumarten für die Primaten von Bedeutung sind und warum. Nur so, wusste Annika, wären eine nachhaltige Bewirtschaftung und der Schutz der Affen möglich.

Dass die Regionen, die Annika für ihr Studium ausgesucht hatte, unberührt waren, ist eine glatte Untertreibung. Es gab dort weder Spuren noch Wege oder Lager, nicht einmal eine Karte der Gegend. Ihre erste Aufgabe, bei der sie von einem orts- und sachkundigen Einheimischen und drei Freiwilligen unterstützt wurde, war es, eine geeignete Truppe von Affen zu finden. Als Nächstes bauten sie ein Basislager und schlugen sich ein Netz von Pfaden durch den Wald frei, die sie für ihr Studium benötigten.

Als das Team die Affen, eine etwa 50-köpfige Truppe, entdeckte, gab es keine herzliche Begrüßung. Die Affen hatten selten oder womöglich noch nie Menschen gesehen und waren nicht in der Stimmung für Veränderung. Empört schleuderten sie Stöcke auf die Forschergruppe, schwenkten aggressiv Äste und brüllten. Aber das Team blieb und näherte sich der Truppe in den anschließenden sechs Monaten sanft und unauffällig, nur so viel, wie es die Affen erlaubten.

Diese Geduld zahlte sich aus. Allmählich begannen junge Affen, die Bäume hinunterzuklettern, um einen neugierigen Blick auf die seltsamen, aber jetzt vertrauten Besucher zu werfen. Immer seltener wehrten sie sich mit Stockwerfen, Astwinken und Brüllen, bis sie ihren Widerstand vollends aufgaben. Schließlich konnten Annika und ihr Team nahe genug herankommen, um die Nahrungssuche und -aufnahme aus nächster Nähe aufzuzeichnen.

Dann schlug das Schicksal zu. Zuerst bekam Annika Denguefieber, eine fiese Viruserkrankung, die von Mücken übertragen wird und mit starken

Kopfschmerzen, Muskel- und Gelenkschmerzen, extremer Müdigkeit, Erbrechen, Durchfall, Hautausschlag und Zahnfleischbluten einhergeht. Dengue ist schon schlimm genug im Schutze der Zivilisation, aber wirklich schrecklich in einem abgelegenen Waldgebiet, das auf keiner Karte zu finden ist. Kurz nachdem Annika sich erholt hatte, ließ Mutter Natur erneut die Muskeln spielen: Ein riesiger Sturm fegte über den Dschungel hinweg und zerstörte das Lager, einschließlich der lebenswichtigen Wasserbehälter des Teams. Es gab keine andere Wahl, als wieder bei null anzufangen. Außerdem musste jetzt ein Damm gebaut werden, um die verlorenen Wassertanks zu ersetzen.

Mit dem Denguefieber und den heftigen Stürmen noch frisch in Erinnerung, traf Annika und ihr Team eine dritte Katastrophe: ein heftiger Waldbrand. Um einen erneuten Wiederaufbau zu verhindern, entfernte das Team alle brennbaren Büsche in der unmittelbaren Umgebung des Lagers, bevor sie Feuer fingen. Unter normalen Bedingungen wäre dies bereits eine Herausforderung. Aber Annika hatte seit einiger Zeit Kopfschmerzen, die sie für ein anhaltendes Symptom des Denguefiebers hielt oder für die Folge der zahllosen Stunden, die sie nach oben zu den Affen in den Bäumen gestarrt hatte. Jetzt kam auch noch Übelkeit hinzu – zweifellos von den dicken Rauchschwaden, die durch das Lager zogen. Schließlich wurde es ihr zu viel und sie forderte per Funk Hilfe an. Diese kam gerade noch rechtzeitig: Das Fahrzeug schlitterte den unbefestigten Pfad hinunter, links und rechts von Flammen umgeben.

Obwohl das Ganze damals nicht von Glück begünstigt war, kam die dritte Krise der Beobachtung der viktorianischen Dichterin Elizabeth Barrett Browning am nächsten, die da lautete: Aller guten Dinge sind drei. Das Team zog in die nächste Großstadt, Santa Cruz, um sich neu zu sammeln, während der Wald in Flammen stand. Normalerweise stellt sich bei der Rückkehr in die Zivilisation nach einem längeren Zeitraum in einer unwirtlichen Umgebung wie dem bolivianischen Dschungel eine kindliche Freude ein – man sieht andere Menschen, isst wieder unterschiedliche Nahrungsmittel und schätzt den Komfort, den wir oft für selbstverständlich halten, wie Strom und fließendes Wasser.

Jedoch nicht bei Annika. Da ihre Kopfschmerzen und Übelkeit nicht nachließen, beschloss sie, sich ärztlich untersuchen zu lassen. Die Diagnose löste in ihr große Dankbarkeit für das Feuer aus, das sie aus dem Dschungel in die rettende Reichweite der medizinischen Versorgung vertrieben hatte.

Eine Kernspintomografie zeigte einen Tumor von der Größe einer Walnuss, der wie ein tödlicher Parasit in ihrem Kopf wuchs. Drei Tage später war sie wieder in Australien und bereitete sich auf eine Operation vor – und das war gut so. Sie wurde erfolgreich behandelt und konnte ihre Arbeit als Forscherin wieder aufnehmen.

Zwischen ihrem ersten Eintreffen im Dschungel und der Flucht vor den Flammen lagen 15 Monate. In dieser Zeit hatte sie nicht nur eine ganze Menge Herausforderungen gemeistert, sondern es auch geschafft, 38 Ganztagesaufzeichnungen über die Nahrungsaufnahme der Affen zu sammeln. Als wir uns 2007 in Sydney zusammen die Daten ansahen, hatten wir noch keine Ahnung von den Widrigkeiten, die sie beim Sammeln ertragen hatte, aber wir erkannten sofort deren Wert.

Um Annikas Ergebnisse zu verstehen, war es wichtig zu wissen, was die Affen fressen. Ihre Ernährung besteht unter anderem aus reifen und unreifen Früchten, Blüten sowie jungen und alten Blättern unterschiedlicher Bäume. Eine besondere Vorliebe haben sie jedoch für die reifen Früchte einer Feigenart, wann immer sie verfügbar sind.

Annika fragte sich natürlich, warum die Affen diese Feige so mochten, und beschloss, sich die Zusammensetzung genauer anzusehen. Womöglich besaß die Frucht hohe Anteile von Nährstoffen, die in der Nahrungsumgebung der Affen fehlten – so wie bei den Mormonen-Grillen, die sich gegenseitig fressen, um wertvolles Eiweiß zu gewinnen. Dass bei den Primaten Eiweiß der knappe Nährstoff sein würde, war jedoch unwahrscheinlich. Denn in den Wäldern, in denen sie leben, sind Eiweißquellen allgegenwärtig: Junge Blätter, die es in tropischen Wäldern reichlich gibt, enthalten es in Hülle und Fülle. Offenbar waren es Fette und Kohlenhydrate, welche die Vorliebe der Affen für die Feigen befeuerten – obwohl die Feige nicht besonders fett- und kohlenhydratreich war, zumindest im Vergleich zu einigen anderen Früchten, die die Affen weniger begeisterten.

Dann bemerkte Annika etwas Interessantes. An den vielen Tagen, an denen die bevorzugten Feigen nicht verfügbar waren, konsumierten die Affen viele verschiedene Nahrungsmittel, von denen aber keines allein die gleiche Zusammensetzung wie die Feigen aufwies. In der Summe enthielten sie aber immer – sogar fast genau – die gleiche Mischung aus Eiweiß, Fetten und Kohlenhydraten wie ihre Lieblingsfrüchte. So lag der Schluss nahe, dass die Affen diese besonderen Feigen deshalb so mochten, weil sie das optimale Gleichgewicht der benötigten Makronährstoffe enthielten. Waren die Feigen nicht verfügbar, wussten die Affen intuitiv, welche Nahrungsmittelkombinationen sie stattdessen für eine ausgewogene Ernährung essen sollten.

Diese Studie und viele Studien danach, an denen andere Primatenarten beteiligt waren, lassen keinen Zweifel daran, dass der Nährstoffausgleich nicht auf Laborstudien beschränkt ist; Primaten in freier Wildbahn tun genau dasselbe. Annikas Entdeckung könnte auch wichtige praktische Vorteile haben. Denn der Baum, der die Lieblingsfrucht der Affen trägt, *Ficus boliviana*, ist auch in der Holzindustrie sehr beliebt. Die neuen Erkenntnisse könnten helfen, das Bewusstsein der bolivianischen Behörden für den Schutz dieser Bäume zu schärfen.

Wir hofften, dass Annikas Daten auch eine weitere Frage beantworten würden – und zwar jene, die uns am meisten beschäftigte: *Wie gelingt es den Affen, wenn weder ihre Lieblingsfeigen noch geeignete Nahrungsmittelkombinationen zur Verfügung stehen, eine Ernährung mit der bevorzugten Makronährstoffbilanz zu erhalten?* Aus Daten, die unter vergleichbaren Umständen gesammelt wurden, wussten wir bereits, dass Menschen so lange essen, bis sie ihr Eiweißziel erreicht haben – was dazu führt, dass sie bei eiweißarmer Ernährung zu viele Fette und Kohlenhydrate verzehren und bei eiweißreicher Ernährung zu wenig (siehe Kapitel 6). Traf dies auch auf die Affen in freier Wildbahn zu?

Das Ergebnis war eindeutig: Spinnenaffen tun genau das, was viele andere Arten, auch der Mensch, unter Laborbedingungen tun. Während ihre Eiweißaufnahme konstant war, wechselte ihre Fett- und Kohlenhydrataufnahme und somit auch ihre Makronährstoffbilanz. Das war spannend. Dies war das erste Beispiel eines nicht menschlichen Primaten, dessen Muster der Nährstoffregulation – *Protein Prioritization Pattern* oder *Eiweißpriorisierungsmuster* genannt – mit dem des Menschen identisch war. Das war ziemlich bedeutsam, denn dies war der erste Nachweis für eine menschenähnliche Nährstoffregulation eines Tieres in freier Wildbahn. Aber es bedeutete nicht, dass die Fähigkeit zum Nährstoffausgleich von allen Primaten oder von anderen Arten geteilt wurde.

Ein guter Moment, um in die Wälder Ugandas umzusiedeln, in denen ich mit meiner Freundin und Kollegin Jessica Rothman, einer Expertin für Ernährungsökologie von Primaten, Daten von Berggorillas untersuchte. In vier Monaten des Jahres stehen ihnen neben kohlenhydratreichen Früchten auch eiweißreiche Blätter zur Verfügung, sodass die Gorillas ihre bevorzugte Nährstoffbilanz mit 19 Prozent Eiweiß punktgenau erreichen können. In den verbleibenden acht Monaten jedoch sind Früchte extrem rar, und die Gorillas ernähren sich ausschließlich von Blättern mit einem Eiweißanteil von 31 Prozent – höher als die Ernährung jedes anderen Pflanzenfressers, aber identisch mit dem, was Hunde essen (siehe Kapitel 5).

Wären diese Gorillas wie Menschen und Spinnenaffen, würden sie in diesen acht Monaten ohne Früchte weiterhin die Zielmenge an Eiweiß und damit viel weniger Fette und Kohlenhydrate als in den obstreichen Monaten zu sich nehmen. Das war aber nicht der Fall. Sie nahmen mehr Eiweiß zu sich als nötig, um sicherzustellen, dass sie die gleiche Menge an energiereichen Fetten und Kohlenhydraten verzehrten. Das war ein faszinierendes Ergebnis. Damit war klar, dass verschiedene Primaten in freier Wildbahn unterschiedliche Anforderungen an ihre Nährstoffbilanz stellten: Spinnenaffen waren wie Menschen, Gorillas jedoch nicht.

Warum sind Gorillas in dieser Hinsicht so anders? Eine wahrscheinliche Antwort auf diese Frage liefern womöglich unsere Laborexperimente mit Insekten und anderen Tieren. Dort hatten wir festgestellt, dass jene Arten, die sich wie die Gorillas verhielten, allesamt Raubtiere waren. Mit Raubtieren gemein haben Gorillas die sehr eiweißreiche Ernährung. Raubtiere ernähren sich von Fleisch, während Gorillas acht Monate im Jahr derart eiweißreiche Blätter verzehren, dass ihre Ernährung doppelt so viel Eiweiß (31 Prozent) enthält wie die des Menschen (rund 15 Prozent) und dreimal so viel wie die der Spinnenaffen (rund 10 Prozent) .

Eine so eiweißreiche Ernährung stellt Raubtiere und Gorillas vor die gleiche Herausforderung: genügend Fette und Kohlenhydrate zu bekommen, um den Energiebedarf zu decken. Gelingt das nicht, kann dies, wie wir in Kapitel 7 gesehen haben, zu ernsthaften Problemen wie etwa einer Dezimierung der Population führen. Daher verwundert es nicht, dass beide Gruppen ihre Makronährstoffaufnahme so regulieren, wie sie es eben tun: mit höchster Priorität, ihre Zielmenge an Fetten und Kohlenhydraten zu erreichen, auch wenn dies bedeutet, zu viel Eiweiß zu verzehren.

Der Vergleich von Menschen, Spinnenaffen und Gorillas hielt eine wichtige Botschaft bereit: Appetite können sich je nach Nahrungsumgebung auch innerhalb einer einzigen Ordnung – in diesem Fall Primaten – unterschiedlich entwickeln. Eine Gelegenheit, dem Puzzle ein weiteres Informationsteilchen hinzuzufügen und noch viel mehr zu erfahren, ergab sich 2012, als Jessica und ich eingeladen waren, bei der Konferenz der amerikanischen Gesellschaft der physischen Anthropologen in Portland, Oregon, Vorträge zu halten.

Ein Grund, weshalb ich die lange Strecke von Neuseeland, wo ich zu dem Zeitpunkt arbeitete, nach Portland zurücklegen wollte, war der, dass Jessica für mich ein Treffen mit ihrer Freundin und Kollegin Erin Vogel arrangiert hatte. Wir wollten über eine etwaige Zusammenarbeit bei einem Projekt sprechen, um die Nährstoffselektion von Erins Studientieren zu verstehen: wilde Orang-Utans auf Borneo.

Zu diesem Zeitpunkt hatte Erin fast 50 Orang-Utans Tausende von Stunden beobachtet und dabei über mehrere Jahre hinweg eine große Datenmenge gesammelt, die von Tag zu Tag wuchs. Vielleicht war dies die perfekte Gelegenheit, der Rolle von Eiweiß in natürlichen Nahrungsumgebungen noch weiter auf die Spur zu kommen.

Borneo erwies sich als harte Arbeit. Bereits um 4 Uhr morgens verließ das Team das Camp und machte sich auf den Weg in den dunklen Wald. Mancherorts war der Boden so sumpfig, dass man sich nur auf speziell dafür angelegten Holzstegen fortbewegen konnte. Kurz vor unserer Ankunft erblickten wir eine große Königskobra, die sich über den ersten Holzsteg in Richtung Wald schlängelte. Bei einer früheren Gelegenheit war das Forscherteam auf demselben Holzsteg schon einmal auf einen Nebelparder gestoßen.

Meistens wussten wir genau, wohin wir im Licht unserer Stirnlampen zu gehen hatten. Das lag daran, dass wir dem Orang-Utan, dem wir folgten, in der Regel bereits am Vortag gefolgt waren, und wir die Stelle, an der er ein Nest für die Nacht errichtet hatte, mithilfe von GPS markiert hatten.

Als wir am nächsten Morgen beim Nest ankamen, war es noch dunkel, ähnlich wie bei meinem Studium von Grashüpfern in Arizona. Da wir den schlafenden Affen oben im Baum nicht aufwecken wollten, spannten wir zwischen ausgewählten Bäumen tragbare Hängematten über dem sumpfigen Boden auf und blieben dort im Dunkeln ruhig liegen, bis der Orang-

Utan erwachte. Das waren kostbare Momente: zuhören, wie der Wald erwacht – so wie er es seit Hunderttausenden von Jahren tut –, wenn sich die schwarzen Baumkronen erst langsam grau, dann grün verfärben, oft bei leise tropfendem Regen.

Als sich irgendwann etwas im Baum rührte, typischerweise begleitet von einer Flut von Tropfen, die von den feuchten Blättern geschüttelt wurden, wussten wir, dass die Arbeit des Tages begonnen hatte. Aber es war nicht klar, was passieren würde. Manchmal verging eine lange Zeit, in der gar nichts passierte – weder ernährte sich der Orang-Utan noch bewegte er sich woandershin. Wir nutzten diese Gelegenheiten, um uns in unseren Hängematten auszuruhen und abzuwarten. Aber manchmal begann der Affe zu fressen und unsere volle Aufmerksamkeit war gefragt, um seine Aktivitäten aufzuzeichnen. Irgendwann entschied er sich dafür, weiterzugehen, in der Regel mit dem Ziel, eine neue Nahrungsquelle zu finden.

Dann mussten wir schnell reagieren. Wir rollten unsere Hängematten auf, packten unsere Rucksäcke und folgten dem Orang-Utan. Spezialisten wie er, die sich mühelos von Baumkrone zu Baumkrone bewegen, sind Menschen und ihre Holzstege oder Wanderpfade gleichgültig, und so ist die Verfolgung am Boden äußerst mühsam.

Eines Tages war ich mit Shauhin Alavi, einem von Erin betreuten Doktoranden, unterwegs. Shauhin nahm, wenn er nicht in den Sumpfwäldern Affen hinterherjagte, an Kickbox-Wettbewerben teil. Gewiss niemand, der schnell schlappmacht, aber der Orang-Utan, dem wir begegneten, würde uns beide noch auf eine harte Probe stellen.

Am Anfang war es wie ein ganz normaler Tag im Büro. Als das von uns auserwählte Tier namens Juni erwacht war, nahm es ein Frühstück zu sich, hing dann herum, bewegte sich ein wenig, kaute dann wieder auf Blättern herum, bewegte sich wieder etwas, aber nie über weite Strecken. So ging das über mehrere Stunden. Irgendwann machte mich die ewige Warterei hungrig und ich beschloss, mein Mittagessen auszupacken. Genau in dem Moment, als ich anfing zu essen, erhob sich das Orang-Utan-Weibchen, allem Anschein nach mit einem ganz bestimmten Ziel. Hastig packten wir unser Essen und die Hängematten ein, nahmen die Verfolgung auf und hielten eine Weile später unter dem Baum an, in dem sich Juni befand. Da es auch dort wieder so aussah, als müssten wir uns erneut auf eine lange Warterei einstellen, packte ich mein Mittagessen zum zweiten Mal aus – und wieder ging der Affe auf und davon. Dieses Muster wiederholte sich mehrmals – frustrierend. Doch dann wurde es noch schlimmer.

Gegen 14.30 Uhr zog sie plötzlich von dannen und hielt nicht mehr an. Irgendwann befanden wir uns jenseits des Bereichs mit den Holzstegen. Aber auch dort stiefelten wir ihr hinterher, quer durch Sümpfe, über umgestürzte Bäume und durch dichtes Dickicht mit messerscharfen Blättern und Dornen. Mehrmals steckte ich fast bis zum Knie im Schlamm und konnte mich nur befreien, indem ich erst meinen Fuß aus dem Stiefel und anschließend den Stiefel aus dem Sumpf zog.

Mehr als zwei Stunden später hielt Juni schließlich an und schlurfte ein wenig an ihrem neuen Aufenthaltsort herum. Wir hatten Schnittwunden an den Händen, zerkratzte Arme und völlig verdreckte Socken, und zu allem Überfluss durchweichte der Starkregen meine eigentlich wasserdichte Kleidung. Zum Glück wäre es jetzt Zeit für Juni, ein Nest für die Nacht zu bauen, sodass wir zum Lager zurückkehren könnten, um nach Blutegeln zu suchen, wieder trocken zu werden, zu Abend zu essen und uns auf den nächsten Tag im Wald vorzubereiten. Dachten wir.

Doch dieses Glück blieb uns verwehrt. Juni zögerte; es sah aus, als ob sie ein Nest bauen wollte, sie fing auch tatsächlich damit an, hörte dann aber wieder auf, um an anderer Stelle erneut anzufangen. Als sie sich schließlich zum Schlafen hinlegte, war der Wald fast so dunkel wie morgens bei unserer Ankunft. Es war, als wollte sie uns eine letzte Botschaft über die Herausforderungen des Orang-Utan-Stalking in den Sumpfwäldern Borneos senden. Wir verstanden sie laut und deutlich.

Doch es zahlte sich aus. Als wir unsere Beobachtungen in Nährstoffaufnahme umwandelten und diese in einem Diagramm betrachteten, ergab die scheinbar zufällige Art und Weise der Nahrungsaufnahme – erst Blätter, dann Früchte, Anhalten und wieder Bewegung – absolut Sinn. Vor allem als wir sie mit der größeren Datenmenge kombinierten, die Erin über mehrere aufeinanderfolgenden Jahre von einigen Dutzend Orang-Utans gesammelt hatte.

Unabhängig davon, was wir an einem bestimmten Tag beobachten konnten – wie viele Blätter und Früchte gegessen wurden, wie weit sich die Orang-Utans bewegten oder wohin –, eines war an jedem Tag immer gleich: die verzehrte Eiweißmenge. Was sich über die Tage, Wochen, Monate und Jahre hinweg deutlich unterschied, war die verzehrten Menge an Fetten und Kohlenhydraten. Aber auch dieser Unterschied war sehr konsistent: War die Nahrung reich an Früchten und enthielt daher einen geringen Eiweißanteil, war der Anteil an Fetten und Kohlenhydraten hoch. Ernährte sich der Affe weniger von Früchten und mehr von Blättern, war die Fett- und Kohlenhydrataufnahme gering.

Wir sahen bei den Affen jenes eiweißorientierte Verhalten, von dem wir annahmen, dass es der Fettleibigkeitsepidemie beim Menschen zugrunde liegt. Konnten uns die Orang-Utans also helfen, unsere eigene Spezies besser zu verstehen? Um diese Frage zu beantworten, mussten wir herausfinden, ob die Fett- und Kohlenhydratzufuhr bei Orang-Utans ebenfalls mit Fettleibigkeit in Verbindung gebracht werden kann. Speichern die Affen diese Nährstoffe als Fett oder scheiden sie sie sofort wieder aus? Und wenn sie sie speichern, warum tun sie das?

Wie Sie inzwischen wissen, sieht sich die Forschung – vor allem in freier Wildbahn – mit zahlreichen Herausforderungen konfrontiert. Die Messung des Körpergewichts oder -fetts bei wilden Orang-Utans, ohne sie zu stören, bildet dabei keine Ausnahme. Doch Primatenforscher haben dafür eine sehr clevere Methode entwickelt: Der Beobachter ist mit einem speziellen wissenschaftlichen Instrument ausgestattet, das im Gegensatz zu den meisten anderen Instrumenten nicht von Ingenieuren, sondern von Feldbiologen erfunden wurde. Es besteht aus einem langen, gegabelten Stock und einer sauberen Plastiktüte, die zwischen dem Y-förmigen Ende befestigt ist. Wenn das Tier während der Beobachtungen seine Aktivitäten für eine Pause unterbricht, wird es von seinem Sitzplatz im höheren Bereich des Baums aus einen Strom von klarem, goldfarbenem Urin ausscheiden. Dann ist vonseiten der Forscher eine hohe Reaktionsfähigkeit erforderlich und Vorsicht geboten. Aber mit etwas Übung lässt sich eine frische Urinprobe – die nach der Ausscheidung nur mit reiner Luft in Kontakt kommt – in der Tüte sammeln. Danach wird die Probe sofort in kleine, sterile Kunststoffbehälter umgefüllt und anschließend im Labor auf wichtige Stoffe analysiert, die, je nach physiologischem Zustand des Tieres, in unterschiedlichen Konzentrationen vorhanden sind.

Einer dieser Stoffe, *C-Peptid* genannt, ist ein Marker dafür, wie offen die Zellen sind, um Glucose aus dem Blut aufzunehmen und diese als Fett zu speichern. In der Medizin dient dieser Marker dazu, die Funktion jener

Zellen in der Bauchspeicheldrüse zu bewerten, die Insulin herstellen – das Hormon, das Fettzellen dazu ansetzt, Glucose aus dem Blut aufzunehmen. Eine zweite Gruppe von Stoffen, *Ketone* genannt, besagt das genaue Gegenteil: Sie liefern einen Messwert dafür, wie viel Fett aus dem Fettspeicher zur Energieproduktion entnommen wird. Beim Menschen erhöht sich der Keton-Wert, wenn er Hunger hat und auch während einer Diät, die so arm an Kohlenhydraten ist, dass der Körper für die Energieerzeugung auf Körperfett zurückgreift.

Unser chemischer Informant, der Urin, erzählt eine faszinierende Geschichte. Wenn Früchte reichlich vorhanden sind und somit die Ernährung energiereich ist, ist im Urin der C-Peptid-Spiegel hoch und der Keton-Wert niedrig – die Orang-Utans speichern die überschüssigen Kohlenhydrate als Körperfett. Ein hoher Keton-Spiegel wird jedoch erreicht, wenn die Früchte knapp sind und die Ernährung fast ausschließlich aus eiweißreichen Blättern besteht – was bedeutet, dass die Orang-Utans in solchen Zeiten ihren Fettspeicher für die Energieproduktion anzapfen. Dies zeigt, dass es bei Orang-Utans wie bei Menschen einen Zusammenhang zwischen Energieaufnahme und Körperfett gibt.

Aus Sicht der Biologie des Orang-Utans ergibt dies durchaus Sinn. Denn in den Wäldern Borneos ist das Obstangebot unvorhersehbar. Manchmal gibt es Obst in Hülle und Fülle, manchmal sind Früchte kaum vorhanden. Im Umgang mit dieser Ungewissheit haben die Orang-Utans eine Strategie entwickelt, die darin besteht, sich von Fetten und Kohlenhydraten zu ernähren, wenn diese verfügbar sind, und von Körperfett zu leben, wenn beide knapp sind. Doch immer stehen auch die durchgehend reichlich vorhandenen Blätter auf dem Speiseplan, um sicherzustellen, dass der Eiweißbedarf gedeckt wird.

Ob Grashüpfer in der Wüste Arizonas oder Spinnenaffen, Gorillas und Orang-Utans anderswo, die Herausforderungen und die Aufregung, mit denen unsere Studien von ihrer jeweiligen Nahrungssuche in der natürlichen Nahrungsumgebung einhergingen, haben sich voll ausgezahlt.

So erfuhren wir, dass die Art der Nährstoffregulierung, die wir unter einfachen und geregelten Bedingungen in Laborstudien entdeckt hatten, auch bei der Nahrungssuche in freier Wildbahn eine sehr wichtige Rolle spielt. Sie zeigten auch, dass wir, um Ernährung verstehen zu können, auch wissen müssen, inwiefern Appetite mit der Nahrungsumgebung von Tieren zu tun haben: Die Mittagshitze reduzierte zwar die Auswahl der Nahrung der Grashüpfer, jedoch nicht die Menge. Berggorillas, die in Wäldern leben, in denen Früchte knapp sind, essen zu viel, um genug Energie aus Fetten und Kohlenhydraten zu erhalten, während Spinnenaffen und Orang-Utans eine konstante Eiweißzufuhr kennen und die Fett- und Kohlenhydratanteile je nach Obstangebot wechseln können – wie bei uns Menschen.

Wie können diese Erkenntnisse dazu beitragen, die Ernährung unserer eigenen Spezies zu verstehen und zu verbessern? Mit dieser Frage befassen wir uns in den nächsten drei Kapiteln.

Kapitel 9 auf einen Blick

1. Der Begriff »Nahrungsumgebung« umfasst jene Faktoren in einer Umgebung, die Ernährung und Nährwerte beeinflussen – die Art der verfügbaren Nahrungsmittel und deren Mengen sowie die Aspekte, die den Verzehr dieser Nahrungsmittel durch das Tier beeinflussen.
2. Die Untersuchung von Tieren in ihrer natürlichen Nahrungsumgebung ist wichtig, um zu verstehen, welche Rolle die Eigenschaften, die wir in Laborstudien beobachten, wie etwa ein starker Eiweißappetit, in ihrem Alltag spielen.
3. In ihrer natürlichen Nahrungsumgebung bevorzugen unsere wild lebenden Primaten-Verwandten Nahrungskombinationen, die eine ausgewogene Ernährung gewährleisten. Wenn natürliche Schwankungen in der Verfügbarkeit einer bestimmten Nahrung sie daran hindern, sich ausgewogen zu ernähren, haben sie spezielle Fähigkeiten entwickelt, um mit dem ernährungsbedingten Ungleichgewicht fertigzuwerden.
4. Orang-Utans sind an natürliche Schwankungen in der Verfügbarkeit von kohlenhydrat- und fettreichen Früchten in ihrem Lebensraum im Wald angepasst. Unabhängig von der Verfügbarkeit von Obst sorgt ihr starker Eiweißappetit dafür, dass sie weder zu viel noch zu wenig von diesem Nährstoff erhalten. Ist der Tisch reichlich mit Früchten gedeckt, essen sie diese

in großen Mengen und speichern die Energie als Körperfett, um Zeiten zu überstehen, in denen Früchte knapp sind.

5. Was passiert, wenn sich Nahrungsumgebungen, an die sich die Tiere anpassen, ständig ändern?

KAPITEL 10

Die Veränderung der Nahrungsumgebungen

Es war ein ungewöhnlicher Arbeitstag im September 2018, selbst für einen Feldbiologen. Aufgeregt und euphorisch von den körperlichen Strapazen, blickte ich ehrfürchtig über die weite, unberührte Landschaft. Die Luft war dünn und klar, und das Licht wirkte fast künstlich – wie mit dünnen Sonnenstrahlen vergoldetes, reines Silber.

Ich war schon seit vier Tagen zu Fuß im bhutanischen Teil des Himalaja unterwegs, seit zwei Stunden ging ich einen steilen, felsigen Weg hinauf durch eisigen Nebel, Regen und Schnee. Jeder Schritt war mechanisch und mit Bedacht ausgeführt, ganz gemäß dem wenigen Sauerstoff, den meine Lungen der dünnen Luft entnahmen. Mein Blick hatte sich zu einem kleinen Radius verengt, in dem ich neben der nassen Straße vor mir nur den aufragenden Berg zur Rechten und den steilen Abhang zur Linken wahrnahm – alles von Nebel umhüllt. Außer dem Rhythmus meiner tiefen Atmung und dem knirschenden Schiefer unter meinen Bergstiefeln war es sehr still. Gelegentlich löste sich alles in der aufregenden Vorstellung auf, die Spitze zu erreichen.

In mir machte sich aber eine gewisse Unruhe darüber breit, was mich dort oben erwarten würde. In den vergangenen Tagen hatte ich mehrmals auf die Nebelkaskaden geblickt, die sich die Bergpässe hoch oben hinaufrollten. Angetrieben wurden sie von stürmischen Winden, die den Regen und Schneeregen waagerecht übers Land peitschten und Menschen nach unten drückten. Manchmal sah ich, wie Schneeverwehungen sich von den Gipfeln lösten und sich wie Sensen in den heftigen Winden bewegten. Angesichts der geringen Sicht und der langen Strecke, die ich bis zum Einbruch der Dunkelheit noch vor mir hatte, schwang auch immer der Gedanke mit, dass meine Situation unter diesen Bedingungen schnell sehr unangenehm werden könnte.

Was zum Glück nicht passierte. Wie in einem Drehbuch ließ die Steigung plötzlich nach. Der Weg wurde auf einmal flach, und zum ersten Mal seit Stunden ging es sogar leicht bergab. Der Eisregen hörte auf, der Nebel verzog sich und gab die Sicht frei auf eine sanft flatternde Schnur mit zerfetzten und verblassten Gebetsfahnen, hinter denen sich die Weite öffnete. Nicht nur ich war begeistert, sondern auch meine beiden bhutanischen Kollegen Lhendup Tharchen und Sonam Dorje – beide geübte Bergsteiger, Fotografen aus Leidenschaft und erfahrene Naturforscher. Sie erklärten, dass auf diesem unwirtlichen Pass eine so klare Aussicht ein seltenes Phänomen sei. Unser Timing war perfekt!

David war aus einem einfachen Grund in Bhutan. Wie Sie wissen, sind Nahrungsumgebungen nur die halbe Wahrheit, wenn es darum geht, zu bestimmen, was Lebewesen essen. Denn darüber hinaus gibt es auch noch ihre Nährstoffappetite und andere Mechanismen, die sich im Laufe der Zeit entwickelt haben, um in einer bestimmten Nahrungsumgebung zurechtzukommen. Könnte es sein, dass die Nährstoffkrise, mit der wir Menschen uns konfrontiert sehen, daher rührt, dass wir unsere Nahrungsumgebung schneller verändern, als wir uns anpassen können? Wenn dem so wäre, könnten womöglich die Lektionen, die uns andere Arten gelehrt haben, zu einer Erklärung beitragen, warum wir uns auf eine Weise ernähren, die unserer Gesundheit schadet. Doch um herauszufinden, ob diese These stimmt, mussten wir zuerst verstehen, wie sich menschliche Nahrungsumgebungen verändert haben.

Ich stand da und blickte in die Landschaft. Vor mir ging der Grat 100 Meter tiefer über in ein hügeliges Plateau, rostrot vor Pflanzen, die in der Herbstkälte verwelkten, mit Ausnahme eines türkisfarbenen, herzförmigen Sees, der bald zufrieren würde. Dahinter, jenseits eines schmalen Seitenarms des Tales, aus dem wir hinaufgestiegen waren, entdeckte ich unter einem Kamm aus felsigen Klippen enorme Geröllhänge, die aufgrund der Nässe glitzerten wie Quecksilber. Ringsherum ragten schneebedeckte Gipfel in den klaren Himmel auf wie die Zähne eines mythischen Monsters.

Noch nie hatte ich eine solche Landschaft gesehen, aber in einer Hinsicht war sie auch nur das, was die Wüste von Arizona, die Regenwälder Ugandas, die Sumpfwälder Borneos und die vielen anderen wilden Orte sind, an denen ich gearbeitet habe: eine Nahrungsumgebung. Uns wurde klar, welchen Herausforderungen der ungewöhnliche Primat, der hier lebt, ausgesetzt ist: unsere eigene Spezies.

Um zu verstehen, warum das so ist, müssen wir Millionen von Jahren in eine Zeit zurückgehen, bevor sich der Mensch entwickelte. Eine Zeit, in der alle Primaten jenen Affen, Gorillas, Orang-Utans und anderen nicht menschlichen Arten ähnelten, die Primatenforscher heute studieren.

Eine Sache, die uns bereits in Bezug auf die Ernährung dieser Arten aufgefallen war, ist ihre Ähnlichkeit. Auch wenn sich Spinnenaffen, Gorillas und Orang-Utans in der Regulierung ihrer Nährstoffaufnahme unterscheiden – die Affen und Orang-Utans bevorzugen Eiweiß, die Gorillas nicht –, ihre Grundnahrung ist immer identisch. Sie besteht vorwiegend aus Früchten mit hohem Kohlenhydrat- und Fettgehalt und eiweißreichen Blättern, die in unterschiedlichen Mengen und zu bestimmten Jahreszeiten oder nach unterschiedlichen Mustern über Jahre hinweg verzehrt werden.

Dies deutet darauf hin, dass die Ernährung dieser Primaten seit Millionen von Jahren im Wesentlichen unverändert geblieben ist. Der letzte gemeinsame Vorfahre, den Spinnenaffen, Gorillas und Orang-Utans vor etwa 40 Millionen Jahren teilten, ernährte sich wahrscheinlich genauso wie die drei Primaten heute und wie die meisten Vorfahren jener Arten, die wir heute erforschen.

Bedeutet das, dass Primaten wenig flexibel und nicht in der Lage sind, ihre Ernährung anzupassen? Nein, denn viele Ausnahmen beweisen das Gegenteil. Primaten, die von den Tropen in Umgebungen gewandert sind, in denen Früchte Mangelware sind, wie etwa die gemäßigten Wälder Asiens, haben ihre Ernährung erfolgreich umgestellt. Wie ihre Vettern in den Tropen, essen sie immer noch Blätter, aber das Obst auf dem Speiseplan ist kohlenhydratreichen Samen wie Eicheln gewichen. Viele Primaten essen auch eiweißreiche tierische Nahrung, vor allem Insekten. Meistens ist dieser Anteil sehr gering, oft sogar winzig – nicht weil sie keine Insekten mögen, sondern weil es so viel schwieriger ist, Insekten in ausreichender Menge zu fangen, um den Eiweißbedarf zu decken. Aber es gibt Ausnahmen: Kleine Primaten mit geringerem Eiweißbedarf können genügend Insekten finden, um ihren Bedarf zu befriedigen, und einige tun genau das.

Anders als bei den Primaten, die von den tropischen in die gemäßigten Wälder umsiedelten oder Veränderungen in der Körpergröße durchlebten, gibt es aber auch Beispiele von Primaten, die ihre Ernährung nicht über längere Evolutionsphasen hinweg angepasst haben, sondern in sehr kurzer Zeit. Dazu zählen etwa die Paviane des Masai Mara National Reserve, die von ihrer normalen Ernährung auf Küchenreste aus einem Touristenort umgestellt haben. Ein weiteres Beispiel: die Südlichen Grünmeerkatzen auf der Karibikinsel St. Kitts. Diese Affen sind nicht einheimisch, sondern kamen im 17. Jahrhundert mit dem Sklavenhandel dorthin. Einige der Affen flohen in die Wildnis und entdeckten in diesem tropischen Paradies schnell die saftigen Mangos, die dort reichlich vorhanden sind. Doch schon bald bekamen sie etwas, das ein noch größeres Glück bedeutete: Sie entdeckten, dass das bambusähnliche Gewächs auf der Insel – Zuckerrohr – puren Zucker enthielt. Dann ging ihre Ernährungsflexibilität noch einen Schritt weiter. Wie es passiert ist, weiß niemand genau, aber irgendwie entwickelten sie eine Vorliebe für jenes Produkt, das auf St. Kitts aus dem Zuckerrohr hergestellt wurde: Rum.

Damit ist klar, dass Primaten flexibel auf Nahrungsangebote reagieren und sich schnell daran anpassen können. Warum aber blieben dann viele über Millionen von Jahren so unverändert? Der Grund dafür ist, dass Tiere in freier Wildbahn nur selten auf neue Möglichkeiten stoßen – ihre Umgebung bleibt im Wesentlichen gleich oder verändert sich über lange Zeiträume hinweg nur sehr langsam.

Für uns mag es langweilig, sogar lästig anmuten, Jahr für Jahr unter ähnlichen Umständen zu leben – wo bleibt da der Fortschritt? Aber einen wichtigen Vorteil hat das Ganze dennoch. Denn es ermöglicht der Biologie von Primaten, sich hervorragend an ihre Nahrungsumgebung anzupassen, etwa so wie die Orang-Utans an längere Zeiträume ohne Früchte. Der Nachteil ist, dass die angepasste Biologie nicht weiß, wie sie mit neuen Veränderungen zurechtkommen soll: Sofort nach der Eröffnung des nahegelegenen Resorts machte die menschliche Ernährung die Masai-Mara-Paviane fettleibig, sie entwickelten Diabetes und bekamen andere Gesundheitsprobleme, unter anderem einen hohen Cholesterinspiegel. Die Südlichen Grünmeerkatzen von St. Kitts sind jetzt Alkoholiker und stehlen den Touristen ihre Getränke, wenn diese für einen Moment nicht aufpassen.

Das bringt uns zu unserer eigenen Spezies. Irgendwann, vor etwa drei Millionen Jahren, entwickelte sich ein Primat, der ganz anders war als jeder vor ihm – die erste menschliche Spezies oder, technisch gesehen, Mitglied der Gattung *Homo*. Details gibt es nur wenige, aber es scheint sicher, dass der Klimawandel und dessen Umweltauswirkungen auf den afrikanischen Kontinent dabei eine entscheidende Rolle gespielt haben. Das Klima war kühler, trockener und wechselhafter geworden. Diese Veränderungen wirkten sich nicht nur direkt auf den Lebensraum unseres entfernten Vorfahren aus, sondern auch indirekt: durch ihre Auswirkungen auf andere Arten einschließlich deren Nahrung. Das Klima hatte die Nahrungsumgebungen verändert und die Evolution reagierte.

Zunächst forderte die rasche Veränderung des Lebensraums ihren Tribut. Es entwickelten sich mehrere menschliche Arten – wie viele genau, ist ungewiss. Bekannt ist, dass fast alle diese Arten bis auf eine ausgestorben sind: Das Tempo der Veränderungen überstieg ihre Anpassungsfähigkeit. Die Abstammungslinie, die sich durchgesetzt hat, widersetzte sich dem Trend und meisterte die Anpassung an sich verändernde Umgebungen mit einem geschickten Trick: Sie fand heraus, dass der beste Weg, sich rasch verändernden Umgebungen anzupassen, darin bestand, sie noch schneller zu verändern. Sie lernte sozusagen, Feuer mit Feuer zu bekämpfen.

Das könnte sogar buchstäblich stimmen. Es ist schwer zu sagen, was genau an unseren Vorfahren anders war, und wahrscheinlich waren es mehrere Dinge – eine Kombination von zusammenhängenden Veränderungen. Doch Anthropologen sind sich einig, dass zwei Faktoren eine wesentliche Rolle spielten: die Beherrschung des Feuers und die Herstellung von Steinwerkzeugen.

Nicht nur Menschen verwenden Steinwerkzeuge, auch andere Primatenarten tun dies. Rückenstreifen-Kapuziner in Brasilien etwa verwenden

Steine, um die harten Schalen von Nüssen zu knacken. Die Art und Weise, wie sie dies tun, ist sehr raffiniert: Sie legen die Nuss auf einen steinernen Amboss und zerschlagen sie mit einem sorgfältig ausgewählten hammerähnlichen Stein. Es gibt jedoch keine andere Art, die Feuer verwendet hat.

Sowohl Steinwerkzeuge als auch Feuer waren in erster Linie Technologien, um die Nahrungsumgebung zu beherrschen. Warum die brasilianischen Kapuzineraffen die Mühe auf sich nehmen, Nüsse zu knacken, versuchte ich zusammen mit Patricia Izar von der Universität von São Paulo herauszufinden. Die Antwort, die wir fanden, ist: weil es sich lohnt. Denn die Nüsse enthalten große Mengen an Nährstoffen in ausgewogenen Anteilen. Auch unsere Ahnen verwendeten Werkzeuge vorwiegend aus Ernährungsgründen – für die Jagd und die Zubereitung von Nahrung.

Richard Wrangham von der Harvard University hat erforscht, wie wichtig unseren Vorfahren Kochen für eine bessere Ernährung war. In seiner »Kochhypothese« argumentiert er, dass die Beherrschung des Feuers den wichtigsten Umbruch im Leben unserer Vorfahren markierte. Sie veränderte unsere Ernährung dauerhaft und erschloss eine neue Nahrungsumgebung, an die sich unsere Biologie anschließend anpasste.

Was auch immer die genaue Ursache gewesen sein mag, eins ist sicher: Die Mischung aus Feuer und Werkzeugen ermöglichte es dem damaligen Menschen, seine Ernährung so zu ändern, wie es keine andere Spezies in der Geschichte des Lebens je getan hat. Anfänglich war die Veränderung positiv. Mit ihrem Einfallsreichtum schufen unsere Vorfahren eine Umgebung, die in puncto Ernährung und Nährstoffe der Garten Eden war.

Oder vielleicht sollten wir uns dies als *Lebenswelten* vorstellen. In dieser Zeit, der Altsteinzeit, ernährten sich die Menschen abwechslungsreich und gesund, ihre Ernährung war ballaststoffreich und bestand aus Gemüse, Knollen, Früchten sowie magerem Fleisch von Wild mit wenig gesättigten Fettsäuren und höheren Mengen an gesunden mehrfach ungesättigten Fettsäuren. Von einigen Jäger-Sammler-Stämmen wird angenommen, dass sie sich eiweißreich ernährten, wobei die meisten Schätzungen davon ausgehen, dass der Energiebedarf zu 70 Prozent aus Fetten und Kohlenhydraten stammte, was bedeutet, dass der Eiweißanteil bei etwa 30 Prozent lag. Zum Vergleich: In der modernen Ernährung machen Fette und Kohlenhydrate mindestens 85 Prozent aus und Eiweiß nur noch die Hälfte dessen, was die Steinzeitmenschen verzehrten. Wie neuere Studien belegen, gab es auch Jäger-Sammler-Stämme, die offenbar weniger Eiweiß und mehr Kohlenhydrate auf dem Speiseplan hatten. Ob mehr oder weniger Eiweiß und/oder Kohlenhydrate, eins hatte die Ernährung unserer Vorfahren in der präneolithischen Zeit, also vor dem Aufkommen der Landwirtschaft, gemein: Sie bestand aus Vollwertkost, die reich an Mikronährstoffen und Ballaststoffen war.

Skelette aus jener Zeit zeigen, dass die Menschen groß, schlank, muskulös und gesund waren und Mangelernährung eine Seltenheit war. Dennoch sollten wir diese Zeit nicht romantisieren oder gar versuchen, diese Ernährung zu übernehmen. Die durchschnittliche Lebenserwartung war gering, was vor allem auf die hohe Sterberate von Frauen und Kindern während oder nach der Geburt, Verletzungen und Infektionskrankheiten zurückzuführen ist. Es gibt auch Hinweise auf tödliche Gewalt, einschließlich Schläge auf den Kopf mit schweren Gegenständen und durchgeschnittene Kehlen – die finstere Seite der Werkzeugverwendung. In einer solchen Welt, in der das Privileg, im hohen Alter zu sterben, nur wenigen zuteilwurde, hatte die lebensverkürzende Wirkung einer eiweißreichen Ernährung weniger Bedeutung als heute. Und wie wir später erörtern werden, sind wir heute nicht mehr das Tier von damals – einige unserer Ernährungsbedürfnisse haben sich verändert.

Obwohl niemand genau weiß, warum, begann sich vor etwa 12.000 Jahren die menschliche Nahrungsumgebung in einem Gebiet entlang der Grenze zwischen dem heutigen Iran und Irak wieder zu verändern. Womöglich bemerkten die Menschen dort anfangs gar nicht, dass etwas Wichtiges im Gange war. Eines Tages war die Vegetation rund um das Lager nur geringfügig, aber dennoch anders als im Monat oder Jahr oder in der Generation davor. Samen, die zufällig von gesammelten Pflanzen für die Ernährung heruntergefallen waren, keimten um das Lager herum in einer höheren Dichte als sonst, während andere, weniger beliebte Pflanzen seltener wurden. Pflanzen, für deren Sammlung größere Entfernungen zurückgelegt werden mussten, wurden zuvor seltener gegessen. Es folgten weitere Veränderungen, und in wenigen Generationen war etwas geschehen, das erneut die menschliche Nahrungsumgebung verändern sollte. Tief greifend und dauerhaft.

Die Menschen fingen an, die Samen von essbaren Pflanzen auszusäen und andere Gewächse zu jäten. Sie setzten mehr auf jene Nahrungsmittel, die sie selbst anbauten, und weniger auf jene, die sie sammelten. Ähnliches passierte später mit den Tieren: Anstelle von Wild, das gejagt wurde, begannen die Menschen, Wild zu domestizieren, das sich an den neuen Lebensstil anpasste. Pflanzen und Tiere wurden domestiziert, und unsere Spezies stellte sich von einem Jäger-Sammler-Dasein auf ein sesshaftes Leben als Landwirt um.

Dieser Umbruch breitete sich schnell aus, zunächst im Nahen Osten, dem Gebiet des heutigen Syriens, Jordaniens, Israels, Palästinas und der Südosttürkei, und dann in Europa. Im Laufe der Jahrhunderte fanden unabhängig voneinander ähnliche Ereignisse in verschiedenen Regionen der Welt statt, darunter Afrika, Asien, Papua-Neuguinea, Australien und Amerika. So wurde die Landwirtschaft mehrmals und unabhängig voneinander von unterschiedlichen Völkern überall auf der Welt entdeckt.

Die Landwirtschaft entwickelte sich zum beliebten Lebenskonzept. Warum, ist nicht ganz klar. Was wir wissen, ist, dass die Bevölkerungen zunahmen, vor allem wegen steigender Geburtenraten, und immer mehr Menschen ihr Jäger-Sammler-Dasein aufgaben und sesshaft wurden. Bemerkenswert daran ist, dass das tägliche Leben für die meisten Menschen nicht besser wurde, sondern sich in vielerlei Hinsicht eher verschlechterte.

Obwohl sie sich in Details unterschieden, lässt sich sagen, dass die ersten landwirtschaftlich geprägten Gesellschaften im Allgemeinen stark auf ein paar wenige Grundnahrungsmittel setzten, vor allem auf kohlenhydratreiche Körner, die nur wenig Mikronährstoffe enthielten. Die Nahrungsvielfalt ging zurück, und die Kalorienanzahl wuchs infolge der Umstellung auf kohlenhydratreiche Körner und weniger gesammelte Nahrung. Die Menschen wurden kleiner und viele Skelette aus diesen Perioden zeigen Anzeichen von Mangelernährung und andere ernährungsbedingte Probleme, unter anderem Karies. Es gab auch Fälle von degenerativen Gelenkerkrankungen, was darauf hindeutet, dass das Leben früher Bauern körperlich sehr schwer war.

Gleichzeitig ließen die gestiegene Bevölkerungsdichte und die Nähe zu domestizierten Tieren und Schädlingen wie Ratten die Gefahr von Infektionskrankheiten wie Tuberkulose, Syphilis und Pest ansteigen. Außerdem machte die Abhängigkeit von wenigen Kulturen und domestizierten Tieren die Menschen, die in solchen landwirtschaftlichen Nahrungsmittelumgebungen lebten, anfällig für Hungersnöte. Die Gefahr des Hungertods war allgegenwärtig.

Doch mit der Zeit verbesserte sich das Leben auf dem Bauernhof. Durch die zunehmende Strukturierung der Gesellschaft, bessere Technologien und die Diversifizierung der Nutztiere und damit einhergehend eine Erhöhung der Produktion tierischer Produkte, sank für Landwirte die Gefahr des Hungertods, und die Ernährung wurde gesünder. Die neue Nahrungsumgebung war gereift, und die Menschen wie auch ihre pflanzlichen und tierischen Mitbewohner hatten sich ihr angepasst.

Diese Anpassung erfolgte auf zweierlei Art und Weise. Zum einen trug ein breiteres kulturelles Wissen dazu bei, Ernährungspraktiken und Lebensmittelverarbeitungstechniken den landwirtschaftlichen Nahrungsumgebungen anzupassen. Dafür gibt es viele Beispiele, von denen eines die Ursprünge der Milchviehhaltung betrifft. Milch enthält einen ziemlich eigentümlichen Zucker, Lactose genannt, der nirgendwo sonst im Tierreich zu finden ist. Lactose kann nicht direkt aus dem Darm aufgenommen werden, deshalb zerlegen Säugetierbabys sie zuerst mithilfe eines Enzyms namens Laktase in kleinere Zuckereinheiten, die verdaulich sind. In der Regel produzieren Säugetiere Laktase jedoch nur im Kindesalter – was bedeutet, dass sie danach keine Milch mehr trinken können, ohne sich der Gefahr unangenehmer Folgen wie Durchfall und extreme Blähungen auszusetzen.

Frühe Milchbauern lernten, dies mit verschiedenen Mitteln zu überwinden. So verwendeten sie Bakterien, um die Lactose in Milchsäure zu fermentieren, die durch den Darm absorbiert werden kann und somit für die Ernährung geeignet ist. Die Vorteile liegen auf der Hand: Fermentierte Milch war eine reiche Quelle an tierischen Nährstoffen, die sich gewinnen ließ, ohne das Tier töten zu müssen. Bis heute werden viele Milchprodukte, die auf unserem Speiseplan stehen, wie Joghurt, einige Käsesorten und bis zu einem gewissen Grad auch Sauerrahm, auf diese Weise von Bakterien »vorverdaut«.

Neben der bakteriellen Fermentation und anderen kulturellen Mitteln gab es noch weitere Mechanismen, mit deren Hilfe die frühen Bauern diese reiche Nahrungsquelle verfügbar machten. Gemäß dem darwinistischen Ausleseprinzip, entwickelten einige Völker die Fähigkeit, das Verdauungsenzym Laktase über die Kindheit hinaus zu produzieren und daher Milch direkt zu verdauen. Dies geschah in der Geschichte der Landwirtschaft mindestens zweimal, und zwar unabhängig voneinander: in der Region des heutigen Ungarn und in Afrika. Obwohl das Ergebnis beider evolutionären Ereignisse identisch war und diese Menschen, anders als andere Säugetiere, ihr ganzes Leben lang Milch verdauen konnten, waren unterschiedliche Mutationen in den beiden Völkern beteiligt.

Dies ist nicht das einzige Beispiel für genetische Veränderungen, welche die Anpassung der Menschen und anderer Arten an landwirtschaftliche Nahrungsumgebungen unterstützten. Eine andere, die wir bereits in Kapitel 5 erwähnt haben, ist die Duplikation von Genen, die stärkeverdauende Enzyme produzieren – ein Vorgang, der zur Anpassung domestizierter Hunde an stärkehaltige Essensreste des Menschen geführt hat. Nagetiere (Ratten und Mäuse), Schweine und andere Arten, die Tischabfälle fressen, haben ebenfalls doppelte stärkeverdauende Gene entwickelt.

Diese und viele andere kulturelle und genetische Anpassungen sorgten dafür, dass der Mensch für seine neu entwickelten landwirtschaftlich geprägten Nahrungsumgebungen gut ausgerüstet war, so wie seine Vorfahren in ihren altsteinzeitlichen Jäger-Sammler-Umgebungen. Wieder lebten wir in einem Garten Eden – diesmal in einem, den wir selbst angelegt hatten.

Dann begannen sich die Dinge zu ändern – erneut. Und genau aus diesem Grund stiegen wir, Lhendup, Sonam und ich, diesen hohen Pass im bhutanischen Teil der Himalaja hinauf. Wir waren gekommen, um die Lebensweise der Lingzhi, auch *lagungsum gi mi* (»Menschen des Hochlands«) genannt, zu untersuchen. Die Lingzhi sind Teil einer größeren Gruppe halbnomadischer Hirten, deren Lebensstil durch alle historischen Stadien menschlicher Nahrungsumgebungen zurückverfolgt werden kann – von Jägern und Sammlern bis hin zu erfolgreichen Landwirten.

Vor etwa 30.000 Jahren fingen Jäger und Sammler an, das riesige Hochland von Tibet in Zentralasien zu besiedeln. Mit einer Fläche von über 2,5 Millionen Quadratkilometern und einer durchschnittlichen Höhe von fast 4.500 Metern ist es sowohl das größte als auch das höchste Hochland der Erde – weshalb es manchmal auch als »Dach der Welt« bezeichnet wird. In ihrem neuen Lebensraum begegneten die Neuankömmlinge großen Herden wilder, bisonähnlicher Lebewesen mit gewaltigen Hörnern, dichtem, langem Fell, das bis knapp über dem Boden baumelte, und großen pelzigen Schwänzen. Die Männchen waren über 3 Meter lang (mit Schwanz über 4 Meter), hatten eine Schulterhöhe von etwa 2 Metern und ein Gewicht von über 1.000 Kilogramm – jeder vernünftige Mensch würde diesen Tieren mit äußerster Vorsicht begegnen. Den damaligen Menschen galten sie als eine beispiellose Chance. Felsmalereien in der Region zeigen dramatische Szenen, in denen Jäger oft gefährlich nahe daran waren, totgetrampelt oder aufgespießt zu werden. Diese Wesen, von denen auch heute noch einige hier leben, sind Yaks.

Mit der Zeit wurden Einzeltiere oder Gruppen von Yaks weniger wild und begannen, sich enger mit den Menschen zu verbinden als ihre wilden Artgenossen. Vielleicht wurden sie als Kälber gefangen und in einer menschlichen Umgebung aufgezogen, vielleicht waren sie bereits von Geburt an weniger wild als andere, oder beides. Was auch immer die Ursache war – in dieser neuen Umgebung, in der domestiziertes Leben Bedingungen bot, die den Yaks zugutekamen, nahm die Evolution einen neuen Verlauf. Nicht nur die Yaks änderten sich allmählich, sondern auch die Kultur der Jäger und Sammler, mit denen sie verbunden waren.

Eine solche feste Verbindung mit den sich verändernden Yaks gab es vor 5.000 Jahren schon mit dem Volk der Qiang. Die Tiere lieferten Fleisch, Milch, Wolle, Fell und auch Dung, mit dem sich Feuer machen und der Garten düngen ließ. Außerdem eigneten sie sich als Transport- und Arbeitstiere. Dafür wurden die Yaks vor Raubtieren geschützt, hatten die besten Weideplätze, und Männchen konnten sich paaren, ohne zuvor in einem heftigen Kampf mit Nebenbuhlern ihr Leben zu riskieren, wie es in freier Wildbahn der Fall ist. Die Qiang hatten die Yaks vollständig domestiziert und waren von Jägern und Sammlern zu Hirten geworden, deren Leben von den Yaks abhängig war.

Zu den evolutionären Umbrüchen der Yaks, die während ihrer Domestizierung stattfanden, zählten eine Verringerung der Körpergröße und die Entwicklung eines ruhigeren Temperaments. Aus einer aktuellen Studie geht hervor, dass domestizierte Yaks sich von ihren wilden Vorfahren in bis zu 209 Genen unterscheiden, von denen auch einige mit zahmem Verhalten in Verbindung gebracht werden.

In den folgenden Jahrhunderten verbreitete sich die Lebensweise der Yak-Hirten in den hoch gelegenen Regionen Asiens, unter anderem auch im Himalaja. Dort, wo die Weidemöglichkeiten stark saisonbedingt sind, steigen die Yak-Hirten im Frühling mit ihren Herden zu höher gelegenen Ebenen mit üppiger, frischer Vegetation auf, leben in Zelten aus Fell, oft mit Hunden, welche die Yaks vor Schneeleoparden schützen sollen. Im Herbst, wenn die Sommerweiden sich aufgrund von Frost braun färben und das Wetter für den Menschen zu lebensfeindlich wird, kehren sie zu ihren Häusern in tieferen Lagen zurück. Die Yaks sind so bedeutsam für die Bergvölker, dass man sie das »Gold der Tibeter« und »Bergmaschinen« nennt.

Unsere Reise zum bhutanischen Teil des Himalaja war so geplant, dass wir beide Phasen der jährlichen Wanderung der dort lebenden Völker miterleben konnten. Auf dem Weg nach oben kamen wir in tieferen Lagen an mehreren noch bewohnten Sommerzelten vorbei, wo die unwirtlichen Temperaturen noch etwas entfernt waren.

An dem Tag, an dem wir den nassen und nebligen Pass hinaufgestiegen waren, wurden wir von einer Hirtenfamilie herzlich in ihrem Zelt begrüßt, das von drei Generationen von Lingzhi bewohnt wurde. Wir bekamen Stücke vom frischen Yak-Käse, die wie Perlen an einer Schnur akkurat zum Trocknen aufgehängt worden waren. (Übrigens stammt das Volk der Lingzhi von Vorfahren ab, die nicht die Fähigkeit entwickelt haben, nach der Kindheit weiterhin Milch zu verdauen. Sie sind daher auf fermentierte Milch angewiesen, zum Beispiel in Form von Käse.)

Als ich später an jenem Tag oben am Pass stand und durch das vergoldete Silberlicht über die sich rostbraun färbende Vegetation zum bald zugefrorenen, türkisfarbenen See blickte, entdeckte ich die kürzlich verlassene Sommerweide einer anderen Familie. Wir hatten uns mit ihr auf den Weg zu ihrem Winterhaus gemacht, um dort zu übernachten. Es kam mir vor, als hätten wir nicht nur eine Reise in die Himalaja-Region in mehr als 5.000 Meter Höhe unternommen, sondern auch eine Reise in die Vergangenheit, Tausende von Jahren zurück.

Was wir nicht einmal eine Stunde nach dem Verlassen des Hochgebirgspasses erlebten, erinnerte mich daran, wie wild diese Welt war. Wie ein forensisches Beweisstück in einer Mordszene lag das Skelett eines Yaks ausgebreitet auf der Erde, die Sehnen noch befestigt. Wir hatten unseren Weg verlassen, um eine Kamerafalle einzusammeln – ein wasserdichtes Gerät, das in der Wildtierforschung verwendet wird und durch Bewegung ausgelöste Fotos macht –, die Sonam einige Monate zuvor in den Bergen platziert hatte. Als wir die Fotos betrachteten, war der Mörder schnell identifiziert:

ein Schneeleopard, in der Nacht abgelichtet, schillernd blau leuchtend im elektronischen Licht der nachtempfindlichen Kamera. Mehr denn je verstand ich jetzt, warum diese geheimnisvollen, scheuen Tiere manchmal als »Geister der Berge« bezeichnet werden.

Viele Stunden später erreichten wir unser Tagesziel. Nachdem wir uns einen Weg durch eine Yak-Herde gebahnt hatten, näherten wir uns einem massiven, aus Stein errichteten Haus, das sich neben einem Bach befand. Die Felsen, aus denen es bestand, erstreckten sich über die Wände bis zum Dach, das mit glänzend-silbernen Wellblechstreifen gedeckt war, die darunter allerdings kaum sichtbar waren. Links und rechts der Haustür hingen Streifen Yak-Fleisch zum Trocknen an eigens dafür konstruierten Wandgestellen. Der Fußboden bestand aus breiten, grob behauenen Dielenbrettern, mit denen man auch die Decke verschalt hatte. Von den dicken Holzsparren, welche die robusten Deckenbohlen stützten, hingen lange Reihen von Yak-Käse an Schnüren herunter. In der Mitte des Raums stand ein kleiner Ofen, der mit Yak-Dung befeuert wurde. Gleich neben dem Haus befand sich ein weiteres Steingebäude, die Molkerei, und etwas weiter weg ein kleiner, aus Stein errichtete Raum mit einem Plumpsklo.

Als wir abends erschöpft, aber warm und zufrieden beim Feuer saßen, Tee tranken und dann ein Abendessen mit Yak-Fleisch, Gerste und Chili-Gemüse verspeisten, sprachen wir über alles Mögliche. Ich erfuhr, dass die Tochter, eine hübsche junge Frau, die gut Englisch sprach, Handelskauffrau war. Sie und ihr Mann hatten vor Kurzem das Leben in der Stadt für ein traditionelles Leben auf dem Land eingetauscht. Als ich fragte, warum, erklärte sie, dass sie das einfache, ruhige Leben bevorzuge und am liebsten mit ihrer Familie in den Bergen sei.

Ich erfuhr auch, dass das Haus nach einem Vorfall im vergangenen Sommer erst vor Kurzem renoviert worden war. Während die Familie im Zelt auf der Sommerweide höher am Berg lebte, hatte ein Bär das Dach auseinandergenommen, die Decke aufgerissen und das Innere des Hauses verwüstet. Mit den neuen Eisenblechen, die von den Felsen gehalten werden, und der dicken, fußbodenähnlichen Deckenverkleidung sollte verhindert werden, dass sich dies wiederholt.

Vor allem lernte ich, dass die Ähnlichkeit von Yak-Käse mit Perlenketten nicht nur eine rein optische ist. Für die Bergbewohner ist Yak-Käse kostbar – denn von ihm hängt ihr Lebensunterhalt ab. Die Streifen an den

Sparren dienen teilweise dazu, sie durch den bevorstehenden Winter zu bringen. Überwiegend werden sie aber auf Pferde verladen und nach einer mehrtägigen Tour durch die Berge zum nächstgelegenen Ort transportiert, der für Fahrzeuge erreichbar ist. Von dort werden sie in die Städte gefahren und auf den Märkten gegen Bargeld verkauft.

Zwei Tage später erreichten wir jenen Treffpunkt, an dem mit Käse beladene Pferde auf die moderne Welt treffen. Gewaltig war der Kontrast zwischen dem, was wir dort sahen, und der Welt, in der wir in den letzten acht Tagen unterwegs gewesen waren. Die Pferde, mit Decke und Sattel ausgestattet, startklar für den Rückweg in die Berge, ruhten sich in einem kleinen, ramponierten, mit Wellblech verkleideten Lagerraum aus, in dem sich auch ein 50 Zentimeter hoher, aus Holz geschnitzter Phallus befand, der majestätisch aus dem Rahmen oberhalb der Tür emporragte. Die Säcke mit Yak-Käse standen, sorgfältig platziert, in der Nähe an einer neuen, schlammigen, unbefestigten Straße und einem großen gelben Grader, der für den Holztransport verwendet wurde. Die Hänge beiderseits der Straße zeigten frische Narben von den kürzlich ausgeführten Bauarbeiten. Der Phallus, so erfuhr ich, war keineswegs Ausdruck vulgären Graffitis, sondern ein bedeutendes kulturelles, vor Bösem schützendes Symbol.

Als unser Allradfahrzeug eintraf, hatte es Kisten mit Produkten geladen, welche die Pferde zurück in die Berge bringen würden. Das Fahrzeug wurde entladen und die Säcke mit Yak-Käse eingeladen, die uns auf unserem Weg zurück in die Stadt Thimphu im Tal begleiten würden.

Schweigend beobachtete ich, wie die soeben angekommenen Produkte verteilt und die Pferde beladen wurden. Es gab Säcke mit Getreide, Gemüse, Flaschen mit Öl und Säcke mit Zucker, Salz und Tee, in deren Genuss ich dank der Gastfreundschaft der Bergleute gekommen war. Es gab auch Kartons mit Limonadendosen bekannter Marken sowie zucker- und fetthaltige Lebensmittel, wie etwa Kekse, Instandnudelgerichte und Kartoffelchips, deren bunte Verpackungen mit bunten Bildern von lächelnden Menschen, die sie genossen, geschmückt waren.

Als wir auf der rutschigen, schlammigen Straße durch den Lebensraum der am höchsten lebenden Tigerpopulation der Erde Richtung Tal schlitterten, konnte ich nicht umhin, darüber nachzudenken, was ich gerade gesehen hatte. Mich beunruhigte der Anblick so vieler zucker- und fetthaltiger Lebensmittel und Getränke, die ihren Weg in die Berge machten. In einem derart strapaziösen Lebensstil, den ich in den letzten acht Tagen erlebt hatte, sorgen diese Leckereien für Abwechslung und Vergnügen. Außerdem bieten sie dann Energie, wenn sie am dringendsten benötigt wird, was angesichts des aktiven Lebensstils der Bergbewohner und der niedrigen Temperaturen in ihrer Lebensumgebung oft der Fall ist. Zudem sind die Snacks günstig, lange haltbar und im Vergleich zu wasser- und ballaststoffhaltigem Obst und Gemüse leicht und damit gut zu transportieren. Aber ich wusste sehr wohl auch, dass dieselben Lebensmittel verheerende Auswirkungen auf Lebensmittelsysteme, Kulturpraktiken und die menschliche Gesundheit haben – und das überall auf der Welt.

Ich bin nicht abergläubisch, aber für einen Moment ertappte ich mich bei dem Gedanken, dieser 50 Zentimeter hohe Phallus möge seine Arbeit tun und die Bergmenschen vor dem schützen, was sonst ihren gesunden, 5.000 Jahre alten ländlichen Lebensstil schnell zerstören könnte.

Zwei Monate später beobachtete ich auf einer kleinen Insel im Pazifik, wie meine schlimmsten Befürchtungen sich bewahrheiteten. Ich war zusammen mit meinen Freunden und Kollegen Olivier Galy von der Universität von Neukaledonien und Corinne Caillaud von der Universität von Sydney nach Lifou, einer der Loyalitätsinseln vor der Ostküste des neukaledonischen Festlands, gereist. Wir würden dort bei einer Stammesfamilie, den Zongos, wohnen, um ihr traditionelles Familienleben und ihre Ernährung zu erleben. Aber eigentlich waren wir dort, um etwas zu erforschen, das nicht nur diesen Lebensstil bedrohte, sondern auch das Nahrungssystem und die unberührte Natur der Insel.

Wir stiegen aus unserem Mietwagen in das tropische Paradies, in dem die Zongos zu Hause sind. Überschwänglich begrüßt von ihrem Hund, der sich vor lauter Freude krümmte, ließ ich meinen Blick über den sattgrünen Rasen vorbei an den tropischen Obstbäumen zu einem einfachen, einladenden Haus wandern, das mit frisch gestrichenem, türkisfarbenem Wellblech verkleidet war. Auf der Veranda stand ein kräftig gebautes, hübsches Paar um die 60, das Gesundheit und Glück ausstrahlte. Es waren Pierre und Naomi Zongo, unsere Gastgeber.

Sie zeigten uns zuerst unsere Unterkunft – ein traditionelles rundes, strohgedecktes Haus. Hinter der niedrigen Tür befand sich ein einziger

Raum, in dessen Mitte sich eine große, majestätische Holzsäule befand, die aus Baumstämmen gehauene Sparren trug. Diese waren ihrerseits über ein Netz von Pfetten miteinander verbunden, wodurch eine stabile, schirmartige Struktur entstand, auf der das Reetdach ruhte. Darunter befand sich eine niedrige kreisförmige Wand, die ähnlich wie das Dach konstruiert war, mit Stroh, das wie eine maßgeschneiderte Decke bis zum Boden reichte.

Neben der Säule in der Mitte stand ein Herd, der seit Urzeiten mit Holz befeuert wurde, was erklärte, weshalb der Raum rußgeschwärzt war und es im Inneren nach einer Mischung aus Feuer, Erde und Holz roch – so ähnlich wie ein schottischer Single-Malt-Whisky. Unsere Matratzen waren auf dem Fußboden auf bunten, gewebten Matten platziert, die einen schönen Kontrast zu den dunklen Wänden und dem dunklen Dach bildeten. Diese Häuser, die von den Stammesangehörigen selbst gebaut wurden, sind für besondere Anlässe wie Stammestreffen reserviert. Ich fühlte mich geehrt, dort wohnen zu dürfen.

Am nächsten Morgen gab es zum Frühstück frisch zubereiteten Joghurt, Honig, Papaya und geriebene Kokosnuss, die von einem Baum in der Nähe gepflückt worden war. Anschließend fuhren wir zu den großen Gärten der Familie. Wir gruben Yamswurzel und Kartoffeln aus der fruchtbaren braunen Erde, ernteten Gemüse, Kräuter und tropische Früchte und naschten wilde Früchte und rubinrote Babytomaten, die wie Unkraut in den Gemüsebeeten wuchsen. Wir lernten, wie Naomi und Pierre scharfkantige Bodenkorallen als Beetumrandungen verwendeten – wie weiße Linien auf einem Sportplatz – und diese das Gemüse vor Schnecken schützen sollten. Und wie sie mit im Wind klappernden Plastikflaschen, die sie auf den metallenen Zaunpfosten rund um den Garten platziert hatten, Wildschweine fernhielten.

Danach kehrten wir zurück, um uns an einem Mittagessen gütlich zu tun. Es gab *bounga*, ein köstliches Gericht der Kanaken-Küche, das aus lokalen Zutaten wie Yamswurzel, Süßkartoffeln, Kochbananen, Kokosmilch und frischem Fisch zubereitet und dann, in Bananenblättern gewickelt, für mehrere Stunden in einem traditionellen Ofen, der aus glühend roten Steinen und einem Loch im Boden besteht, gegart wird. Die Quelle des Gemüses hatte ich bereits kennengelernt, als Nächstes sollte ich erleben, woher der Fisch stammte.

Nach dem Mittagessen halfen wir Paul Zongo, dem Sohn von Pierre und Naomi, der promoviert und uns als leitender Forscher des Projekts nach

Neukaledonien geholt hatte, bei der Vorbereitung seines Fischerboots, mit dem wir anschließend aufs Meer hinausfuhren. Da ich am Vortag an einem der Strände geschnorchelt war, hatte ich bereits eine Vorstellung davon, was uns hier erwarten würde. Selbst im küstennahen Wasser wimmelte es von Leben. Die Sicht war zwar nicht besonders gut, dennoch sah ich bereits nach wenigen Minuten eine Meeresschildkröte, dann eine Schule großer Pelagialfische, einen bizarren stacheligen roten Feuerfisch und viele kleine bunte Fische, welche die Korallenriffe wie Konfetti umspülten.

Weniger als 100 Meter von dem Ort, von dem wir abgelegt hatten, fällt der Meeresgrund 90 Meter ab und nicht lange danach weitere 300 Meter. Wir erreichten unser erstes Ziel, eine große Korallenstruktur namens Shelter Reef, die wie ein Berg aus der Tiefe ragt. Ich wusste, dass diese Mischung aus Tiefe und Struktur Fische wie ein Magnet anzieht. Und wir wurden nicht enttäuscht.

Kurz nach unserer Ankunft beobachteten wir, wie große Fische um die Köder wirbelten, die wir hinter uns herzogen. Paul ließ einen Schrei los, als eine riesige Gemeine Goldmakrele bei einem gescheiterten Versuch, unseren Köder zu fressen, aus dem Wasser sprang. Die Nächste kam nicht so glimpflich davon. Paul stoppte das Boot, als ich einen fast 16 Kilogramm schweren, in der Nachmittagssonne golden und blau glitzernden Fisch an Bord zog: Wir hatten eine große Stachelmakrele erwischt.

Danach fuhren wir wieder mehr in Richtung Insel – zum Speerfischen im flacheren, korallenreichen Gewässer. Als ich ins Wasser sprang, wusste ich sofort, dass uns etwas Besonderes bevorstand. Anders als am Vortag, an dem Strandsand das Wasser eingetrübt hatte und ich nur einen Blick auf die Lebewesen direkt um mich herum erhielt, war das Wasser jetzt kristallklar und voller Leben. Als ich bei meinem ersten Tauchgang nach unten blickte, um mich in der Welt zu orientieren, die ich soeben betreten hatte, schwamm ein großer Riffhai mit der selbstbewussten Haltung eines Atom-U-Boots vorbei. Er verhielt sich etwas nervös, was, wie ich wusste, mit der Jagd zu tun hatte. Kurz darauf erblickte ich weitere Exemplare und wusste, dass etwas im Busch war.

Eine Weile schwamm ich mit den Haien, fotografierte sie und machte mich dann auf die Suche nach Paul und Olivier, die sich auf den Weg zum offenen Ozean gemacht hatten. Ich fand sie in Lauerstellung neben einem großen, tiefen Kanal voller Fische, die gegen die starke Strömung ankämpfen mussten, um an Ort und Stelle zu bleiben. Plötzlich schossen zwei Einfarben-Thunfische wie ein Paar zähnefletschende Torpedos vorbei. Wir waren jedoch nicht die Einzigen, die hier jagten. Auch die Haie waren dort. Von meiner Forschungsarbeit auf Lizard Island im australischen Great Barrier Reef wusste ich, dass Speerfischen in der Nähe von Riffhaien nicht ratsam ist und wenn schon, dann nur mit größtmöglicher Vorsicht betrieben werden sollte. Sie greifen zwar selten Menschen an, werden aber nicht zögern, einen Fisch vom Ende eines Speers zu erbeuten – und alles, was ihnen dabei im Weg steht. Paul, der sich in diesen Gewässern auskannte, spießte eine Stachelmakrele auf und lud sie auf das Boot. Damit war das Speerfischen an diesem Tag vorüber.

Als wir den Anker hochzogen und losfahren wollten, entdeckten wir den Grund für die Nervosität der Haie. Um die Ecke jenes Ortes, von wo aus wir jagten, lag ein kleines Blechboot mit drei jungen Männern an Bord. Sie waren Stammesangehörige, Freunde von Paul, die auf Fischfang waren, um ein Essen für Trauergäste einer traditionellen Beerdigung in der darauffolgenden Woche zubereiten zu können. An Bord befand sich auch ein mit Rifffischen gefüllter Eimer – es war ihre Jagd, welche die Haie erregte. Einer der Männer hielt einen großen Fisch in der Größe eines Männerbrustkorbs hoch. Wie mit chirurgischer Präzision war der Fisch genau mittig in einem sanften Bogen durchgeschnitten worden, die vordere und hintere Hälfte hingen noch am Rückgrat fest. Das war unverkennbar ein Haibiss.

Wir schenkten den Männern unsere riesige Stachelmakrele und auch diejenige, die Paul gefangen hatte, als Beitrag für die Beerdigung, und fuhren über das Shelter Reef zum Ufer zurück. Unterwegs, als sich die Sonne bereits orange und das Wasser blau färbte, fing Olivier noch eine Gemeine Goldmakrele ähnlicher Größe wie jene, die ich zuvor an Bord gezogen hatte, und Corinne einen großen, barrakudaähnlichen Raubfisch namens Wahoo.

Als die Sonne am Horizont verschwand und wir unsere Leinen eingeholt hatten, dachte ich über die Gespräche nach, die wir zuvor geführt hatten. Vor der Küste Lifous gab es kaum kommerziellen Fischfang. Wir sahen nur Subsistenzfischerei, die den Familien das Überleben sichert und Gemeinden mit Fischen für zeremonielle Veranstaltungen wie Hochzeiten und Beerdigungen versorgt. In den reichen Gewässern vor Lifou ist der Fischfang nachhaltig und könnte bei gleichbleibenden Fangpraktiken auch auf lange Sicht weiter betrieben werden. Sollte dies nicht passieren und die kommerziellen Fischereiflotten den hiesigen Reichtum in Bargeld umwandeln, wäre dies der Todesstoß für einen gesunden, traditionellen Lebensstil – der bereits bedroht ist.

Am nächsten Tag sollten wir das Problem hautnah miterleben. Wir fuhren nach We, den größten Ort auf Lifou, um eine andere Seite des Insellebens zu erleben. Zuerst hielten wir bei einem Supermarkt an, um Lebensmittel einzukaufen. Die Regale waren mit bunt verpackten, verarbeiteten Lebensmitteln bestückt – Instantnudelgerichte, Kekse und verarbeitete Fleischkonserven, um nur einige zu nennen –, was mich an die Pferde erinnerte, die während meiner Zeit im Tigergebiet Junkfood in die bhutanischen Berge brachten. Es war verblüffend, dass es kaum frische Lebensmittel gab. Wo, fragte ich mich, war all das, wovon wir uns in den vergangenen Tagen bei den Zongos ernährt hatten?

Vielleicht, überlegte ich, gab es noch einen Markt, auf dem frische Produkte verkauft wurden. Aber es gab keinen. Als Nächstes besuchten wir eine Gemüsegenossenschaft, die vor einigen Jahren mit dem Ziel gegründet worden war, die Überschüsse aus den Familiengärten an die Stadtbewohner zu verkaufen. Auch da gab es überraschend wenig: ein paar Regale mit Yamswurzeln, Kartoffeln und Süßkartoffeln und sonst – bis auf ein paar Kürbisse und einen einsamen Kohl – kein Grün, Orange, Gelb oder Rot. Ein Problem, so erklärte uns der freundliche Betriebsleiter, sei, dass die Familien meistens nur so viel anbauten, wie sie für den Eigenbedarf und die feierlichen Anlässe benötigten. Stattdessen griffen die Städter zunehmend auf verpackte Lebensmittel zurück, die wir in den Supermarktregalen sahen: günstig und bequem und mit fatalen Folgen.

Eine dieser Folgen der neuen Lebensmittel war, dass immer weniger Kinder die Fähigkeiten erlernen, Obst und Gemüse in Familiengärten anzubauen und zu ernten oder Fisch zu fangen. Der Markt für importierte verarbeitete Lebensmittel wächst, ebenso wie die Taillen und die Zahl jener Menschen, die an Diabetes und anderen ernährungsbedingten Krankheiten leiden.

In Bhutan hatten wir das Anfangsstadium desselben Prozesses beobachtet: künstliche Lebensmittel, die ihren Weg in die Ernährung traditioneller Menschen finden. Dass die Yak-Hirten noch nicht mit Fettleibigkeit zu kämpfen haben, liegt auch daran, dass ihr Zugang zu diesen Lebensmitteln immer noch begrenzt ist. Ohne Geschäfte oder Getränkeautomaten müssen diese Güter mit dem Pferd transportiert werden. Aber in Lifou, das mit dem Boot erreichbar ist und sogar einen eigenen Flughafen hat, gilt es solche Einschränkungen nicht: Übergewicht und Fettleibigkeit haben seit 2010 um 13 Prozent zugenommen, heute sind über 80 Prozent aller Erwachsenen betroffen. Auch in weniger entlegenen Gebieten von Bhutan, den Städten, aus denen die verarbeiteten Lebensmittel für die Bergbevölkerung stammen, nimmt die Fettleibigkeit zu.

Was wir in beiden Ländern beobachteten – ein Muster, das sich auf der ganzen Welt wiederholt –, sind die Anfangsstadien eines Prozesses, der Länder wie die USA und Australien verwüstet. Es ist ein »Ernährungsübergang«, bei dem traditionelle Nahrungsumgebungen auf der Grundlage von Landwirtschaft und Jagd durch jene ersetzt werden, in denen Lebensmittel von Chemikern und Lebensmitteltechnologen entworfen werden, um den menschlichen Appetit anzusprechen. Anschließend werden sie hergestellt und selbst in die entlegensten Winkel der Erde geliefert, überall mit denselben Folgen: Fähigkeiten, die mit der traditionellen Esskultur zusammenhängen, gehen verloren und Fettleibigkeit und damit verbundene Krankheiten nehmen zu.

Wie und warum verursachen verarbeitete Lebensmittel diese Probleme? Kann unsere Arbeit mit Insekten, Primaten und anderen Arten helfen, diese Frage zu beantworten? Dieser Frage werden wir im nächsten Kapitel nachgehen.

Kapitel 10 auf einen Blick

1. Wenn sich die Nahrungsumgebungen dauerhaft verändern, entwickeln Tiere neue Strategien, um sich den veränderten Umständen anzupassen. Sind die Veränderungen jedoch zu schnell oder zu extrem, geht die Anpassung mit Zeiten schlechter Gesundheit, vorzeitigem Tod und sogar Aussterben einher.
2. Der Mensch hat kulturelle Mittel eingesetzt, um seine Nahrungsumgebungen stufenweise zu verändern: Beherrschung des Feuers, Erfindung von Werkzeugen, Übergang vom Jäger-Sammler-Dasein zur Landwirtschaft und in jüngerer Zeit zur Industrialisierung der Nahrungsmittelproduktion und der Globalisierung ihrer Verteilung.
3. Die Globalisierung führt dazu, dass in zahlreichen Kulturen weltweit ungesunde, industriell hergestellte Lebensmittel die gesunde, traditionelle Ernährung verdrängen, wie sie es in den Industrieländern über mehrere Jahrzehnte hinweg haben.
4. Wie wirken sich industriell hergestellte Lebensmittel auf die menschliche Gesundheit aus?

KAPITEL 11

Moderne Nahrungsumgebungen

Es mag vielleicht kurios klingen, aber der beste Weg etwas klar zu erkennen, ist, zuerst wegzusehen. Genau das taten wir mit einem der wichtigsten Dinge in unserem Leben: unserer Nahrungsumgebung. Drei Jahrzehnte lang beobachteten wir Heuschrecken, Kakerlaken, Katzen, Hunde, Nerze und unzählige andere Tiere in unseren Laboren, studierten Grashüpfer, Grillen und Affen in freier Wildbahn, stiegen auf Berge und reisten zu entlegenen Inseln, um Orte zu sehen, wo mehrere Tausend Jahre Menschheitsgeschichte mit der modernen Welt kollidieren. Jetzt, da wir uns wieder unserer eigenen Spezies zuwandten, erkannten wir deutlicher als je zuvor die zentrale Frage: *Warum gibt es in Anbetracht unserer Fähigkeit, jede erdenkliche Nahrungsumgebung zu erschaffen, so viel ungesunde Ernährung, Krankheiten, Tod, Ungleichheit und Umweltzerstörung?*

Und da fingen wir an, einige Antworten zu erkennen.

Ein wichtiger Moment in unserem Versuch, zu verstehen, wie moderne Nahrungsumgebungen schädlich werden konnten, markierte eine E-Mail, die David 2015 aus Brasilien erhielt. Sie stammte von Professor Carlos Monteiro, einem bedeutenden Ernährungswissenschaftler für Volksgesundheit von der Universität von São Paulo. Wir wussten bereits von der Arbeit, die Carlos und sein Team leisteten, und hatten sie in unseren eigenen Studien erwähnt. Er kontaktierte uns, um zu sagen, dass er unsere Studie über den Zusammenhang zwischen den Essgewohnheiten von Mensch und Haustier gelesen hatte und darin eine gewisse Relevanz für seine eigene Forschung sah.

Carlos hat den Zusammenhang zwischen unterschiedlichen Lebensmitteln und Adipositas auf der ganzen Welt erforscht. Seine Studien, zuerst in Brasilien, dann in den USA und vielen anderen Ländern, zeigen ein klares Muster: Je mehr Menschen auf *ultraverarbeitete Lebensmittel* zurückgreifen, desto mehr Menschen werden fettleibig. Und wir wissen bereits: Je mehr Adipositas es gibt, desto öfter treten Diabetes, Herzerkrankungen, Schlaganfälle, bestimmte Krebsarten und vorzeitiger Tod auf.

Was sind diese ultraverarbeiteten Lebensmittel, die unserer Gesundheit so massiv schaden? Die kurze Antwort lautet: Jene bunt verpackten Lebensmittel, die wir im bhutanischen Teil des Himalaja gesehen hatten und mit denen die Supermarktregale der idyllischen neukaledonischen Insel Lifou bestückt sind.

Nur: Für ein derart großes, komplexes und wichtiges Problem reicht eine kurze Antwort nicht aus. Wir müssen wissen, worin sich die Ultraverarbeitung von anderen Formen der Verarbeitung von Lebensmitteln unterscheidet, von denen keinerlei Risiko ausgeht und von denen manche sogar gut für uns sein können. Hier kamen Carlos und seine Kollegen ins Spiel. Sie entwickelten ein System, mit dessen Hilfe Lebensmittel nach ihrem Verarbeitungsgrad in Kategorien unterteilt werden und erkennbar ist, welche verarbeiteten Lebensmittel unsere Gesundheit gefährden: das sogenannte *NOVA-System*. Dieses System definiert vier Kategorien von Lebensmitteln, die sich in der Art der Verarbeitung unterscheiden.

Die erste Kategorie, NOVA-Gruppe 1, besteht aus unverarbeiteten Lebensmitteln und Lebensmitteln, die so wenig verändert sind, dass ihre Zusammensetzung weitgehend intakt geblieben ist, wie etwa durch Trocknen, Zerkleinern, Rösten, Kochen, Pasteurisieren, Entfernen von ungenießbaren Teilen oder Vakuumieren. Das Hauptziel jeder Verarbeitung dieser Lebensmittel besteht darin, die Haltbarkeit zu verlängern und ihre Zubereitung für den Verzehr zu erleichtern. Beispiele sind pasteurisierte Milch oder Milchpulver, Konserven oder tiefgefrorenes Gemüse, ungesalzene geröstete Nüsse und getrocknete Bohnen.

Im Gegensatz zur NOVA-Gruppe 1 besteht Gruppe 2 nicht aus Vollwertkost, sondern aus Kochzutaten, die bei der Zubereitung, dem Kochen oder Würzen von Lebensmitteln verwendet werden. Dazu gehören Fette wie Butter und Öle, Zucker und verwandte Produkte wie Ahornsirup sowie Salz. Diese Zutaten werden meist mithilfe mechanischer Verfahren wie Raffination, Extraktion, Pressen oder im Falle von Salz mithilfe von Bergbau bzw. Verdunstung gewonnen.

NOVA-Gruppe 3 besteht aus verarbeiteten Lebensmitteln, die jedoch nicht das »Ultra«-Etikett verdienen. Sie werden durch Hinzufügen von Zutaten der Gruppe 2, also Fett, Zucker oder Salz, zu unverarbeiteten oder minimal verarbeiteten Lebensmitteln der Gruppe 1 hergestellt, wobei Konservierungsmethoden wie Flaschen- oder Dosenabfüllung oder in einigen Fällen Fermentation eingesetzt werden. Hauptziele dieser Art der Verarbeitung sind die Verlängerung der Haltbarkeit der Lebensmittel der Gruppe 1 sowie die Verbesserung ihrer Schmackhaftigkeit. Beispiele hierfür sind Bohnen, Gemüse und Obst in Dosen oder Gläsern, Fischkonserven, gesalzene oder gezuckerte Nüsse, gesalzenes, getrocknetes oder geräuchertes Fleisch sowie frisch hergestellte traditionelle Käsesorten und Brote.

Die Verarbeitungsmethoden der Gruppen 1, 2 und 3 sind nicht neu. Einige reichen zig Millionen Jahre zurück bis zu einer Zeit vor der Entwicklung der ersten menschlichen Spezies. Im vorherigen Kapitel gab es ein Verarbeitungsbeispiel der Gruppe 1 durch unseren entfernten Cousin, den Rückenstreifen-Kapuziner, der Steinwerkzeug verwendet, um die Schalen von Nüssen zu entfernen, die ansonsten ungenießbar wären.

Die Gruppen 2 und 3 – die Extraktion von Kochzutaten und deren Zugabe zu unverarbeiteten Lebensmitteln zur Verlängerung ihrer Haltbarkeit – sind viel jünger als die Gruppe 1 und, vielleicht mit einigen obskuren Ausnahmen, auf den Menschen beschränkt. Aber auch sie gibt es schon sehr lange: So entdeckten Archäologen mehrere tausend Jahre alte Nachweise für die Gewinnung von Olivenöl, die Käseherstellung und die Trocknung von Speck. 2018 wurden in einer Höhle in Israel Belege dafür gefunden, dass man bereits vor 13.000 Jahren Bier braute. Im selben Jahr wurden an einer Jäger-Sammler-Stätte in Jordanien verkohlte Brotkrümel entdeckt, die über 14.000 Jahre alt waren. Menschen verarbeiten also schon seit sehr langer Zeit Lebensmittel – noch vor den Ursprüngen der Landwirtschaft. Dies legt nahe, dass die Lebensmittel der ersten drei NOVA-Gruppen als Tatverdächtige für unsere moderne Ernährungskatastrophe eher nicht infrage kommen.

Hier kommt die NOVA-Gruppe 4 ins Spiel: die ultraverarbeiteten Lebensmittel. Sie betraten die Bühne erst vor Kurzem, als das Wachstum der Großindustrie mit der Mechanisierung der Produktion von Textilien über Eisen, Dampfmaschinen bis hin zu Kraftfahrzeugen einherging. Vielleicht war es kein Zufall, dass ungefähr zur gleichen Zeit, 1864, das erste Diätbuch auf den Markt kam: William Bantings *Offener Brief über Korpulenz, an das Gesamte Publikum gerichtet.* Es wurde sofort ein Bestseller, von dem in zwei Jahren sechs Auflagen und 50.000 Exemplare verkauft wurden – eine immense Zahl in jener Zeit. Die Öffentlichkeit beschäftigte sich eindeutig mit Fettleibigkeit zur gleichen Zeit, als ultraverarbeitete Lebensmittel zu einem Merkmal der viktorianischen Nahrungsumgebung wurden.

Aus welchen Lebensmitteln besteht die NOVA-Gruppe 4? Sie werden derart intensiv mithilfe industrieller Verfahren verarbeitet, dass sie manchmal nicht einmal mehr als Lebensmittel betrachtet, sondern als »ultraverarbeitete Produkte« bezeichnet werden. Sie sind industrielle Kreationen, die sich nicht von Farbe oder Shampoo unterscheiden; sie wurden aber entworfen, um den Gaumen des Verbrauchers anzusprechen, eher als deren dekorative Ästhetik oder persönliche Hygiene.

Typischerweise beginnt ihre Herstellung in großen Maschinen, welche die Rohstoffe in ihre Einzelteile, also Stärke, Zucker, Fette, Öle, Eiweiß und Ballaststoffe zerlegen. Bei den Rohstoffen handelt es sich meist um in industriellem Stil angebaute, ertragreiche Kulturpflanzen wie Mais, Soja, Weizen und Zuckerrohr oder Zuckerrüben sowie um die gemahlenen oder pürierten Schlachtkörper von Nutztieren aus Massentierhaltung. Anschließend werden einige von ihnen chemischen Veränderungen unterzogen, unter anderem Hydrolyse (eine Form des chemischen Abbaus) und Hydrierung (Zugabe von Wasserstoffatomen). Danach werden sie mit anderen Substanzen vermischt.

Im weiteren Verlauf des Herstellungsverfahrens können die so entstandenen Produkte zusätzlich industriellen Prozessen, wie etwa Vorbacken, Pressen oder Formen, unterzogen und mit chemischen Additiven kombiniert werden, um ihre Haltbarkeit zu verlängern und Eigenschaften wie Textur, Geschmack, Geruch und Aussehen zu verändern. Viele dieser chemischen Additive stammen nicht aus landwirtschaftlicher Erzeugung, sondern aus der Erdölindustrie oder anderen Industriezweigen.

Klingt Ihnen dies zu schlecht, um wahr zu sein? Es ist aber leider so. Nehmen Sie ein beliebtes ultraverarbeitetes Produkt: Eis. Im hauseigenen Magazin des internationalen Erdölriesen BP heißt es in der Ausgabe vom 17. August 2016: »*Was haben Eis, Schokolade, Farbe, Shampoo und Rohöl gemeinsam? Antwort: die Wissenschaft dahinter.*« In dem Artikel wird erklärt, wie multidisziplinäre Forscherteams des BP Institute for Multiphase Flow im englischen Cambridge Probleme untersuchen, die in vielen industriellen Prozessen – von der Erdölproduktion bis zur Herstellung von Produkten wie Farbe, Shampoo, Schokolade (ein weiteres ultraverarbeitetes Produkt) und eben Eis – zutage treten.

Aus wissenschaftlicher Sicht ist es gut, Forscher aus verschiedenen Disziplinen zusammenzubringen, um große Themen zu erforschen. Es ist derselbe Ansatz, den wir in unserem eigenen Institut, dem Charles Perkins Centre, verfolgen, um die verschiedenen Kräfte zu verstehen, die moderne Epidemien wie Adipositas, Diabetes und Herzkrankheiten begünstigen. Nur liegt der Unterschied darin, dass die gemeinsamen Interessen der industriellen Erdöl-, Shampoo-, Farben- und Lebensmittelhersteller nichts mit der Verbesserung der menschlichen Ernährung zu tun haben, sondern vielmehr damit, Produkte effizienter zu produzieren oder ihre Attraktivität für den Verbraucher zu erhöhen. Und oft sind es nicht nur die Herausforderungen und Interessen, die sich diese Branchen teilen, sondern auch die verwendeten Materialien und Prozesse, um die Herausforderungen in der Produktion zu meistern.

Nehmen wir das Beispiel Eis, ein Produkt, das man selbst mit Sahne, Zucker und Obst oder anderen Aromen herstellen kann. Betrachten wir nun die Zutaten, die häufig bei der Herstellung von massenproduziertem, kommerziellem Eis verwendet werden: *Benzylacetat*, ein chemischer Stoff, der auch in Seifen, Waschmitteln, Kunstharzen und Parfüms sowie als Lösungsmittel in Kunststoffen und Harzen verwendet wird. Des Weiteren: *Aldehyd C-17*, das auch in Farbstoffen, Kunststoffen und Kautschuk verwendet wird, *Butyraldehyd*, das aus dem Brennstoff Butangas gewonnen wird und bei der Herstellung von Arzneimitteln, Pestiziden und Parfums zum Einsatz kommt, *Piperonal*, einst in Krankenhäusern zur Bekämpfung von Kopfläusen verwendet, und *Ethylacetat*, das Verwendung findet in der Produktion von Klebstoffen und Nagellackentferner. Und die Liste ist noch länger.

Speiseeis ist beileibe kein belangloser Bestandteil unserer Ernährung: 2018 verzehrten die Amerikaner fast 2 Milliarden Kilogramm davon, also etwa 6 Kilogramm pro Person. Dies ist umso alarmierender, wenn man bedenkt, dass Eis nicht die einzige Kategorie von ultraverarbeiteten Lebensmitteln ist, die solche Zutaten enthalten. Zu den anderen zählen Bonbons, Pralinen, Kuchen, Brote, Pizzen, Chips, Frühstückscerealien, Salatdressings, Mayonnaise und Ketchup, um nur einige zu nennen.

2018 zählten 61 Prozent der in Australien angebotenen verpackten Lebensmittel zur NOVA-Gruppe 4. Allein 2016 kamen 21.435 Lebensmittel und Getränke neu auf den Markt, von denen die meisten ultraverarbeitete Produkte waren. Stellen Sie sich einmal die Cocktails seltsamer chemischer Substanzen vor, die wir in unseren Körper pumpen.

Ob sie gesundheitsschädlich sind, ist eine wichtige und auch sehr komplexe Frage. Einige von ihnen sind es wahrscheinlich und andere definitiv. Im Oktober 2018 beispielsweise hat die amerikanische Lebensmittelbehörde, die Food and Drug Administration (FDA), die Verwendung von acht Additiven verboten, die zuvor als künstliche Aromen in ultraverarbeiteten Lebensmitteln verwendet wurden. Denn Tierversuche hatten erwiesen, dass sie krebserregend sind. Besagte Substanzen sind: Benzophenon, Ethylacrylat, Eugenyl, Methylether, Myrcen, Puledon, Pyridinon und Styrol (welch ein Rezept!). Benzophenon darf nicht einmal mehr bei der Herstellung von Gummi verwendet werden, wenn dieser dazu bestimmt ist, mit Lebensmitteln in Berührung zu kommen.

Während wir dieses Buch verfassen (im Juni 2019) und möglicherweise auch zu dem Zeitpunkt, wenn Sie es lesen, werden diese Substanzen vermutlich noch in großem Stil verwendet, weil sie bis zu zwei Jahre nach dem Beschluss zugelassen bleiben. Nur werden Sie niemals erfahren, welche Lebensmittel sie enthalten, denn Lebensmittelhersteller sind nicht verpflichtet, sie auf dem Etikett zu deklarieren.

All diese Stoffe sind künstlich in dem Sinne, dass sie hinzugefügt werden und ihr Vorkommen in Lebensmitteln nicht natürlich ist. Das liegt auf der Hand, denn auch die Lebensmittel selbst kommen nicht auf natürliche Weise vor – sie sind industriell hergestellte, ultraverarbeitete Produkte. Dennoch kommen einige der chemischen Substanzen in natürlicher Form in Lebensmitteln in den NOVA-Gruppen 1, 2 und 3 vor. Myrcen zum Beispiel findet sich in vielen Pflanzen, darunter in wildem Thymian, Hanf, Petersilie oder Hopfen. Dennoch stammen die Substanzen, die in industriell hergestellten Lebensmitteln und Parfüms verwendet werden, in der Regel nicht von Pflanzen, sondern werden durch chemische Reaktionen – Synthese genannt – hergestellt. Gleiches Molekül, unterschiedlicher Ursprung. Eugenyl ist ein Bestandteil vieler Aromapflanzen, die beim Kochen verwendet werden, unter anderem Nelken, Lorbeerblätter, Basilikum und Muskatnuss.

Doch nur weil eine chemische Substanz natürlich vorkommt, ist sie nicht automatisch unbedenklich. Ganz im Gegenteil, denn viele natürlich vorkommende Substanzen wie etwa Myrcen und Eugenyl haben sich mit dem Ziel entwickelt, nicht unbedenklich zu sein: Sie werden von Pflanzen produziert, um Pflanzenfresser davon abzuhalten, sie zu verspeisen.

Umgekehrt gilt: Nur weil eine Substanz einen chemisch klingenden Namen hat, Lebensmitteln künstlich zugesetzt und dazu verwendet wird, Läuse zu töten oder Farbe oder Kunststoffe herzustellen, bedeutet dies nicht zwangsläufig, dass sie giftig ist. Nehmen wir zum Beispiel Isoamylacetat (Essigsäureisopentylester). Als Additiv soll dieser Stoff den Geschmack von Banane in Eis, Süßigkeiten, Kuchen und verschiedenen anderen ultraverarbeiteten Produkten nachahmen, er wird aber auch als Lack- und Lacklösungsmittel und in Schuhputzmitteln verwendet. Ein bisschen eklig, nicht wahr? Doch dieselbe Substanz sorgt in einigen Biersorten für einen angenehmen, fruchtigen Geschmack, auch in Deutschland, wo das Reinheitsgebot nur die Verwendung von Wasser, Getreide, Hopfen und Hefe erlaubt. Der Trick: Der Stoff wird auf natürlichem Wege von der Hefe im Bier produziert, er ist sozusagen ein Nebenprodukt der Gärung. Auch gibt Isoamylacetat zusammen mit anderen Substanzen Bananen ihren charakteristischen Geschmack. Wenn wir vermeiden wollen, dass dieses Additiv für Speiseeis verwendet wird, sollten wir es dann nicht auch in Bier und Bananen meiden? Schließlich handelt es sich um das identische Molekül, ob künstlich dem Eis zugesetzt, durch Hefe in Bier abgesondert oder natürlich in Bananen synthetisiert.

Manchmal überschreiten lebensmittelverarbeitende Betriebe eine andere Grenze und fügen ihren Erfindungen künstlich veränderte Moleküle hinzu. Ein berüchtigtes Beispiel dafür sind sogenannte Transfette, die industriell mithilfe des bereits erwähnten Hydrierungsprozesses (Hinzugabe von Wasserstoffatomen) hergestellt und gesunden ungesättigten pflanzlichen Ölen zugesetzt werden. Dies wird gemacht, um billigere Öle fest(er) zu machen, sodass sie anstelle von Butter verwendet werden können, oder um Produkte wie Pizza, Gebäck, Mikrowellen-Popcorn und Donuts knuspriger zu machen. Die Veränderung gesunder Öle auf diese Weise erhöht auch ihre Haltbarkeit und die der ultraverarbeiteten Produkte, in denen sie verarbeitet wurden.

Leider dienen all diese knusprigen, langlebigen Freuden nicht der Langlebigkeit derer, die sie konsumieren. Gesundheitsexperten sind sich einig, dass industriell hergestellte Transfette die schädlichsten aller Fette in unserer Nahrungsmittelversorgung sind. Der Weltgesundheitsorganisation WHO zufolge verursachen diese Fette weltweit schätzungsweise eine halbe Million Todesfälle jährlich aufgrund von Herzerkrankungen. Und das, obwohl sie in einigen einkommensstarken Ländern inzwischen verboten sind: 2005 machte Dänemark den Anfang, gefolgt von Island, Österreich und der Schweiz. 2018 folgten die USA diesem Beispiel, aber erst nachdem einige Bundesstaaten, darunter New York, eigene Verbote eingeführt hatten. Studien, die in New York und Dänemark nach der Einführung des Verbots durchgeführt wurden, zeigten einen signifikanten Rückgang der Krankenhauseinweisungen und Todesfälle aufgrund von Herzerkrankungen. In vielen Entwicklungs- und Schwellenländern und sogar in einigen reicheren Ländern machen Transfette immer noch einen bedeutenden Teil des Nahrungsmittelangebots aus. In Australien, wo wir leben, gibt es weder ein Verbot noch sind lebensmittelverarbeitende Betriebe verpflichtet, auf Etiketten anzugeben, ob und wie viel von diesem Gift sie ihren Produkten zusetzen.

Sollten Sie den Durchblick verloren haben, geht es Ihnen wie uns. So viele künstliche Additive werden für die Herstellung ultraverarbeiteter Lebensmittel verwendet – allein in Australien sind mehr als 300 zugelassen –, dass es keine einfache bzw. gar keine Möglichkeit gibt, diese exotischen Cocktails sicher zu bestimmen. Einige könnten unbedenklich sein, manche nur unter bestimmten Umständen, andere aber gar nicht, während wieder andere, wie etwa Transfette, immer schädlich sind, und das ungeachtet der Umstände.

Und selbst wenn wir Verbraucher genug darüber wüssten, um vernünftige Entscheidungen treffen zu können, welche man essen darf und welche besser nicht, nutzt uns dieses Wissen herzlich wenig, solange Additive sich in undurchsichtigen Verpackungsangaben wie »künstliche Aromen« verstecken (wie in den kürzlich verbotenen Zusatzstoffen in den USA) oder eine Deklarationspflicht fehlt (wie für Transfette in Australien). In diesem Fall ist die beste Strategie vermutlich, allen ultraverarbeiteten Lebensmittel mit Argwohn zu begegnen.

Doch 30 Jahre Forschung an Tieren in ihren natürlichen Nahrungsumgebungen und im Labor in künstlich geschaffenen Nahrungsumgebungen haben uns gezeigt, dass das Ganze vielleicht doch nicht so komplex ist, wie es auf den ersten Blick scheint. Das Chaos lichtet sich und verwandelt sich in Ordnung, wenn wir uns selbst als eine andere Spezies in einer anderen Nahrungsumgebung betrachten, wenn auch eine ziemlich eigenartige.

Schnell war klar, dass die Einführung ultraverarbeiteter Lebensmittel, die neue künstliche Substanzen oder bereits bestehende chemische Substanzen in neuem Gewand enthalten, zu einer Katastrophe führen würde. Denn viele dieser Substanzen werden nicht aus ernährungsphysiologischen Gründen verwendet, sondern sind industrielle Lösungen zur Reduzierung von Verarbeitungskosten, zur Erhöhung der Haltbarkeit oder zur Aufwertung der ästhetischen Attraktivität (Geschmack, Frische, Farbe usw.) dessen, was sonst ein ungenießbarer chemischer Brei wäre.

Unseren peniblen menschlichen Physiologien, die sich über Millionen von Jahren entwickelt haben, solche exotischen neuen Inhaltsstoffe auszusetzen, war zwangsläufig eine Lotterie. Einige würden sich, fast zufällig, als unbedenklich erweisen, andere vielleicht sogar als vorteilhaft. Aber wahrscheinlich war, dass andere, vielleicht viele andere, ein Risiko darstellen würden. Aus diesem Grund werden Medikamente so gründlich und in mehreren Stufen getestet – was Millionen kostet und viele Jahre dauert –, bevor sie ihre Marktzulassung erhalten (oder eben auch nicht). Aber für die Verwendung von Additiven in Lebensmitteln gibt es eine derartige Sorgfalt nicht.

Wie alarmierend das alles auch sein mag, es gibt einen anderen, subtileren und weitaus beängstigenderen Aspekt als diese Lotterie der Schädlichkeit, und zwar die Eigenschaften dieser Produkte, die von den Herstellern keineswegs zufällig gewählt wurden. Ganz im Gegenteil, denn sie werden bewusst in Lebensmitteln verarbeitet, um ein ganz bestimmtes Ergebnis sicherzustellen: dass wir sie in großen Mengen essen. Ein Großteil des Problems liegt deshalb nicht in den künstlichen Additiven selbst, sondern in den subtilen Optimierungen jener Nährstoffe, die unser Körper zum Leben braucht.

Um dies zu erläutern, kehren wir zu unserem Labor in Oxford und unseren Experimenten mit Heuschrecken in kleinen Plastikboxen zurück.

Das Ziel unserer Laborstudien an Insekten war, zu verstehen, inwiefern unterschiedliche Nährstoffmischungen die Tiere beeinflussten. Damals hatten viele Wissenschaftler, vor allem Ökologen, über dieses Thema geschrieben und sogar Experimente durchgeführt, um ihre Vermutungen zu testen. Dennoch gab es weiterhin Kontroversen und Verwirrung, vor allem aus einem Grund: Sie verwendeten echte Nahrung – etwa Blätter –, und maßen den Verzehr durch Tiere in freier Wildbahn oder während der Experimente im Labor.

Ein Problem dabei ist, dass die meisten Lebensmittel aus unzähligen Stoffen bestehen und sich deshalb schwer sagen lässt, ob die Forschungsergebnisse auf den untersuchten Nährstoff, einen anderen Nährstoff oder eine bestimmte Kombination von Nährstoffen zurückzuführen sind. Das war, so erkannten wir, ein Stolperstein. So würden wir niemals finden, wonach wir suchten.

Aus diesem Grund entschieden wir uns bei der Planung der ersten Heuschrecken-Experimente, die Komplexität echter Pflanzen zu vermeiden und selbst Nahrungsmischungen herzustellen, deren Zusammensetzung wir genauestens kannten. Wir verwendeten Zutaten, die nicht von Lebensmittellieferanten, sondern aus Herstellerkatalogen stammten. Dabei handelte es sich um Produkte, die mithilfe industrieller Verfahren aus verschiedenen Quellen gewonnen und gereinigt wurden. Danach wurden sie für den Verkauf angeboten, hauptsächlich für die Forschung, in Behälter abgefüllt, mit chemischen Formeln, Reinheitsgrad und in einigen Fällen auch mit Kennzeichnung der verwendeten Rohstoffe. Darunter waren bakteriologisches Peptid, Casein, Eialbumin (alle Proteine), Saccharose und Dextrin (beides Kohlenhydrate), Linolsäure (Fett), Wessons Salzmischung (eine Vitaminmischung), Cellulose (ein unverdaulicher Ballaststoff) und Ascorbinsäure (ein Konservierungsmittel, auch bekannt als Vitamin C). Mit diesen Inhaltsstoffen ausgestattet, konnten wir spezifische Lebensmittelformeln entwerfen und deren Wirkung an den Insekten testen. Mit anderen Worten, wir hatten unsere eigenen ultraverarbeiteten Lebensmittel für die wissenschaftliche Forschung hergestellt.

Unsere Experimente zeigten uns etwas Interessantes. Je mehr wir erfuhren, wie die Insekten auf verschiedene Nahrungsmischungen reagierten, desto mehr konnten wir die Biologie der Heuschrecken entschlüsseln und fanden Dinge heraus, welche die Natur nie beabsichtigt hatte. Wir konnten die Tiere dazu bringen, mehr oder weniger zu essen, sich nach einer ganz bestimmten Nahrung, aber nicht nach einer anderen zu sehnen, schnell oder langsam zu wachsen, dick oder dünn zu sein, sich viel oder wenig zu vermehren, lang oder kurz zu leben, weit zu gehen oder faul zu sein und mehr oder weniger Wasser zu trinken. Wie wir später auch in unserem Mega-Mäuse-Experiment (siehe Kapitel 8) gezeigt haben, konnten wir fast jedes gewünschte Ergebnis durch Optimierung der angebotenen Nahrung erzielen.

Dies alles taten wir aber nicht, indem wir dem Futter exotische chemische Substanzen zusetzten, sondern lediglich durch die Optimierung von reinen Nährstoffmischungen. Die kräftigste Zutat war Eiweiß. Erhöhten wir den Eiweißanteil im Verhältnis zum Kohlenhydratanteil, lösten wir ein Ergebnis im Leben unserer Probanden aus. Senkten wir den Eiweißanteil, lösten wir ein anderes aus. Durch die Änderung der Zutatenmischung mit Eiweiß in der Hauptrolle konnten wir Heuschrecken dazu bringen, fünfmal mehr oder weniger zu essen, als sie es sonst tun würden! Über die Ernährung hatten wir immense Macht über die Tiere.

Das brachte uns dazu, über die menschliche Ernährung nachzudenken. Sind wir genauso anfällig für kleine Optimierungen in unserem Nährstoffmix? Und wenn ja, ist Eiweiß auch bei uns, wie bei den Heuschrecken und anderen Arten, der Schlüsselfaktor?

Deshalb waren wir so begeistert, als Rachel Batley damals auf uns zukam und Experimente mit ihren Freunden im familieneigenen Chalet machen wollte (siehe Kapitel 6). Wie sich zeigte, lassen sich Menschen ebenfalls leicht durch Veränderungen des Eiweißanteils in der Ernährung manipulieren: Enthält unsere Ernährung zu wenig Eiweiß, gleichen wir dies durch eine höhere Aufnahme von Fetten und Kohlenhydraten aus, und zwar derart, dass wir fettleibig werden.

Einige wichtige Fragen blieben jedoch unbeantwortet. Nur weil in Experimenten Eiweiß bestimmte, wie viel Menschen aßen, bedeutete das nicht, dass dies auch in der realen Welt der Fall sein würde, in der sie ihre Lebensmittel aus Supermarktregalen, Rezeptbüchern und Restaurantmenüs wählen. Aus diesem Grund führten wir unsere Studien zum Essverhalten von Tieren in ihren natürlichen Nahrungsumgebungen durch, um zu sehen, inwiefern die freie Wahl dort eine Rolle spielt.

Und selbst wenn es uns gelungen war zu beweisen, dass die Senkung des Eiweißanteils dazu führt, dass der Mensch in einer modernen Nahrungsumgebung zu viel isst, stellte sich eine weitere Frage: Welche Lebensmittel senken den Eiweißanteil in unserer Ernährung? Bei einigen anderen Arten hatten wir diese Frage bereits beantwortet. So wussten wir beispielsweise, dass bei Orang-Utans Früchte die Ursache sind. Sind Früchte verfügbar, bedarf es eines hohen Energieverbrauchs, bis die Orang-Utans ihr Eiweißziel erreichen, was zur Folge hat, dass sie erheblich Speck ansetzen. Aber wie wäre das beim Menschen? Carlos' E-Mail sollte uns zu den Antworten führen.

Einige Monate nach unserem ersten Kontakt schlugen Carlos und sein Doktorand Euri Martinez Steele eine Zusammenarbeit bei einer Analyse der amerikanischen Ernährung vor, die sie gerade machten. Sie verarbeiteten eine riesige Menge von Ernährungsdaten, welche die amerikanische, staatlich finanzierten Studie namens National Health and Nutrition Examination Survey (NHANES) unter 9.042 Teilnehmern ergeben hatte. Ziel der Analyse war es, zu untersuchen, wie sich der Verzehr unterschiedlicher Mengen ultraverarbeiteter Lebensmittel auf die Ernährung der Amerikaner auswirkt.

Dazu teilten Euri und Carlos die Teilnehmer in fünf Gruppen ein, und zwar nach dem Anteil der ultraverarbeiteten Lebensmittel in ihrer Ernährung: In Gruppe 1 steuerten ultraverarbeitete Lebensmittel 33 Prozent der täglichen Ernährung bei. Ja, ein Drittel, und das war die Gruppe mit dem geringsten Anteil! In der Ernährung von Gruppe 2 betrug der Anteil 49 Prozent, in Gruppe 3 lag er bei 58 Prozent, in Gruppe 4 bei 67 Prozent und in Gruppe 5 bei unglaublichen 81 Prozent. Da es sich dabei um Durchschnittswerte handelte, bedeutete dies, dass viele Menschen in der fünften Gruppe täglich mehr als 81 Prozent ultraverarbeitete Lebensmittel verzehrten. Der Durchschnitt aller Amerikaner lag bei 57 Prozent oder anders gesagt: Mehr als die Hälfte der täglichen Ernährung eines durchschnittlichen Amerikaners bestand aus ultraverarbeiteten »Lebensmitteln«.

Als wir diese Zahlen zum ersten Mal sahen, waren wir schockiert. Doch wir sahen auch eine Chance. Wir könnten ein Modell entwickeln, um zu testen, ob und inwiefern ultraverarbeitete Lebensmittel für die Amerikaner die gleiche Rolle spielen wie Früchte für Orang-Utans in ihrer bewaldeten Nahrungsumgebung auf Borneo. Wäre bei ihnen ebenfalls eine hohe Energieaufnahme nötig, um das Eiweißziel zu erreichen?

Wie immer bestand der erste Schritt unserer Analyse der Ergebnisse darin, ein geometrisches Diagramm mit Eiweiß auf der x-Achse und Kohlenhydraten und Fetten auf der y-Achse zu erstellen. Die Daten ergaben eine nahezu perfekte vertikale Linie. Das bedeutet: Während der Anteil der ultraverarbeiteten Lebensmittel in der Ernährung mit jeder Gruppe anstieg, sank der prozentuale Anteil der Kalorien aus Eiweiß von 18,2 Prozent bei Gruppe 1 auf 13,2 Prozent bei Gruppe 5. Genau das hatten wir auch in der Orang-Utan-Studie gesehen. Waren die Früchte knapp, war der Eiweißanteil hoch, gab es sie reichlich, war der Anteil niedrig, beides aber bei einer gleichbleibenden Gesamtmenge an verzehrtem Eiweiß. Wie bei den Orang-Utans stieg die Energieaufnahme bei Menschen in Verbindung mit dem Verzehr von ultraverarbeiteten Lebensmitteln von 1.946 kcal (niedriger Anteil von ultraverarbeiteten Lebensmitteln) auf 2.129 kcal (hoher Anteil von ultraverarbeiteten Lebensmitteln) an. Doch wie bei den Orang-Utans gab es bei den Menschen keinen Unterschied zwischen all diesen Gruppen, was die Eiweißaufnahme betraf: Alle aßen so lange, bis ihr Eiweißziel erreicht war.

Die Folgen sind ernüchternd. Es könnte darauf hindeuten, dass Lebensmittelhersteller, bewusst oder nicht, Produkte mit geringeren Eiweißanteilen auf den Markt bringen und wir Verbraucher darauf mit höherem Konsum reagieren – genau wie unsere Heuschrecken, als wir den Eiweißanteil in ihren Nahrungsmischungen reduzierten. Eine perfekte Maßnahme, um den Verkauf ungesunder Lebensmittel anzukurbeln, aber, wie Carlos' Analysen zeigten, eine schlechte, wenn es darum geht, Adipositas, Krankheiten und frühen Tod zu vermeiden.

Inspiriert durch die Experimente mit Heuschrecken vor vielen Jahren und danach mit Primaten in freier Wildbahn, gaben unsere Analysen uns einen völlig neuen Einblick in die Adipositas-Epidemie. Ultraverarbeitete Lebensmittel machen fett, aber nicht, wie oft angenommen, weil wir einen so großen Appetit auf die Fette und Kohlenhydrate haben, die sie enthalten. Vielmehr werden wir übergewichtig, weil unser Eiweißappetit stärker ist als unsere Fähigkeit, die Fett- und Kohlenhydrataufnahme zu zügeln. Wird Eiweiß durch Fette und Kohlenhydrate verdünnt, wie es bei ultraverarbeiteten Lebensmitteln der Fall ist, sind die Mechanismen, die uns normalerweise vor fett- und kohlenhydratreichen Lebensmitteln behüten, überfordert. Infolgedessen essen wir mehr, als wir sollten, mehr, als uns guttut.

Diese Entdeckung beantwortete viele Fragen, aber nicht alle. Warum, fragten wir uns, braucht es so viele bizarre industrielle Rezepturen, die dick machen, wenn Orang-Utans und andere Primaten nur Früchte brauchen? Wie beim Eiweißeffekt hat die Antwort darauf ihre Wurzeln in unseren Tierversuchen.

In unserer Darstellung der Studien mit Heuschrecken und anderen Lebewesen konzentrierten wir uns vornehmlich auf die Bedeutung von Eiweiß im Verhältnis zu den anderen Nährstoffen. Dabei erwähnten wir nur selten eine andere Zutat – die übrigens gar kein Nährstoff ist, aber auch eine wichtige Rolle beim Essverhalten der Tiere spielte: Ballaststoffe.

Neben Eiweiß hatten Ballaststoffe den stärksten Effekt auf das Essverhalten von Insekten. War der Ballaststoffanteil in ihrer Nahrung niedrig, brachte jede Erhöhung die Heuschrecke dazu, insgesamt mehr zu essen. Der Grund dafür ist der, dass die Zugabe von Ballaststoffen zu einer Eiweiß- und Kohlenhydratverdünnung führt. Um die Aufnahme dieser beiden Nährstoffe aufrechtzuerhalten, aßen die Heuschrecken sogar noch mehr, was in dem Fall bedeutete, dass sie noch mehr Ballaststoffe verzehrten. Man muss keinen Doktor in Biologie haben, um zu wissen, was mit diesen zusätzlichen Ballaststoffen passiert. Innerhalb weniger Stunden nach der Nahrungsaufnahme fanden wir, verstreut in den Plastikboxen, kleine, pelletähnliche Ausscheidungen: Je mehr Ballaststoffe die Nahrung enthielt, desto mehr davon schieden sie aus. Die Ballaststoffe passierten den Darm in hohem Tempo.

Doch ab einem bestimmten Punkt änderte sich dies: Enthielt die Ernährung ausreichend Ballaststoffe, nahm auch die Nahrungsaufnahme nicht weiter zu. Die Ballaststoffe hatten die Heuschrecken gesättigt. Sie hatten einen Punkt erreicht, an dem ihr Darm nicht mehr verarbeiten konnte.

Aber was ist mit den Orang-Utans und uns Menschen? Die Affen verzehrten Früchte, bis sie übergewichtig wurden, trotz aller Ballaststoffe, die sie aufnahmen. Menschen hingegen essen nicht so viel Obst, bis sie fettleibig sind – sie erreichen ihr Ziel mit anderen Mitteln.

Dies lässt sich anhand eines einfachen Experiments erklären. Versuchen Sie einmal, nacheinander vier Äpfel zu essen. Die meisten Menschen würden schon nach zwei aufgeben. Wie wäre es, stattdessen den Saft von vier Äpfeln zu trinken – ungefähr ein Glas voll? Das ist viel einfacher, und es wäre nicht überraschend, wenn Sie ein weiteres Glas (also weitere vier Äpfel) vertragen könnten. Woran liegt das? Der Unterschied besteht darin, dass beim Entsaften von Früchten die meisten Ballaststoffe entfernt werden; sie werden aus dem Fruchtfleisch herausgefiltert. Deshalb neigen wir auch zum Überkonsum von Limonaden und anderen zuckerhaltigen Getränken: Sie gleiten hinunter, ohne die Appetitbremse zu aktivieren.

Mit den Orang-Utans sind wir Menschen sehr nahe verwandt – sie sind unsere Cousins –, aber beim Thema Obstessen unterscheiden wir uns in einem wichtigen Punkt. Wie zahlreiche andere Pflanzenfresser haben auch Orang-Utans einen Darm, der speziell dafür ausgerüstet ist, große Mengen an Ballaststoffen zu verarbeiten. Denn er besteht aus einem riesigen, sackartigen Dickdarm. Dieses zusätzliche Darmvolumen ermöglicht es diesen Affen nicht nur, mehr ballaststoffreiche Früchte als wir Menschen – inklusive aller Fette und Zucker, die solche Früchte enthalten – zu essen, bevor der Sättigungspunkt erreicht wird. Es gibt noch einen weiteren anatomischen Unterschied: Der Dickdarm von Orang-Utans ist mit Milliarden von Mikrobiom-Bakterien besiedelt, deren Aufgabe es ist, Ballaststoffe zu verwertbaren Kalorien zu verdauen.

Ballaststoffe sind die Erklärung dafür, dass uns der Verzehr von Früchten, anders als bei Orang-Utans, nicht fettleibig macht: Wir können einfach nicht so viel Obst verzehren wie die Affen. Umgekehrt sind sie auch die Erklärung dafür, dass uns der Verzehr von ultraverarbeiteten Lebensmitteln fett macht. Eines der wichtigsten Dinge, die Verarbeitungsmaschinen nämlich entfernen, wenn sie Tonnen von in industriellem Maßstab produzierten Erzeugnissen in Stärke und Zucker umwandeln, sind Ballaststoffe. Und danach finden diese Stoffe nur selten – und wenn, dann nur wenige – ihren Weg zurück in ihre Erfindungen. So lernten wir von Heuschrecken, Mäusen, Orang-Utans und Fruchtpressen: Die Entfernung von Ballaststoffen aus Lebensmitteln ist wie das Durchtrennen der Bremsschläuche unsere Appetite. Jetzt ist es leicht zu verstehen, warum Fettleibigkeit und ultraverarbeitete Lebensmittel in unserer jüngsten Geschichte unzertrennliche Partner geworden sind.

Bevor Sie den Heuschrecken die Schuld dafür geben, dass sie unsere Party verdorben haben, haben sie auch eine gute Nachricht für uns. Als wir ihre Ernährung manipulierten und sie dazu zwangen, mehr Kohlenhydrate und Fette zu sich nehmen, bekamen sie auch mehr gesunde Mikronährstoffe – Vitamine und Mineralstoffe –, welche die Nahrung ebenfalls enthielt. Könnte dies der Silberstreif am Horizont unserer ultraverarbeiteten Ernährung sein?

Möglicherweise ja. In Wirklichkeit nein. Denn die industrielle Verarbeitung fordert noch ein weiteres Opfer: die Mikronährstoffe. Da ultraverarbeitete Lebensmittel nur sehr wenige Vitamine und Mineralstoffe enthalten, nutzt es nicht wirklich, den Konsum solcher Lebensmittel zu steigern.

Zyniker könnten zu dem Schluss kommen, dass die Reduzierung des Eiweißgehalts in und die Entfernung von Ballaststoffen aus Lebensmitteln, mit dem Ziel, dass wir mehr davon essen können, eine clevere Strategie ist, um den Absatz dieser Produkte zu steigern. Möglicherweise, aber es gibt noch andere Gründe für die Senkung des Eiweißgehalts. Nur welche? Einen untersuchten wir in Zusammenarbeit mit Professor Rob Brooks von der University of New South Wales.

An dieser Studie waren keine Heuschrecken beteiligt, sondern nur ein Computer und eine Internetverbindung. Wir kauften in Online-Supermärkten in den USA und Australien ein und füllten unsere virtuellen Einkaufswagen mit 106 Lebensmitteln, die es als solche in beiden Ländern gab. Dann notierten wir den Preis und den Nährstoffgehalt jedes Produkts. Anhand dieser Zahlen konnten wir berechnen, inwiefern der Fett-, Kohlenhydrat- und Eiweißgehalt den Preis des Produkts bestimmt.

Die Ergebnisse waren in beiden Ländern identisch. Der Fettgehalt hatte wenig Einfluss auf den Preis: Jede Extrakalorie aus diesem Nährstoff ließ den Preis nur geringfügig ansteigen. Dagegen hatte Eiweiß einen starken Einfluss: Je mehr Eiweiß, desto höher der Preis. Überraschenderweise reduzierten Kohlenhydrate den Preis sogar: Stieg der Kohlenhydratgehalt, wurde das Produkt billiger! So lässt es sich leicht verstehen, warum ein Lebensmittelhersteller mit Eiweiß geizt und mit Fetten und Kohlenhydraten großzügiger ist: Letztere könnten die Herstellungskosten senken und – ein Herstellerbonus, den wir bereits zeigten – unseren Appetit ankurbeln, was uns dazu bringt, zu überessen.

Diese beiden Tatsachen – Produktionskosten senken und Verbrauch durch Eiweißeffekt erhöhen – könnten ausreichen, um zu erklären, warum ultraverarbeitete Lebensmittel einen niedrigen Eiweißgehalt und hohen Fett- und Kohlenhydratgehalt haben. Es sei denn, es gibt einen noch überzeugenderen Vorteil: Geschmack.

Wieder einmal lässt sich dies anhand unserer edlen Heuschrecken veranschaulichen. Wer die Wahl zwischen einem ballaststoffreichen und einem ballaststoffarmen Lebensmittel hat, bevorzugt die ballaststoffarme Variante. Das liegt daran, dass Ballaststoffe die Nährstoffe verdünnen und Nährstoffe – Fette, Kohlenhydrate und Eiweiß sowie Salz – für den Geschmack von Lebensmitteln wichtig sind: Weniger Ballaststoffe bedeuten besseren Geschmack. Dies haben auch unsere frühen Studien zum Geschmacksempfinden von Heuschrecken bewiesen. Als wir die Konzentration von Nährstoffen, welche die Geschmacksknospen trafen, erhöhten, nahm auch die Geschwindigkeit, mit der elektrische Signale das Gehirn der Insekten erreichte, entsprechend zu. Und das regte die Heuschrecken zum Fressen an.

Und so ist klar erkennbar, warum ein niedriger Ballaststoffgehalt in ultraverarbeiteten Lebensmitteln den Herstellern dient: Ihre Produkte schmecken besser, als sie es sonst tun würden.

Derselbe Effekt, den wir bei Heuschrecken beobachteten, hilft also, eine der größten Gesundheitskrisen der Geschichte zu erklären: den Aufstieg ultraverarbeiteter Lebensmittel. Es zeigt, wie beide Schlüsselfaktoren unserer Ernährung – welche Lebensmittel und wie viel von jedem essen wir – zusammen die Krise ausgelöst haben.

Wenig Ballaststoffe und viele Fette und Kohlenhydrate machen Lebensmittel so schmackhaft, dass wir sie den gesünderen Alternativen vorziehen. Gleichzeitig macht der geringe Eiweißgehalt diese Produkte am billigsten in der Herstellung. Und die Kombination aus wenig Eiweiß, wenig Ballaststoffen und niedrigem Preis führt dazu, dass wir zu viel essen – der letzte Triumph ultraverarbeiteter Lebensmittel.

Daher spielen ultraverarbeitete Lebensmittel für unsere Spezies eine ähnliche Rolle wie Früchte für Orang-Utans in den Wäldern Borneos: Sie sind eine reiche Energiequelle, eiweißarm, reich an Fetten und Kohlenhydraten – und somit die perfekte Ernährung für Gewichtszunahme.

Dennoch gibt es wichtige Unterschiede. Einer ist, dass Orang-Utans einen sehr guten Grund haben, Fettreserven anzulegen: In Zeiten von Obstknappheit helfen die Fettspeicher den Affen, lange Perioden von Energieknappheit zu überstehen. Eine solche Notwendigkeit gibt es für die meisten Menschen in industrialisierten Nahrungsumgebungen nicht. Da es keine Lebensmittelknappheit gibt, hat die Fettspeicherung keinen Nutzen. Wir essen unsere ultraverarbeiteten Lebensmittel das ganze Jahr über.

Ein weiterer Unterschied ist, dass Orang-Utans sich über Millionen von Jahren an die Früchte, die sie fressen, angepasst haben. Ultraverarbeitete Lebensmittel hingegen ähneln nichts, was wir jemals in der Geschichte unserer Spezies konsumiert hätten. Sie enthalten fast keine Mikronährstoffe und Ballaststoffe und wurden mit Hunderten von chemischen Substanzen verfälscht, die nie dazu bestimmt waren, von Menschen gegessen zu werden – geschweige denn in großen Mengen. Ultraverarbeitete Lebensmittel verdrängen unsere natürliche Ernährung, und das mit verheerenden Folgen.

Wir würden es gerne dabei belassen, aber die Geschichte hat noch eine Wendung im Gepäck. Die industrielle Verarbeitung ist nicht das einzige Mittel, um Eiweiß, Ballaststoffe und Mikronährstoffe in unserer Ernährung mithilfe von zusätzlichen Kohlenhydraten zu verdünnen. Denn dies geschieht schon seit 10.000 Jahren – seit den Anfängen der Landwirtschaft – und war eine der Folgen der Domestizierung von Pflanzen.

In letzter Zeit wurde eine weitere Ursache entdeckt, die weitaus alarmierender ist. Die steigende Kohlendioxidkonzentration in der Erdatmosphäre, welche unsere gesamte industrielle Tätigkeit hervorbringt, hat genau die gleiche Wirkung wie Domestizierung und Ultraverarbeitung und führt zu einem höheren Kohlenhydratgehalt und niedrigerem Eiweiß-, Ballaststoff- und Mikronährstoffgehalt in unseren Grundnahrungsmitteln. Der Mechanismus ist einfach: In Pflanzen ist Kohlendioxid der Rohstoff, der die Energie aus Sonnenlicht in Zucker und Stärke umwandelt. Je mehr Kohlendioxid Pflanzen erhalten, desto mehr Zucker und Stärke bilden sie. Und so verdünnt der gesamte Zucker- und Stärkegehalt den Eiweiß-, Mikronährstoff- und Ballaststoffgehalt.

Geben Lebensmittelhersteller offen zu, dass sie ihre Produkte bewusst so entwerfen, dass wir zu viel konsumieren? Nein, sagen sie, sie geben uns einfach nur Lebensmittel, die schmackhaft, bequem und billig sind. Und die, wenn in Maßen gegessen, Teil einer gesunden Ernährung sein können. Die Schuld liegt bei uns. Denn sowohl der Lebensmittelmissbrauch als auch unsere gegenwärtige missliche Lage haben wir uns selbst zuzuschreiben. Zumindest wird das behauptet. Nur gibt es viele Fakten, die eine andere Vermutung nahelegen.

Kapitel 11 auf einen Blick

1. Die Kategorie der Lebensmittel, welche die größte Verantwortung für die Adipositas-Epidemie und die damit verbundenen Krankheiten trägt, ist die der ultraverarbeiteten Lebensmittel – industriell hergestellte Produkte, die aus hochverarbeiteten und künstlichen Inhaltsstoffen bestehen.
2. Ultraverarbeitete Lebensmittel sind in der Regel eiweiß-, ballaststoff- und mikronährstoffarm und reich an Fetten, ungesunden Kohlenhydraten und zusätzlichen Geschmacksverstärkern – genau jener Cocktail, der auch unsere Tierstudien als Ursache für Überkonsum und schlechte Gesundheit ergab.
3. Deshalb stellt sich die Frage, warum wir so leicht auf eine Ernährung zurückgreifen, für die unser Körper schlecht ausgerüstet ist.

KAPITEL 12

Ein einmaliger Appetit

Der Eiweißappetit spielt eine bedeutende Rolle in der globalen Ausbreitung der Adipositas-Epidemie. Doch unsere Spezies hat einen weiteren Appetit, der sogar noch stärker ist und die größte Verantwortung für unsere Ernährungskrise trägt: Profithunger. In unserer modernen Lebenswelt sind Lebensmittel Handelsgüter, auf die ganze Industrien, Unternehmen, Lieferketten, Investitionen, Karrieren und Existenzen angewiesen sind. Aber Lebensmittel unterscheiden sich in wichtigen Punkten von anderen Waren.

Wir alle brauchen Lebensmittel. Wir können selbst entscheiden, ob wir Bücher kaufen oder nicht, ein Auto besitzen oder mit öffentlichen Verkehrsmitteln fahren, ein Haus mieten statt kaufen etc., aber zu Nahrungsmitteln gibt es keine Alternative. Genau das versetzt die Lebensmittelindustrie in eine beneidenswerte Lage: Sie verkauft etwas, das jeder Mensch braucht.

Dennoch stehen die Lebensmittelproduzenten vor einer gewaltigen wirtschaftlichen Herausforderung: Wie kann der Markt wachsen? Für Fernsehgeräte, Autos, Luxusyachten und Computer ist die Rechnung simpel: mehr Menschen dazu bringen, die Ware zu kaufen, bestehende Kunden dazu bringen, mehr als nur ein Stück zu kaufen, oder bestehende Kunden dazu bringen, sie häufiger zu ersetzen. Nicht so bei Lebensmitteln: Alle Menschen essen sie bereits, und es gibt eine Grenze, wie viel jeder von uns konsumieren kann. Deshalb sind andere Strategien gefragt, die das Fortbestehen der Lebensmittelindustrie sichern, sie profitabel halten, wachsen lassen und Aktionäre zufriedenstellen.

Eine Strategie ist es, Produkte zu veredeln und so einen Mehrwert zu schaffen, der sie noch profitabler werden lässt. Man kann günstig eingekaufte Rohstoffe verarbeiten, mit anderen Zutaten mischen, die Mischungen noch etwas mehr verarbeiten, bunt verpacken und für viel mehr als den Gesamtpreis aller Zutaten verkaufen. Wir könnten es nicht prägnanter sagen als Michael Pollan: »Verwandeln Sie etwas Getreide und Zucker im Wert von ein paar Pennys in Frühstückscerealien im Wert von 5 Dollar.«

Ebenso wichtig ist es, sicherzustellen, dass diese rentablen Lebensmittel die Alternativen anderer Unternehmen in den Schatten stellen. Dieser Prozess, der als »wachsender Marktanteil« bezeichnet wird und in der Lebensmittelindustrie als »Magenanteil« bekannt ist, ist ein mächtiges Instrument, das unsere Nahrungsumgebung prägt. Er führt zu einem Wettrüsten, in dem jede Seite immer kühnere Schritte unternimmt, um die andere zu übertreffen. Bei Waffen ist das Ergebnis eine immer gefährlichere Welt. Bei verarbeiteten Lebensmitteln geht es darum, die Konkurrenz in puncto Preis, Bequemlichkeit und Attraktivität zu übertrumpfen. Das Endergebnis kann dennoch das Gleiche sein.

Wir haben bereits einige der Strategien gesehen, die im Ringen um Marktanteile verwendet werden. Cocktails von chemischen Substanzen werden hinzugegeben, um Produkte, die oftmals aus billigen Fetten, Kohlenhydraten und Salz bestehen, in puncto Farbe, Textur, Geschmack, Geruch, Haltbarkeit – und andere Eigenschaften – zu verbessern. Der hohe Fett- und Kohlenhydratanteil macht die Produkte nicht nur schmackhafter, vor allem wenn sie von ihren geschmacksverdünnenden Ballaststoffen befreit wurden, sondern ersetzt auch teures Eiweiß, sodass sie sich billiger produzieren lassen.

Eine weitere Strategie ist es, ein Produkt geschmacklich auf den Höhepunkt zu bringen, den sogenannten *Glückspunkt*. Ein treffendes Beispiel: Der in der Industrie beschäftigte Mathematiker und Experimentalpsychologe Howard Moskowitz schuf nicht weniger als 59 Sorten von Dr Pepper Soda und führte in den USA 3.000 Geschmackstests durch. Mit den Ergebnissen gelang es ihm, die genaue Formel für das schmackhafteste Produkt zu identifizieren. Da es sich um Limonade handelte, war Zucker ein wichtiger Bestandteil. Andere Lebensmittel sind komplexer mit ihren Mischungen aus Fett, Zucker und Salz. Einige Produkte enthalten künstliche Aromen, durch die billige, stärke- und fetthaltige Lebensmittel wie Kartoffelchips so herzhaft wie Eiweiß schmecken. Gemein haben all diese Produkte, dass sie entwickelt wurden, um die Konkurrenz in puncto Preis und Geschmack zu schlagen.

Eine sichere Methode, den Magenanteil zu erhöhen, liegt im Kauf der Konkurrenz. Auf diese Weise wurden die Lebensmittelkonzerne immer größer, auch wenn dies angesichts der unzähligen Lebensmittelmarken, die zum Verkauf angeboten wurden, nicht so scheint. Doch die Vielfalt gibt es nur scheinbar: Beinahe alle verarbeiteten Lebensmittel werden von nur neun großen, multinationalen Konzernen hergestellt. Einer davon, Nestlé, besitzt allein bereits über 2.000 Marken.

Große Unternehmen haben gegenüber kleineren Firmen enorme Wettbewerbsvorteile. Ein offensichtlicher Vorteil sind mehr Kunden, aber aufgrund von Skalengrößen sind auch die Produktionskosten geringer. Verarbeitete Lebensmittel sind daher immens profitabel. Im Jahr 2017 verzeichnete Nestlé in seinem Geschäftsbericht einen Gesamtumsatz von um die 75 Milliarden Euro. Diese Summe übersteigt das Bruttoinlandsprodukt (BIP) von 128 Ländern dieser Welt in jenem Jahr! Nur 63 Nationen produzierten Waren und Dienstleistungen zu einem Wert, welcher den Jahresumsatz von Nestlé übertraf. Im selben Jahr meldete das Unternehmen einen Gewinn von rund 12 Milliarden Euro, mehr als das BIP von 71 Ländern.

Die »Big Nine« der weltweiten Hersteller verarbeiteter Lebensmittel leiden nicht unter Einnahmenknappheit. Die enormen Summen, die sie erwirtschaften, stehen für immense Macht, mit der sie nicht nur unsere Nahrungsumgebung beeinflussen, sondern wohl oder übel auch unser Essverhalten.

Eine Möglichkeit, diese Macht auszuüben, ist, sich mit Werbung in unseren Köpfen, Brieftaschen und Mägen festzusetzen. Laut dem Geschäftsbericht gab PepsiCo 2017 fast 2 Milliarden Euro für Werbung aus, und doch wurde es von seinem Hauptkonkurrenten, der Coca-Cola Company, übertroffen, die, wie die Website Notesmatic.com berichtete, über 3,3 Milliarden Euro für Werbung ausgab. Laut Statista, einem Anbieter von Marktinformationen, betrugen Nestlés Werbeausgaben im Jahr 2017 über 6 Milliarden Euro. Zum Vergleich: Im Jahr 2009 beliefen sich die Gesamtausgaben für Ernährungsforschung aller amerikanischen Behörden auf umgerechnet etwas mehr als 1,2 Milliarden Euro. Jedes der Big-Nine-Unternehmen allein gibt also mehr für die Beeinflussung unseres Essverhaltens aus als die US-Regierung für die Erforschung der Folgen dieser Beeinflussung.

Es gibt viele clevere und effektive Strategien, die bei der Vermarktung von verarbeiteten Lebensmitteln verwendet werden – sie alle zu erwähnen, würde den Rahmen dieses Buches sprengen. Aber auf zwei werden wir hier kurz eingehen: auf Kinder abzielendes Marketing und jene mit dem treffenden Namen *Health-Halo-Effekt.*

Für Lebensmittelunternehmen sind Kinder eine Goldgrube. Erstens gibt es viele von ihnen und zweitens haben sie eine überraschend hohe Kaufkraft. 2015 gab es in den Vereinigten Staaten 50 Millionen Kinder im Alter von 0 bis 11 Jahren, für die Schätzungen zufolge umgerechnet etwa 1 Billion Euro ausgegeben wurden. Dies geschieht zum Teil durch direkte Ausgaben, aber auch durch Beeinflussung der elterlichen Kaufentscheidungen durch die Kinder. Und das ist erst der Anfang. Der größte Vorteil für die Lebensmittelunternehmen ist, dass die Essgewohnheiten der Kinder meist lebenslang fortbestehen und sogar an die nächste Generation weitergegeben werden. Die heutigen Vorlieben der Kinder prägen die nationale Ernährung von morgen, und von dem Kuchen will jedes Lebensmittelunternehmen ein großes Stück abhaben.

Dies erklärt, warum Lebensmittelunternehmen riesige Summen in die auf Kinder gerichtete Vermarktung stecken. Einer der Vermarktungswege führt über das Fernsehen. TV-Werbung ist hochwirksam, teilweise aus Gründen, welche die amerikanische psychologische Gesellschaft APA 2004 in ihrem Bericht erwähnte: Kleine Kinder haben nicht die Fähigkeit, Werbespots von Programminhalten zu unterscheiden – sie essen diese oder jene Marke von zucker-, salz- und fetthaltigen Produkten, die sie mit jener Fantasiewelt in Verbindung bringen, zu der sie sich zur Unterhaltung am meisten hingezogen fühlen. Gibt es etwas Besseres, als ein Produkt in die Fantasiewelt der Kinder einzubetten?

Seit Kinder immer weniger vor dem Fernseher sitzen, dafür aber immer mehr Zeit vor dem Bildschirm, zum Beispiel mit Computerspielen, verbringen, ist die Verwischung von Werbe- und Unterhaltungsinhalten noch dreister geworden. Heute mischen auch Junkfood-Vermarkter ihre Produkte aggressiv mit Spielen, sodass Kinder beide nicht nur miteinander in Verbindung bringen, sondern Lebensmittel ein Teil ihrer Fantasiewelt werden. Das Produkt ist Teil des Unterhaltungserlebnisses – die Fantasie entsteht um das

Essen herum. Heimtückischer kann man Produkte nicht vermarkten: Designer entscheiden, wie das Kind mit der Produktwelt interagiert, und schaffen so positive Assoziationen, ja sogar Freundschaften mit der Marke. Diese sogenannten »Werbespiele« sind der Traum jedes Marketingstrategen. Oder wie es ein Marketingexperte formulierte: Werbespiele ermöglichten es Unternehmen, ihre Marke mit dem zu verbinden, was die Leute zum Stressabbau und zur Unterhaltung bräuchten, sodass mit der Marke ein positives Gefühl assoziiert wird. Es überrascht nicht, dass die Auswirkungen auf den Umsatz – und die Ernährung – jene traditionellerer Ansätze übersteigen.

Obwohl sich der tatsächliche Erfolg eines bestimmten Werbespiels schwer ermessen lässt, wurde ein Sprecher der Werbefirma, die für die Burgerkette Hungry Jack's ein Werbespiel auf den australischen Markt gebracht hat, nicht einmal zwei Wochen nach Veröffentlichung mit den Worten zitiert: »Es war ein großer Erfolg, mit über einer Million Downloads und einem Umsatz von mehreren Millionen Dollar.« Das sind eine Menge Burger, Pommes und Shakes.

Kinder sind besonders anfällig für diese Geschäftspraktiken, weil der Teil des menschlichen Gehirns, der steuert, ob wir impulsiv auf eine Versuchung reagieren, erst im frühen Erwachsenenalter voll entwickelt ist. Natürlich sind bei Erwachsenen impulsive Reaktionen auch nicht unbekannt, aber die Wahrscheinlichkeit, dass sie – wenn auch nur flüchtig – über die langfristigen gesundheitlichen Folgen von Ernährungsentscheidungen nachdenken, ist größer. In diesem Bewusstsein haben Lebensmittelvermarkter ihre Strategien entsprechend entwickelt.

Einer der zynischsten von allen ist der Health-Halo-Effekt oder Gesundheits-Heiligenschein-Effekt. Die Zunahme von Adipositas und ernährungsbedingten Erkrankungen hat dazu geführt, dass viele Menschen ihre Ernährungsentscheidungen bewusster treffen. Die Lebensmittelindustrie – jene Unternehmen, die das Problem verursacht haben – nutzt dies jetzt aus, indem Bilder, Schlagwörter und Behauptungen einen vermeintlichen Zusammenhang zwischen verarbeiteten Lebensmitteln und Gesundheit herstellen. Das Ergebnis ist, dass wohlmeinende Verbraucher, die sich und ihre Kinder gesund ernähren wollen, dazu verleitet werden, mehr schädliche verarbeitete Lebensmittel zu essen.

Wie machen die Marketingleute das? Möglicherweise spielt etwas so scheinbar Unschuldiges wie die Farbe der Lebensmittelverpackungen dabei eine Rolle. So ergab eine Studie, dass Menschen, wenn sie den gleichen Schokoriegel mit rotem oder grünem Nährwertetikett kaufen können, Letzteren für gesünder halten. Vielleicht kein Zufall, dass das Süßwarenunternehmen Mars Incorporated im Rahmen seiner Gesundheitskampagne »Guideline Daily Amounts« (Richtlinie für die tägliche Aufnahme) seine Produkte auf der Vorderseite der Verpackung mit grünen Kalorienetiketten ausstattete. Das Unternehmen erklärte dazu, dass es sich für Grün entschieden habe, weil diese Farbe als »klarer Favorit bei Verbrauchern« gelte. Der an der Cornell University tätige Kommunikationsforscher Jonathan Schuldt meinte dazu, dass diese Präferenz die Tatsache widerspiegeln könnte, dass Verbraucher Süßigkeiten mit grünen Etiketten für gesünder halten, als sie es normalerweise tun würden.

Oft sind auf Lebensmittelverpackungen Begriffe oder Bilder abgedruckt, die Assoziationen mit Wohlbefinden hervorrufen. Eine australische Studie analysierte die Etiketten von 945 zuckerhaltigen Getränken auf gesundheitsbezogene Bilder. Trotz ihres hohen Zuckergehalts und ihres niedrigen Nährwerts befanden sich auf über 87 Prozent der Produkte Begriffe oder Bilder, die vorgaukelten, dass sie gesund wären. Die meisten zeigten Bilder von Früchten oder verwiesen darauf oder enthielten Wörter wie »natürlich«, »pur«, »roh«, »frisch«, »echt«, die wir mit Lebensmitteln im eigentlichen Sinne assoziieren. Andere verwiesen ausdrücklich auf den Ernährungsaspekt (»kein Cholesterin«, »ungesüßt«, »hoher Nährwert«) oder auf die Gesundheit (»Wohlbefinden«, »gesund«). Viele Studien haben gezeigt, dass Assoziationen wie diese den Konsum von Lebensmitteln verstärken können. Eine zeigte zum Beispiel, dass Menschen mehr »Fruchtkaubonbons« als »süße Kaubonbons« verzehrten, obwohl es sich dabei um identische Produkte handelt. Aus einer anderen ging hervor, dass Frühstückscerealien, auf deren Verpackung die Angabe »Fruchtzucker« stand, als gesünder angesehen wurden als solche mit der Angabe »Zucker«.

Solche Wortspiele prägen die Vermarktung verarbeiteter Lebensmittel. Einige Reismarken verkünden auf der Verpackung stolz »cholesterinfrei« –, was stimmt, denn Reis ist von Haus aus cholesterinfrei. So gibt es auch Süßigkeiten mit der Aufschrift »zu 99 % fettfrei«, die davon ablenken sollen, dass sie voller Zucker und künstlicher Substanzen sind. Und die Begriffe »leicht«, »light« oder »lite« könnten sich auf praktisch alles beziehen, einschließlich Farbe, Geschmack, Textur oder Fettgehalt. Und Mehrkornbrot ist oft nichts anderes als ein mit ein paar Samen oder Körnern veredeltes Weißbrot, und somit sicherlich nicht gesünder. Die Liste ist lang ... Dem Verbraucher sollte klar sein, dass die Botschaft auf verarbeiteten Lebensmitteln nur eine einzige Wahrheit enthält. Und zwar die, dass sie nicht entwickelt wurde, um zu informieren, sondern um zu desinformieren und zu manipulieren.

Doch können wir uns bei unseren Ernährungsentscheidungen für gesunde Lebensmittel auf die Politik und die Gesetzgebung der Regierung verlassen? Theoretisch ja. Die meisten Länder haben Gesetze gegen irreführende Werbung und Expertengremien, welche die verfügbaren Informationen bewerten und nationale Ernährungsrichtlinien formulieren. Aber in der Praxis können auch sie sich der immensen Macht der Lebensmittelindustrie nicht vollends entziehen.

Und die hatte einen guten Mentor: die Tabakindustrie. Als sich 1954 herausstellte, dass Zigarettenrauchen Lungenkrebs verursacht, schlossen sich die Tabakkonzerne zusammen und schalteten in 488 Zeitungen in 258 amerikanischen Städten eine Anzeige mit der Überschrift »A Frank Statement to Cigarette Smokers« (»Eine offene Erklärung an Zigarettenraucher«). Entworfen war das Dokument, um die rauchende Öffentlichkeit zu beruhigen: Obwohl von Fachärzten durchgeführt, würden diese Experimente nicht als schlüssig angesehen; medizinische Forschung der letzten Jahre zeige viele mögliche Ursachen von Lungenkrebs; es gebe keinen Beweis dafür, dass das Rauchen von Zigaretten eine der Ursachen sei; und sie glaubten, dass die Produkte, die sie machten, nicht gesundheitsschädlich sei könnten. Die Tabakfirmen versicherten der Öffentlichkeit, dass die Gesundheit »in unserem Geschäft an erster Stelle steht«, und versprachen eine Reihe von Maßnahmen, um die Gesundheit zu schützen.

Viel später gelang Forschern der Beweis, dass die »Offene Erklärung« von einer PR-Firma mit dem Ziel entworfen worden war, die wissenschaftlichen Beweise infrage zu stellen und die öffentliche Wahrnehmung der Risiken des Rauchens zu manipulieren. Die Forscher Kelly Brownell und Kenneth Warner stellten fest, es sei eine Farce, der erste Schritt in einer konzertierten, 50-jährigen Kampagne, welche die Amerikaner über die katastrophalen Auswirkungen des Rauchens in die Irre führen sollte. Was folgte, waren jahrzehntelange Täuschungen und Tricks, um die Forschung zu unterminieren, die Politik zu manipulieren und der Öffentlichkeit falsches Vertrauen in die Unbedenklichkeit ihres Produkts zu vermitteln. Die Strategie war sorgfältig geplant.

Die Tabakindustrie ist nicht die Einzige, die Beweise anfechtet und Zweifel sät. Im Jahr 2012 behauptete der amerikanische Verband der Getränkehersteller (American Beverage Association): »Zuckergesüßte Getränke begünstigen Adipositas nicht« (Bericht in der Ausgabe der *Los Angeles Times* vom 21. September 2012). Im selben Jahr machte Katie Bayne, eine leitende Managerin von Coca-Cola, die erschütternde Behauptung, es gebe keine wissenschaftlichen Beweise dafür, dass zuckerhaltige Getränke mit Adipositas im Zusammenhang stünden (*USA Today*, 8. Juni 2012).

In ihrem treffend benannten Buch *Die Machiavellis der Wissenschaft* zeigen die Historiker Naomi Oreskes und Erik Conway, wie das Säen von Misstrauen unter Wissenschaftlern zu einer eigenständigen Industrie geworden ist. Ähnliche Kampagnen werden gegen wissenschaftliche Beweise für die globale Erwärmung, Schäden durch Pestizideinsatz und andere aktuelle von Menschen verursachte Gefahren geführt. In vielen Fällen geht es nicht nur darum, die wissenschaftlichen Schlussfolgerungen infrage zu stellen, sondern vielmehr, sie aktiv zu manipulieren.

Diese Praxis ist nicht neu. Aus internen Branchendokumenten geht hervor, dass der Forschungsausschuss der amerikanischen Tabakindustrie 1954 ein Schreiben von Robert Hockett erhielt. Hockett, damals Forschungsleiter des amerikanischen Handelsverbands der Zuckerproduzenten (Sugar Research Foundation, heute: Sugar Association), schrieb darin den Zigarettenherstellern, dass er eine clevere Strategie entwickelt habe, die auch für sie von Interesse sein könnte. Er hatte Forschungsprojekte an medizinischen Schulen, Krankenhäusern und Universitäten organisiert, die »Zucker von den meisten gegen ihn erhobenen Vorwürfen entlastet«. Später wurde Hockett zum stellvertretenden Wissenschaftsdirektor der Tabakindustrie benannt.

Wissenschaftliche Artikel, die von Lebensmittel- und Getränkeunternehmen finanziert werden, kommen vier- bis achtmal häufiger zu Schlussfolgerungen, welche die finanziellen Interessen des Unternehmens unterstützen, als unabhängige Forschung. Wir arbeiten mit einem Team unter der Leitung unserer Kollegin Professor Lisa Bero vom Charles Perkins Centre zusammen, um den Einfluss der Industrie auf die Ernährungsforschung zu untersuchen. Es ist ein komplexer Prozess, bei dem das Ergebnis in mehreren Phasen der Studie wunschgemäß gefärbt werden kann: Wie lautet die zugrunde liegende Frage? Wie wird die Studie gestaltet? Wie wird sie durchgeführt, und werden die Ergebnisse teils oder gänzlich veröffentlicht?

Was haben Unternehmen davon, wissenschaftliche Erkenntnisse, die ihre Produkte mit schädlichen Auswirkungen auf die Gesundheit in Verbindung bringen, in Zweifel zu ziehen? Offensichtlich besteht der Vorteil darin, dass es Verbraucher davon abhält, ihre Präferenzen zu verlagern. Schließlich will niemand an Lungenkrebs, Diabetes oder Herzerkrankungen sterben.

Nicht weniger wichtig ist, dass es den Unternehmen bei einer ihrer größten Herausforderungen hilft, wirksame Gesundheitspolitik und -programme zu verhindern und zu untergraben, die ihren kommerziellen Interessen zuwiderlaufen könnten. Eine Möglichkeit, dies zu tun, ist politische Lobbyarbeit: Industrieverbände beschäftigen Vertreter, oft mit Regierungserfahrung, mit dem Ziel, Zugang zu Entscheidungsträgern zu erhalten und die Lebensmittelpolitik zu ihren Gunsten zu beeinflussen. Damit dies zum Erfolg führt, ist es unerlässlich, ungünstige wissenschaftliche Schlussfolgerungen in Zweifel zu ziehen oder selbst günstigere Schlussfolgerungen zu konzipieren. So sollen Hersteller von verarbeiteten Lebensmitteln 2015 über 27 Millionen Euro für Lobbyisten ausgegeben haben – gut angelegtes Geld. Diese Art von bezahlter Interessenvertretung hat sich für die Branche voll ausgezahlt, zum Beispiel als sie Pizza in Gemüse verwandelte.

Es begann 1981, als die Reagan-Regierung beschloss, die Mittel für Schulmittagessen zu kürzen, die Schulen jedoch gleichzeitig anwies, den Ernährungsrichtlinien zu entsprechen. Dabei bestand sie auch darauf, dass Würzmittel wie Gurkenrelish und Ketchup bei der Berechnung der empfohlenen Gemüseportionen miteinbezogen wurden. 2011 versuchte das Landwirtschaftsministerium unter Obama, dies zu kippen. Angesichts des Risikos reagierte die Junkfood-Industrie sofort mit einer umgerechnet etwa 4,7 Millionen Euro teuren Lobbykampagne. Die beiden Unternehmen, die sich daran am stärksten beteiligten, erhielten Großaufträge für Schulessen (Pommes und Pizzen). Es funktionierte. Der Kongress verabschiedete einen Gesetzentwurf, der das Landwirtschaftsministerium daran hinderte, Maßnahmen gegen die Tatsache zu ergreifen, dass die Tomatensauce auf Pizzen und Kartoffeln in Pommes als Beiträge zum täglichen Nährstoffbedarf zählen. Amüsiert berichtete die Presse, dass der Kongress Pizza als Gemüse eingestuft habe.

Ebenso magisch, würden einige sagen, ist, wie »ausgewogene Ernährung« das Synonym für eine Ernährung wurde, welche die menschliche Gesundheit mit den kommerziellen Interessen der Lebensmittelindustrie in Einklang bringt.

Alle fünf Jahre führen das amerikanische Landwirtschafts- und Gesundheitsministerium eine Überprüfung der wissenschaftlichen Erkenntnisse über die Zusammenhänge zwischen Ernährung und Gesundheit durch. Auf der Basis dieser Beweise geben beide Ministerien Ernährungsrichtlinien heraus, wie man sich ausgewogen und gesund ernährt. Dazu gehört natürlich auch, mehr von einigen Lebensmitteln und weniger von anderen zu essen. Das klingt einfacher, als es ist.

Unnötig zu erwähnen, dass die Wissenschaft hohe Hürden aufwirft, aber im Großen und Ganzen leisten diese Ministerien gute Arbeit bei der Identifikation jener Lebensmittel, von denen die Amerikaner *mehr* essen sollten, und jener, von denen sie *weniger* essen sollten. Es überrascht nicht, dass zur ersten Gruppe nur gering verarbeitete, pflanzliche Lebensmittel wie Obst, Gemüse, Bohnen, Nüsse, Vollkornprodukte und Quellen gesunder Fette einschließlich pflanzlicher Öle und Fisch zählen. In diesem Punkt sind die Leitlinien sehr klar: In der jüngsten Ausgabe (2015–2020) sind beispielsweise alle sechs »Hauptempfehlungen« zu Lebensmitteln, die mehr gegessen werden sollten, diesen Lebensmittelgruppen gewidmet.

Das Problem ist, dass Adipositas und damit verbundene Erkrankungen nicht einfach dadurch verhindert werden können, indem man mehr von allem isst. Deshalb muss man erst wissen, von welchen Lebensmitteln man weniger essen sollte. Welche das sind, darüber halten sich die Leitlinien auffallend bedeckt. So ist beispielsweise in den Leitlinien 2015–2020 unter den Hauptempfehlungen kein einziges Lebensmittel im Abschnitt »weniger essen« aufgeführt. Dort finden sich lediglich Ratschläge zu bestimmten Nährstoffen: zuckergesüßt, gesättigte Fettsäuren, Natrium (Salz) und Alkohol. Das ist gewiss nicht schlecht: Würden die Amerikaner die Aufnahme jener Nährstoffe senken, gäbe es erhebliche gesundheitliche Vorteile. Dennoch ist der Abschnitt nicht besonders nützlich, da er nicht sagt, welche *Lebensmittel* in der Ernährung den gesunden Alternativen weichen sollen. Nicht dass die Wissenschaft in diesem Punkt nicht eindeutig wäre. Denn zu den Lebensmitteln, die in der Ernährung der Amerikaner reduziert werden müssen, gehören hochverarbeitete industrielle Lebensmittel und rotes Fleisch, insbesondere verarbeitetes Fleisch.

Diese verzerrte »Iss-mehr«-Ernährungsberatung ist nicht auf die Version 2015–2020 beschränkt, sondern ein beständiges Merkmal der amerikanischen Ernährungsrichtlinien seit ihrer ersten Ausgabe im Jahr 1980. Wir glauben, dass der Grund dafür kein wissenschaftlicher, sondern ein politischer ist.

Wie der Name schon sagt, ist das Landwirtschaftsministerium der USA nicht in erster Linie eine Gesundheitsbehörde: Sein Hauptaugenmerk gilt der Landwirtschaft. Dazu zählen die Entwicklung des ländlichen Raums, die Überwachung von Programmen, die den Verkauf bestimmter landwirtschaftlicher Erzeugnisse fördern sollen, und die Verwaltung von Subventionen zur Aufrechterhaltung der Rentabilität großer landwirtschaftlicher Monokulturen. Hierzu gehören neben Mais, dem Rohstoff für die großen industriellen Fleischfarmen, auch die Rohstoffe für die Herstellung ultraverarbeiteter Lebensmittel. Wenn dasselbe Ministerium, das für die amerikanische Agrarwirtschaft zuständig ist, den Amerikanern sagt, was sie essen sollen, ist das so, als würde man den Fuchs beauftragen, den Hühnerstall zu bewachen, wie es ein Journalist einst formulierte.

Dies sollte verdeutlichen, warum bestimmte Lebensmittel, von denen man mehr zu essen hat, in den Leitlinien an prominenter Stelle genannt werden, und jene, von denen man weniger essen sollte, nirgendwo auftauchen: »Mehr essen« lässt sich bestens mit den kommerziellen Interessen des Agrarlebensmittelsektors vereinbaren, Verzicht jedoch nicht. Und sollte das Landwirtschaftsministerium es kurzzeitig vergessen, wird es schnell wieder daran erinnert werden, so wie beim Debakel mit der Ernährungspyramide.

In den 1980er-Jahren erstellte die zuständige Abteilung des Ministeriums einen Leitfaden, in dem die Schlüsse der Nährstoff-Forschung in praktische Ratschläge übersetzt werden sollten, welche Lebensmittel die Menschen essen sollten und wie viel davon. Man entschied sich für eine grafische Darstellung: eine Pyramide. Konsumforscher hatten herausgefunden, dass sich mit einer Pyramide am deutlichsten vermitteln lässt, dass die Lebensmittelgruppen an der breiten Basis am meisten zu einer ausgewogenen Ernährung beitragen, diejenigen an der Spitze am wenigsten.

Außerdem enthielt der Leitfaden zu jeder Lebensmittelgruppe Informationen, aus denen die empfohlene Anzahl von täglichen Portionen hervorging.

Nach mehrjähriger Arbeit an dem Projekt und ausführlichen Konsultationen mit Ernährungsexperten, Präsentationen auf Fachkonferenzen und einer umfassenden internen Überprüfung im Ministerium hatte man die Pyramide und den dazugehörigen Bericht den Druckern im Februar 1991 zugesandt. Anvisierter Veröffentlichungstermin war März. Die Erfinder waren sich des bevorstehenden Starts so sicher, dass die Pyramide ausgiebig mit den Medienvertretern diskutiert wurde und man 30 Verlage benachrichtigte, um die Aufnahme der Pyramide in Lehrbücher sicherzustellen.

Doch wie Professor Marion Nestle in ihrem Buch *Food Politics* erklärt, ist anschließend nichts passiert. Das Veröffentlichungsdatum im März verstrich, und im April gab das Landwirtschaftsministerium bekannt, man habe die Pyramide zurückgezogen. Die Begründung lautete, dass es weiterer Tests an einkommensschwachen Erwachsenen und Schulkindern bedürfe. Anschließende Recherchen legten jedoch nahe, dass man sich Beschwerden der Fleisch- und Milchindustrie gebeugt hatte, die beklagte, dass ihr Anteil in der Pyramide zu schmal sei und diese sich unmittelbar unter der No-Go-Lebensmittelgruppe »Fette, Öle und Süßigkeiten« befände. Sie bevorzugte eine andere grafische Darstellung, die eine größere Gleichwertigkeit der jeweiligen Lebensmittelgruppen nahelegte.

Ein Jahr später und nach zusätzlichen Forschungsarbeiten, die umgerechnet fast 750.000 Euro verschlangen, wurde die Pyramide schließlich doch eingeführt. Nur war die ursprüngliche Version derart verändert worden, dass sie mit einkommensschwachen Erwachsenen und Schulkindern nichts mehr zu tun hatte. Die empfohlene Anzahl Portionen pro Tag für Fleisch und Milchprodukte wurde von »2 bis 3« in »mindestens 2 bis 3« geändert und in fettgedruckter Schrift gesetzt.

Wie diese Schilderung zeigt, geht die Macht der Lebensmittelindustrie so weit, dass sie nicht nur unsere Nahrungsumgebung, sondern auch die Ratschläge zum gesunden Leben in dieser Umgebung mitgestaltet. Damit kommen wir zur letzten Strategie, die einige Akteure in der verarbeitenden Lebensmittelindustrie und der Tabakindustrie in ihrem unerbittlichen Kampf um Marktanteile angewandt haben: die Schuldumkehr. Die Opfer sind selbst schuld, die Verantwortung für den gesundheitlichen Schaden durch verarbeitete Produkte wird auf die Verbraucher übertragen.

Im Jahr 1996, nach der Entdeckung, dass auch Passivrauchen Krebs verursachen kann, fragte eine Frau den Vorstandsvorsitzenden des Tabak- und Lebensmittelunternehmens RJR Nabisco, Charles Harper, in aller Öffentlichkeit, ob er es für gut befände, dass Menschen in der Nähe seiner Kinder und Enkelkinder rauchen würden. Harpers Antwort lautete, er würde niemandem das Recht absprechen, zu rauchen, aber er würde versuchen, ihn zu davon abzuhalten, und wenn Kinder sich nicht gerne in einem verrauchten Raum aufhielten, würden sie gehen. Beharrlich wies die Frau darauf hin, dass ein Kleinkind kein Zimmer verlassen könne, worauf Harper antwortete, irgendwann würden sie lernen zu kriechen und dann würden sie anfangen zu gehen. Später sagte Harper, er habe gehofft, mit seiner offensichtlich lächerlichen Äußerung die wichtige Rolle der Eltern bei diesem Thema in den Mittelpunkt rücken zu können.

Ähnlich lautete 2002 eine Antwort des damaligen Präsidenten der National Restaurant Association, Steven Anderson, als dieser nach der Rolle von Restaurants in der Adipositas-Epidemie gefragt wurde: Nur weil es Strom gebe, müsse man sich selbst noch keinen tödlichen Stromschlag verpassen. Er hat natürlich Recht. Nur sollten wir uns darüber im Klaren sein, dass keiner der 11 Millionen Menschen, die jährlich weltweit an ernährungsbedingten Krankheiten sterben, sich absichtlich zu Tode ernährt. Außerdem: Für die sichere Nutzung von Strom gibt es strenge Regeln und Vorschriften, die nicht von Herstellern von Elektrogeräten, sondern von unabhängigen Experten mit Blick auf die Verbraucher festgelegt wurden.

Vielleicht wird jetzt klarer, warum wir so besorgt darüber sind, dass ultraverarbeitete Lebensmittel ihren Weg in die Berge Bhutans und die Supermarktregale des tropischen Inselparadieses Lifou finden. Für ihren unstillbaren Appetit auf Marktanteile nutzen die Hersteller von verarbeiteten Lebensmitteln ihre ganze Macht, und die ist immens. Und das tun sie mit beneidenswerter Effektivität: Heute besteht die Ernährung eines durchschnittlichen Amerikaners zu 57 Prozent aus verarbeiteten Lebensmitteln, bei der Hälfte der Bevölkerung sogar zu mehr als 57 Prozent und bei einem Fünftel sogar zu 81 Prozent. Es ist nicht schwer zu erkennen, wohin das alles führen wird: mehr Erkrankungen, mehr Elend, mehr Gewinne.

Wie können wir als Individuen reagieren? Mit einem der mächtigsten Werkzeuge überhaupt, mit dem wir Sie bis zu diesem Punkt versucht haben auszustatten: Bewusstsein. Wer sich dessen bewusst ist, was ultraverarbeitete Lebensmittel so attraktiv macht, was all den attraktiven Botschaften über sie zugrunde liegt und was sie unserer Gesundheit antun, wird bessere Ernährungsentscheidungen treffen können. In Kapitel 14 gehen wir noch einen Schritt weiter und geben praktische Ratschläge dafür, wie Sie sich sicherer in unserer gegenwärtigen – gefährlichen – Nahrungsumgebung zurechtfinden.

Zuerst aber kehren wir zur Biologie zurück, um den letzten Hinweis zur Lösung unseres Mysteriums zu erhalten: den Teufelskreis.

Kapitel 12 auf einen Blick

1. Große multinationale Lebensmittelunternehmen haben clevere Strategien entwickelt, um sicherzustellen, dass ihre hochprofitablen, ultraverarbeiteten Lebensmittel in großen Mengen gekauft und gegessen werden – ohne Rücksicht auf die Folgen für die Volksgesundheit.
2. Dazu zählen aggressive Marketingmethoden, auch auf Kinder gerichtet, und irreführende Kennzeichnungen, die gesundheitliche Vorteile vorgaukeln oder Gesundheitsrisiken verschleiern.
3. Diese Unternehmen haben auch einige von der Tabakindustrie entwickelte Strategien übernommen, darunter die Verfälschung wissenschaftlicher Erkenntnisse zu den Gefahren ihrer Produkte sowie die Beeinflussung der Regierungspolitik und der Gesundheitsberatung wie etwa Ernährungsleitlinien.
4. Wie können wir diesen mächtigen Einflüssen widerstehen?

KAPITEL 13

Die Verschiebung des Eiweißziels

In den vorangegangenen Kapiteln haben Sie erfahren, wie die Flut von ultraverarbeiteten Lebensmitteln und Getränken zu einer Abnahme des Eiweißanteils in der modernen Nahrungsumgebung geführt hat. Ballaststoffe wurden entfernt und Eiweiß durch kalorienreiche, preiswerte Fette und Kohlenhydrate ersetzt. Seitdem stecken wir in der Falle unseres eigenen starken Eiweißappetits und müssen mehr Kalorien essen, als wir benötigen. Unser Eiweißappetit, der uns eine optimale Ernährung in unseren angestammten Nahrungsumgebungen ermöglichte, ist so etwas wie eine Bürde geworden. Das allein ist schon schlimm genug. Aber die traurige Saga hat noch eine weitere Wendung in petto, die alles noch schlimmer macht.

Etwas an der weltweiten Verbreitung von Adipositas ergibt keinen Sinn. Wenn die Fettleibigkeitsepidemie einfach das Ergebnis dessen war, dass ultraverarbeitete Lebensmittel und Getränke uns dazu verleiten, mehr Kalorien zu essen, hätte die Gewichtszunahme erst sehr stark sein müssen, um anschließend wieder abzuflachen. Der Grund dafür: Größere Körper benötigen mehr Brennstoff – etwa 24 Kilokalorien mehr je zusätzliches Kilogramm –, und je mehr wir wiegen, desto mehr Kalorien verbrennen wir.

Jedoch hat sich die Entwicklung der Gewichtszunahme und Fettleibigkeit *nicht* verlangsamt, geschweige denn einen Höhepunkt erreicht. In den letzten fünf Jahrzehnten haben wir immer mehr gegessen, als wir brauchen, und zwar ungeachtet der Körpergröße, was die Gewichtszunahme noch weiter befeuert. Etwas zwingt uns, mehr Kalorien zu essen, als wir benötigen, und zwar bei jedem Gewicht, auch wenn die Taillen insgesamt breiter geworden sind und der BMI weiter angestiegen ist. Alle Anzeichen sprechen dafür, dass es sich bei diesem Etwas um Eiweiß handelt. Größere Körper brauchen nicht nur mehr Kalorien, sie benötigen auch mehr Eiweiß. Um zu erklären, warum das so ist, müssen wir in eine Wissenschaft namens *Eiweißstoffwechsel* bzw. *-umsatz* eintauchen.

Wie schon beschrieben, hat jedes Lebewesen ein Aufnahmeziel für die Eiweißmenge, die es benötigt. Zwei Faktoren bestimmen diese Anforderung. Der erste Faktor ist der Bedarf an Aminosäuren für Muskelwachstum, Gewebeerhalt und andere Körperfunktionen. Der zweite ist die Geschwindigkeit, mit der Eiweiß abgebaut und aus dem Körper ausgeschieden wird. Es ist, als würde man versuchen, eine Badewanne mit einem defekten Stöpsel mit Wasser zu füllen: Je mehr Eiweiß abläuft, umso mehr muss nachgefüllt werden, um die Wanne bis zum Zielstand zu füllen.

Es gibt zwei Möglichkeiten, Eiweiß zu verlieren. Die eine ist, wenn der Körper beginnt, Muskelgewebe abzubauen und dabei Aminosäuren an die Blutbahn abgibt. Die andere ist, wenn die Leber beginnt, einige dieser Aminosäuren aus dem Muskelabbau zu verwenden, und andere, die nach Verdauung im Darm an den Blutkreislauf abgegeben wurden, nicht für den Aufbau von neuem Körpereiweiß nutzt, sondern daraus Glucose für Energie herstellt.

Die Kombination der beiden hört sich drastisch an, und das ist sie auch. In der Regel stellen sich diese Prozesse nur unter Hungerbedingungen ein. Dies liegt daran, dass wir im Gegensatz zum Fettgewebe, dem Hauptbrennstoffspeicher des Körpers, Eiweiß nur in unseren Muskeln und anderem fettfreien Gewebe speichern. Nur wenn alle Stricke reißen, verwendet der Körper auch Eiweiß als Brennstoff. Oder anders gesagt: Es ist so, als würde man die Möbel verbrennen, um das eigene Haus zu heizen – etwas, das man nur tun würde, wenn es kein Brennholz mehr gibt und man friert.

Wie zu erwarten ist, besitzt der Körper einen Mechanismus, um die Möbel zu schonen, es sei denn, es gibt keinen anderen Weg, als sie zu verbrennen. Und dieser heißt: Insulin. Dieses Hormon liefert das Signal, mit dem der Körper darauf hinweist, dass es keine Notwendigkeit gibt, die Möbel zu verbrennen. Insulin blockiert den Eiweißabbau in den Muskeln und verhindert, dass die Leber Aminosäuren für die Glucoseproduktion verwendet. Es ist ein cleverer Mechanismus, weil die Bauchspeicheldrüse Insulin als Reaktion auf einen Anstieg des Blutzuckers nach einer Mahlzeit an das Blut abgibt. Wird Insulin freigesetzt, weiß der Körper, dass man gegessen hat und er Glucose verbrennen soll. Es besteht keine Notwendigkeit, Eiweiß und Aminosäuren abzubauen.

Aber auch clevere Mechanismen funktionieren nicht immer richtig. Wenn der Körper dauerhaft zu viele Kalorien verabreicht bekommt und sein Gewicht ansteigt, sinkt die Reaktionsfähigkeit des Gewebes auf Insulin allmählich: Wir werden insulinresistent. Der Körper beginnt, das Signal des Hormons zu ignorieren. Infolgedessen muss die Bauchspeicheldrüse mehr Insulin freisetzen, um die gleiche Wirkung zu erzielen. Dies ist der Beginn des Prozesses, der zu Diabetes Typ 2 führt. Aber schon vorher stecken wir in der Klemme.

Da die Muskeln langsamer auf Insulin reagieren, setzen sie mehr Aminosäuren aus dem Eiweißabbau frei. Gleichzeitig wird die Leber anfälliger dafür, Aminosäuren in Glucose umzuwandeln. Das bedeutet, dass mehr Eiweiß verzehrt werden muss, um jene Muskeln wieder aufzubauen, die abgebaut wurden. Oder um zu unserem Bild mit der Badewanne zurückzukehren: Der Stöpsel ist undicht geworden.

Das Ergebnis sehen wir heute. Da sich das Eiweißziel der Menschen weltweit mit zunehmender Körpergröße und erhöhter Prävalenz der Insulinresistenz fast unmerklich verschoben hat, hat der Eiweißappetit zu einer beständig steigenden Kalorienaufnahme geführt, der auch den BMI weiter in die Höhe treibt.

In der folgenden Tabelle haben wir eine Reihe von hypothetischen Werten für das Eiweißziel aufgelistet – von 55 bis 100 Gramm pro Tag, was einer Differenz von 45 Gramm oder 180 Kilokalorien entspricht. Um diesen bescheidenen Anstieg der Eiweißaufnahme zu erreichen, müsste man bei einem 15-prozentigen Eiweißanteil in der Ernährung jedoch 1.200 zusätzliche Kilokalorien verzehren! So führt eine kleine Veränderung in der Eiweißzufuhr zu einer großen Veränderung im Energieverbrauch.

Dieser *Eiweißeffekt* oder *Eiweißhebel* ist umso stärker, je eiweißärmer die Ernährung ist. Vergleichen Sie beispielsweise die Energie, die benötigt wird, um bei einem 12-prozentigen Eiweißanteil in der Ernährung von 55 auf 100 Gramm Eiweiß zu gelangen: 1.833 Kilokalorien gegenüber 3.333 Kilokalorien – eine Differenz von 1.500 Kilokalorien!

Somit wird deutlich, weshalb die Kombination aus einem steigenden Eiweißziel und einem sinkenden Eiweißanteil in der modernen Ernährung für die Taillen der Welt verheerende Folgen hatte.

Eiweißziel (g pro Tag)	Kalorienbedarf bei einem prozentualen Eiweißanteil in der Ernährung von:					
	10 %	12%	15 %	17 %	20 %	25 %
55	2200	1833	1467	1294	1100	880
60	2400	2000	1600	1412	1200	960
65	2600	2167	1733	1529	1300	1040
70	2800	2333	1867	1647	1400	1120
75	3000	2500	2000	1765	1500	1200
80	3200	2667	2133	1882	1600	1280
85	3400	2833	2267	2000	1700	1360
90	3600	3000	2400	2118	1800	1440
95	3800	3167	2533	2235	1900	1520
100	4000	3333	2667	2353	2000	1600

Unser Eiweißbedarf wechselt nicht allein aufgrund von Insulinresistenz. Er ändert sich von der Geburt bis ins hohe Alter und variiert auch je nach Lebensstil und einigen anderen Faktoren. Könnten wir Veränderungen im Eiweißziel des Menschen messen und deren Bedeutung für die Gesundheit bewerten? Ja, und genau das ist uns mit der Hilfe von Kollegen – Kinderärzten und Ernährungswissenschaftlern – gelungen.

Es war September 2010. Nachdem Steve einen Vortrag auf einer Kinderendokrinologen-Konferenz im australischen Perth gehalten hatte, kamen unmittelbar danach zwei Zuhörer zu ihm, um über eine mögliche gemeinsame Forschungsarbeit zu diskutieren. Professor Roger Smith von der Universität von Newcastle, nördlich von Sydney, war fasziniert von unserer Arbeit an Schleimpilzen und fragte sich, inwieweit er sie für seine Forschung über die Entwicklung der Plazenta während der Schwangerschaft nutzen könnte. Er wollte auch wissen, ob Ernährungsgeometrie dabei helfen könnte,

Ergebnisse einer Studie an Schwangeren und ihren Neugeborenen zu verstehen. Das war eine spannende Idee – und einfacher als der Vergleich von Schleimpilzen mit der menschlichen Plazenta.

Ein weiterer Zuhörer, der Kinderarzt Matt Sabin aus Melbourne, hatte eine ähnlich spannende Idee im Gepäck. Er fragte sich, ob wir ihm helfen könnten, Ernährungsdaten von Kindern und Jugendlichen auszuwerten, um zu sehen, ob der Eiweißeffekt die grassierende Fettleibigkeit in diesen beiden Gruppen erklären könnte.

Über Roger lernten wir als Nächstes die Doktorandin Michelle Blumfield und ihre Betreuerin Professor Clare Collins, eine Ernährungswissenschaftlerin aus Newcastle, kennen. Sie erzählten uns von ihrer Studie »Women and Their Children's Health« (kurz WATCH; »Frauen und die Gesundheit ihrer Kinder«), an der sich 179 schwangere Frauen beteiligt hatten. Das Forscherteam hatte die Ernährung und Gesundheit der Mütter und dann die Körperzusammensetzung der Neugeborenen aufgezeichnet. Der Plan war, die Gesundheit der Kinder bis zum Alter von vier Jahren zu verfolgen.

Wir begannen mit zwei Fragen: Konnten wir Beweise für den Eiweißeffekt bei den Müttern finden? Und wie wirkte sich die Ernährung der Mutter auf die Körperzusammensetzung des Babys aus?

Während die Gesamtenergieaufnahme (und der BMI) der Mütter anstieg, ging der Eiweißanteil in ihrer Ernährung zurück – wie erwartet durch den Eiweißeffekt. Besonders ausgeprägt war dies, wenn der Eiweißanteil in der Ernährung weniger als 16 Prozent und der Fettanteil mehr als 40 Prozent betrug.

Als wir die Körperzusammensetzung der Babys mit der Ernährung ihrer Mütter verglichen, entstanden zwei Muster. Erstens hatten Babys von Frauen, deren Ernährung weniger als 16 Prozent Eiweiß enthielt, mehr Bauchfett als Babys von Müttern, deren Ernährung eiweißreicher war. Zweitens war der Babyspeck (gemessen am Oberschenkel) am stärksten, wenn der Eiweißanteil in der Ernährung der Mutter während der Schwangerschaft in einem schmalen Bereich von 18 bis 20 Prozent lag. Bei über 20 Prozent Eiweißanteil waren die Babys bei der Geburt eher mager – was nicht unbedingt vorteilhaft ist. Und bei weniger als 18 Prozent begannen Babys, Bauchfett anstatt Babyspeck zu entwickeln.

Molliges, subkutanes Fett, vor allem an Armen und Beinen, ist ein Merkmal gesunder menschlicher Säuglinge. Bei hohen Mengen an Bauchfett sollten jedoch die Alarmglocken läuten. Bei Kindern, die bis zum vierten Lebensjahr an der Studie beteiligt waren, war die Situation noch alarmierender: Es gab Hinweise auf einen erhöhten Blutdruck bei Kindern von Frauen, deren Ernährung während der Schwangerschaft eiweißarm war.

Die Botschaft, die Michelles und Clares Daten enthielten, war eindeutig: Sowohl für ihre eigene Gesundheit als auch für die ihrer Babys wäre für schwangere Frauen eine Ernährung empfehlenswert, die sich zu 18 bis 20 Prozent aus Eiweiß und darüber hinaus aus gesunden Fetten und Kohlenhydraten zusammensetzt. Wichtig dabei: Die Zufuhr von Mikronährstoffen war am besten bei Müttern, deren Ernährung zu 18 bis 20 Prozent aus Eiweiß, wenig Fett (30 Prozent) und vielen Kohlenhydraten (50 Prozent) bestand. Es zeigte sich, dass eine Ernährung mit diesen Makronährstoffanteilen dazu führte, dass die Frauen eine Vielzahl pflanzlicher und tierischer Lebensmittel zu sich nahmen, die ganz nebenbei in Wechselwirkung eine gesunde Mischung aus Vitaminen und Mineralstoffen enthielten.

Die kulinarische Auswahl eines Neugeborenen ist sehr begrenzt und beschränkt sich auf die Frage: Linke oder rechte Brust? Wird es gestillt, erhält es eine Ernährung mit wenig Eiweiß (ca. 7 Prozent), 55 Prozent Kohlenhydraten (hauptsächlich Milchzucker) und 38 Prozent Fett. Das ist die eiweißärmste Ernährung, die jeder von uns jemals konsumieren wird, es sei denn, er ist ein Hungerleidender. Aber bis zum Abstillen ist es zweifellos die optimale Ernährung für ein Kind. Dies gilt übrigens für alle Primaten, und zwar aus einem interessanten Grund: Wegen unserer großen Gehirne und unseres komplexen sozialen Lebens brauchen wir eine lange Kindheit, damit wir alles lernen können, was wir als Erwachsene wissen müssen. Eiweißarme Milch macht dies möglich, da sie das Wachstum verlangsamt.

Es gibt aber noch einen zweiten Grund, warum Muttermilch am besten ist: Studien haben gezeigt, dass Menschenbabys, die mit Muttermilchersatz aufgezogen werden, im späteren Leben eine größere Anfälligkeit für Fettleibigkeit aufweisen als diejenigen, die gestillt werden. Zahlreiche Muttermilchersatzprodukte enthalten mehr Eiweiß als Muttermilch. Experimente, bei denen Neugeborene Muttermilchersatz mit einem höheren Eiweißanteil (11 Prozent statt 7 Prozent) erhielten, zeigten das gleiche Ergebnis: Diese Babys hatten ein deutlich höheres Risiko, nicht nur im ersten Lebensjahr, sondern auch als Kinder im Schulalter und sogar als junge Erwachsene fettleibig zu werden. Aus diesem Grund entwerfen die großen Hersteller von Muttermilchersatz Rezepte mit geringerem Eiweißanteil.

Aber warum führt eiweißreiche Babynahrung im späteren Leben eines Menschen zu Fettleibigkeit? Widerspricht dies nicht genau dem, was wir vorher herausgefunden haben – nämlich dass eiweißarme ultraverarbeitete Lebensmittel mit Fettleibigkeit in Verbindung gebracht werden? Niemand kennt die richtige Antwort. Wir meinen, es liegt womöglich daran, dass eine unnatürliche eiweißreiche Ernährung im frühen Leben zu einem zu hohen Eiweißziel des Säuglings führt. Ist das Eiweißziel eines Säuglings zu hoch, muss er eines Tages mehr Kalorien aus einer eiweißarmen westlichen Ernährung zu sich nehmen, um die übliche Eiweißzufuhr zu erreichen. Das heißt aber auch, dass der Eiweißeffekt bei Kindern genauso stark ist wie bei Erwachsenen.

Matt Sabin, Christoph Saner und ihr Team vom Murdoch Children's Research Institute sammelten Daten über Kinder und Jugendliche mit Adipositas, die an der COBRA-Studie (Childhood Overweight BioRepository of Australia) teilnahmen. Als wir halfen, die Ergebnisse zu analysieren, war nur eine Schlussfolgerung möglich: Die Schwere der Fettleibigkeit im Kindesalter zeigte einen eindeutigen Zusammenhang zwischen Eiweißkonsum und Gesamtkalorienverbrauch. Die Eiweißverdünnung in der Ernährung ging mit einer erhöhten Kalorienzufuhr und einem höheren BMI einher, genauso wie wir es bei Erwachsenen gesehen hatten. Ergo: Kinder und Jugendliche zeigen einen Eiweißeffekt.

Das ist noch nicht alles. Kinder und Jugendliche brauchen ausreichend Eiweiß und viel Energie, um zu wachsen und körperlich aktiv sein zu können. Eltern wissen, wie schwer es ist, mit dem scheinbar unersättlichen Appetit ihrer Kinder Schritt zu halten. Aber wer zu viel Zeit damit verbringt, auf Computerbildschirme oder Videospielmonitore zu starren, und dabei eine zu hohe Menge an eiweißarmen, kalorienreichen, ultraverarbeiteten Lebensmitteln und Getränken konsumiert, richtet verheerende gesundheitliche Schäden an. Noch schlimmer ist es, wenn das Eiweißziel im Säuglingsalter zu hoch war.

Junge Erwachsene tragen neben dem Abdruck ihres früheren Lebens auch neue Belastungen mit sich herum. Die Gewichtszunahme ist am stärksten bei Menschen im Lebensabschnitt zwischen 20 und 30 Jahren – weltweit. Das Verlassen des Elternhauses, die Unabhängigkeit, der Karrierebeginn und neue Beziehungen können sich negativ auf eine gesunde Ernährung, einen körperlich aktiven Lebensstil und regelmäßigen Schlaf auswirken. Wer weniger Energie in der Postadoleszenz verbrennt, benötigt weniger Fett und Kohlenhydrate, aber die gleiche Zielmenge an Eiweiß. Das kann uns dazu antreiben, mehr zu essen, als wir brauchen, und die Bedingungen für Adipositas schaffen.

Die gesundheitlichen Folgen von Adipositas bei jungen Männern und Frauen sind sogar über Generationen hinweg spürbar, da er die Genexpression beim sich entwickelnden Baby verändert. Wir alle tragen die Spuren des Lebensstils unserer Eltern und vielleicht unserer Großeltern in uns. Dies geschieht über sogenannte *epigenetische Markierungen*. Es ist bekannt, dass diese Markierungen über das Ei der Mutter auf die Biologie ihres Babys übertragen werden. Es gibt aber immer mehr Hinweise darauf, dass sogar Spermien molekulare Botschaften tragen können, welche die Ernährung des Vaters widerspiegeln. Durch Übertragung bei der Befruchtung des weiblichen Eis wird die Gesundheitskurve des ungeborenen Kindes von Geburt an festgelegt. Ob diese epigenetischen Markierungen auch das Eiweißziel des Neugeborenen setzen, ist nicht bekannt. Wenn ja, sind die Folgeerscheinungen klar.

Die Schwangerschaft ist eine Zeit, in der das Eiweißziel der Mutter durch die Notwendigkeit, die Anforderungen des wachsenden Fötus zu erfüllen, ansteigt. Schwangeren wird deshalb empfohlen, während des zweiten und dritten Trimesters der Schwangerschaft täglich 20 Gramm Eiweiß (etwa ein Drittel) mehr zu konsumieren. Auch der Energiebedarf steigt um rund 350 kcal (um etwa ein Fünftel). Um diesen höheren Bedarf zu erreichen, muss der Eiweißanteil in der Ernährung ein wenig – aber nicht zu sehr – erhöht werden, während gleichzeitig nicht zu viele Kohlenhydrate und Fette verzehrt werden dürfen.

Im mittleren Lebensabschnitt, von etwa 40 bis 65, ist eine Ernährung mit weniger Eiweiß (10 bis 15 Prozent), mehr gesunden Kohlenhydraten und einem mäßigen Anteil an gesunden Fetten gesundheitsfördernd und verzögert den Alterungsprozess. Die Betonung auf gesunde Kohlenhydrate bedeutet eine höhere Aufnahme von Ballaststoffen, um die Darmentleerung zu verlangsamen, das Völlegefühl zu verstärken, das Mikrobiom gut zu ernähren und den Darm gesund zu halten. Eine solche Ernährung besteht aus mäßigem Konsum von magerem Fleisch, Geflügel, Eiern, Fisch,

Milchprodukten und Nüssen, reichlich Gemüse, Obst, Bohnen und Getreide sowie moderate Mengen an guten Fetten, wie etwa Olivenöl.

Im letzten Lebensabschnitt, jenseits von 65 Jahren, steigt der Eiweißbedarf in der Ernährung wieder – mehr als im mittleren Alter. Dies ist eine Folge dessen, dass unser Körper bei der Eiweißverwertung weniger effizient wird: Der Stöpsel wird im Alter zusehends undichter. Auch steigt die Tendenz, mageres Gewebeeiweiß abzubauen und in der Leber in Glucose umzuwandeln. Das erklärt auch, warum Muskelschwund ein typisches Merkmal fortgeschrittenen Alters ist. Etwa 18 bis 20 Prozent Eiweiß helfen, diese zusätzlichen Anforderungen zu unterstützen, jedoch bei moderater Kalorienzufuhr.

Interessanterweise sahen wir dieses Muster auch in unserem Mäuse-Experiment (siehe Kapitel 8). Unser Kollege Alastair Senior zeigte, dass die Mäuse im mittleren Lebensalter einer erhöhten Gefahr ausgesetzt waren, an einer eiweißreichen, kohlenhydratarmen Ernährung zu sterben, während eine hohe Eiweißaufnahme im höheren Alter eher vorteilhaft war.

Wir haben gesehen, wie sich das Eiweißziel von Geburt an immer wieder verändert und wie es im frühen Leben, sogar schon vor der Geburt, festgelegt werden kann. Es ist wichtig, dies zu erwähnen. Denn, sollten wir recht damit haben, dass zu hohe Eiweißziele zu Fettleibigkeit führen, dann würde diese Feststellung womöglich einige sehr wichtige Aspekte erklären, die wir heute noch nicht verstehen. Zum Beispiel warum indigene Völker wie die Indianer in den USA, die Aborigines und Bewohner der Torres-Strait-Inseln in Australien, die Maori in Neuseeland und andere Ureinwohner besonders anfällig dafür sind, fettleibig zu werden, sobald ihre Ernährung sich aus verarbeiteten Lebensmitteln zusammensetzt. Vielleicht liegt es daran, dass sie erst vor Kurzem von der eiweißreicheren traditionellen Ernährung auf die neue Ernährung umgestellt haben. Ein Volk, das diesem Muster besonders gut entspricht, sind die Inuit in der arktischen Region. In puncto Anfälligkeit für Fettleibigkeit zählen diese Menschen zu den am stärksten gefährdeten aller Völker, wenn sie sich nach typisch westlichem Muster ernähren. Seit jeher enthält ihre Kost den höchsten Eiweißanteil (mehr als 30 Prozent) aller Völker der jüngeren Geschichte.

Deshalb lautet die Wahrheit unausweichlich: Je höher unser Eiweißziel, desto mehr Nahrung müssen wir zu uns nehmen, um es zu erreichen. Und je fett- und kohlenhydratreicher und ballaststoffärmer unsere Lebensmittel sind, umso mehr Energie müssen wir verzehren. Werden diese zusätzlichen Kalorien nicht verbrannt, stapeln sich die Pfunde, und das Risiko, insulinresistent zu werden, wächst. Sobald dies geschieht, stecken wir in einem Teufelskreis fest, der von unserem Eiweißappetit befeuert wird und uns in unserer gegenwärtigen fettsuchtorientierten Nahrungsumgebung zu einer kontinuierlichen Gewichtszunahme drängt. Wie können wir dem entkommen?

Kapitel 13 auf einen Blick

1. Unser Eiweiß- und Energiebedarf ändert sich je nach Lebensstil und Lebensabschnitt, und zwar von der Geburt bis ins hohe Alter. Unser Eiweißziel kann sogar vor der Geburt festgelegt werden, und zwar aufgrund des Lebensstils unserer Eltern.
2. Je höher unser Eiweißziel ist, desto mehr Nahrung müssen wir zu uns nehmen, um es zu erreichen. Ist die Ernährung ballaststoffarm und energiereich, bedeutet dies, dass zusätzliche Kalorien verbrannt werden müssen, um das Eiweißziel zu erreichen. Dies erhöht das Risiko, übergewichtig und insulinresistent (prädiabetisch) zu werden.
3. Insulinresistenz erhöht die Geschwindigkeit, mit welcher der Körper Eiweiß ausscheidet. Hierdurch steigt das Eiweißziel weiter an, und es stellt sich ein Teufelskreis ein: Ein höheres Eiweißziel begünstigt Überessen, dauerhafte Gewichtszunahme und die Entwicklung von Diabetes Typ 2, Herzerkrankungen und anderen gesundheitlichen Problemen.
4. Wie können wir diesem Teufelskreis entkommen?

KAPITEL 14

Die Umsetzung der Lehren in die Praxis

»Man muss die Dinge so einfach wie möglich machen«, schrieb Albert Einstein, »aber nicht einfacher.« Dies ist der Ansatz, mit dem wir während all unserer Bemühungen versucht haben, Ernährung zu verstehen.

Der erste Schritt auf unserem wissenschaftlichen Weg – unsere Heuschrecken-Studie – stellte eine sehr vereinfachte Ansicht, der viele Menschen anhängen, infrage. Sie lautet, dass Tiere nur einen einzigen Appetit haben, der ihre gesamte Nahrungsaufnahme antreibt. Wir haben gelernt, dass das Ganze komplexer ist. Um diese Komplexität zu bändigen, erfanden wir ein neues Konzept; eine Art zu verstehen, warum und wie wir essen: die *Ernährungsgeometrie.*

Nur: Was hat Geometrie mit Ernährung zu tun? Wir nutzten die Geometrie, um die Zusammenhänge zwischen den verschiedenen Nährstoffappetiten von Heuschrecken zu erforschen und zu visualisieren. So konnten wir zeigen, dass von allen Appetiten jener auf Eiweiß den stärksten, wenn auch nicht den einzigen Einfluss auf die Ernährung hat. So beobachteten wir, dass Heuschrecken alles geben, um genau die richtige Eiweißmenge für ein gesundes Wachstum zu erhalten – weder zu wenig noch zu viel.

Diese Erkenntnis war eine der wichtigsten dieses Buches und eine, die uns seitdem als Wegweiser dient: Der starke Eiweißappetit, der den meisten Tieren gemein ist, kann dazu führen, dass sie von den *anderen* Nährstoffen, wie Fetten und Kohlenhydraten, zu viel oder zu wenig essen. Wird ihr Eiweißappetit nicht befriedigt, werden sie sich überessen. Erst wenn ihr Eiweißbedarf gedeckt ist, lassen die anderen Appetite nach. Einfacher lässt sich Ernährung nicht beschreiben – ohne das Ganze zu stark zu vereinfachen.

Dies führte uns zur größten aller Herausforderungen: Kann uns diese Ansicht helfen zu verstehen, warum die Ernährung bei den komplexesten aller Spezies – dem Menschen – so schiefgelaufen ist? Treffen dieselben Prinzipien, die für Heuschrecken in kleinen Plastikboxen gelten, auch auf uns Menschen zu mit unserer unendlichen Auswahl und der Freiheit, selbst zu entscheiden, wie viel wir essen?

Ja, wie sich herausstellte. Wir besuchten Berge, Inseln, Wüsten und Städte und studierten unterschiedlichste Arten – von Schleimpilzen über Affen bis hin zu Grillen und Studenten. Unsere Ernährung, so fanden wir heraus, ist nicht komplizierter als die anderer Lebewesen. Denn auch wir haben einen starken Eiweißappetit, der bestimmt, was und wie viel wir essen.

Doch ein dramatischer Wandel unserer Nahrungsumgebung, insbesondere die Verdrängung traditioneller Vollwertkost zugunsten ultraverarbeiteter Lebensmittel, hat unsere Ernährung unausgewogen gemacht und uns dazu gebracht, zu viel von dem zu essen, was schädlich für unsere Gesundheit ist. Die aktuelle weltweite Gesundheitskrise, die mit Adipositas, Diabetes und Herzerkrankungen einhergeht, ist das Ergebnis dieser tiefgreifenden Veränderung unserer Nahrungsmittelversorgung.

Wir sind jenen bescheidenen Heuschrecken dafür dankbar, dass sie uns beigebracht haben, anders über Ernährung und Ernährungsweisen nachzudenken, und uns auf eine lebenslange Reise schickten, diesen neuen Ansatz auf die Erforschung der natürlichen Welt anzuwenden – und auf uns selbst.

Und welche Bedeutung hat sie für Sie? Wir hoffen, dass die Lektionen, die wir gelernt haben, auch Ihnen helfen können, gesunde und vernünftige Ernährungsentscheidungen zu treffen. Zur Unterstützung finden Sie in diesem Kapitel eine Zusammenfassung unserer wichtigsten Erkenntnisse. Außerdem haben wir einige Beispiele vorbereitet, aus denen hervorgeht, wie die Lektionen, die wir gelernt haben, angewendet werden können.

Was wir wissen

1. Das Verlangen nach Eiweiß ist universell. Der Appetit auf Eiweiß hat sich entwickelt, um allen Tieren zu helfen, ihr Aufnahmeziel dieses Nährstoffs zu erreichen. Wenn Tiere Eiweiß benötigen, erleben sie dies als eine Sehnsucht nach dem Geschmack von Eiweiß. Wenn es uns Menschen an Eiweiß mangelt, wird für uns der herzhafte Geschmack von Umami unwiderstehlich.
2. Der Eiweißappetit arbeitet mit einigen anderen Appetiten zusammen – einschließlich dem auf Kohlenhydrate, Fette, Natrium und Calcium –, um Tiere zu einer gesunden, ausgewogenen Ernährung zu lotsen.
3. Dieses Leitsystem entwickelte sich in natürlichen Nahrungsumgebungen, in denen zuverlässige Wechselbeziehungen zwischen allen in der Nahrung enthaltenen Nährstoffen bestanden. Das bedeutet, dass die ausgewogene Aufnahme von nur diesen fünf Nährstoffen automatisch dazu führte, dass der Körper auch Dutzende anderer nützlicher Stoffe erhielt.
4. Aber auch in der Natur gibt es Zeiten, in denen manche Nahrung knapp wird und die Ernährung vorübergehend nicht ausgewogen ist. Unter diesen Umständen stehen die Appetite miteinander im Wettbewerb, anstatt zusammenzuarbeiten.
5. Beim Menschen und einer Vielzahl anderer Spezies – aber nicht allen – gewinnt Eiweiß diesen Wettbewerb. Als Ergebnis bestimmt der Appetit auf diesen Nährstoff unser allgemeines Essverhalten.
6. Wenn unsere Nahrungsumgebung zu wenig Eiweiß bereithält, werden wir so lange essen, bis unser Appetit auf Eiweiß gestillt ist. Ist der Eiweißanteil größer, als unser Körper benötigt, ist der Eiweißappetit früher befriedigt – und unser Gesamtkalorienbedarf wird kleiner sein.
7. Dies bedeutet jedoch nicht, dass mehr Eiweiß besser ist – ganz im Gegenteil. Organismen von Hefezellen über Fliegen bis hin zu Mäusen und Affen konnten sich nur entwickeln, indem sie nicht zu viel Eiweiß verzehrten. Dafür gab es gute Gründe, von denen dieser der wichtigste ist: Der Verzehr von zu viel Eiweiß aktiviert biologische Prozesse, die das Altern beschleunigen und das Leben verkürzen.

8. Die Industrialisierung des Lebensmittelsystems hat unsere Fähigkeit, unsere Ernährung auszugleichen, stark beeinträchtigt. Wir haben dafür gesorgt, dass

   - eiweißarme verarbeitete Lebensmittel durch die Hinzugabe von Zucker, Fetten, Salz und chemischen Substanzen unnatürlich gut schmecken;
   - das Eiweiß in der Lebensmittelversorgung mit billigen und ultraverarbeiteten Fetten und Kohlenhydraten verdünnt wurde;
   - unsere Appetitbremse durch die verringerte Zufuhr von Ballaststoffen, welche das Völlegefühl fördern und unsere Darmbakterien nähren, ausgeschaltet wurde;
   - sich die Esskulturen weltweit veränderten, und zwar durch aggressive Vermarktung ultraverarbeiteter Produkte, teils auch auf Kinder gerichtet, mit dem Ziel, diese als Norm zu etablieren;
   - sich die Tierhaltung und Tierproduktion zur Befriedigung des weltweiten Hungers nach tierischem Eiweiß nicht nachhaltig entwickelt haben und mit Umweltschäden einhergehen;
   - die Erhöhung der Kohlendioxidkonzentration in der Erdatmosphäre zur Reduzierung des Eiweißgehalts in unseren Grundnahrungsmittelpflanzen geführt hat.

Um ehrlich zu sein, finden wir diese Liste ziemlich alarmierend. Sie zeigt, dass wir eine Nahrungsumgebung entwickelt haben, die mit unserer Ernährungsbiologie unvereinbar ist. Die gute Nachricht ist, dass wir jetzt genug wissen, um die Probleme zu lösen – indem wir mit unserer Biologie zusammenarbeiten und nicht gegen sie. Dies zeigen wir zunächst am Beispiel von Maria.

Marias Bericht: Eine Geschichte mit zwei unterschiedlichen Ausgängen

Maria ist 45 Jahre alt. Sie ist Mutter von zwei Teenagern und mäßig aktiv, vor allem in dem Sinne, dass sie versucht, Arbeit, Haushalt und Familie unter einen Hut zu bringen. Vor einem Jahr hat sie sich bei einem Fitnessstudio angemeldet und versucht, einmal die Woche zu trainieren. Sie hat Angst vor Gewichtszunahme und tut alles, um ihren Body-Mass-Index (BMI) bei 25 zu halten – ein Wert, der für Mediziner als Synonym für Übergewicht gilt, was auf zwei Drittel aller Erwachsenen in Australien, wo sie lebt, zutrifft. Da Maria 160 Zentimeter groß ist und 64 Kilogramm wiegt, liegt ihr BMI derzeit bei 25. [Der BMI lässt sich wie folgt berechnen: Das Gewicht in Kilogramm geteilt durch das Quadrat der Körpergröße in Metern (m^2).]

Was ist Marias Eiweißziel? Es gibt verschiedene Möglichkeiten, dies zu schätzen, aber wir verwenden die einfachste. Wir wissen, dass eine gesunde Ernährung für eine Frau in ihrem Alter zu etwa 15 Prozent aus Eiweiß bestehen sollte. Ihr täglicher Kalorienbedarf lässt sich anhand einer Gleichung namens *Harris-Benedict-Formel* ziemlich genau bestimmen. Diese Formel, mit deren Hilfe der Grundumsatz oder die basale Stoffwechselrate geschätzt wird, wurde benannt nach James Harris, einem amerikanischen Botaniker, und Francis Benedict, einem Chemiker und Physiologen, die ihre Methode anno 1919 veröffentlicht haben. Im Internet gibt es zahlreiche Rechner, mit denen sich dieser Wert anhand von Gewicht, Größe, Geschlecht, Alter und Aktivitätsniveau ermitteln lässt. Tragen Sie Ihre Zahlen ein und die Formel gibt Ihnen eine vernünftige Schätzung Ihres gesamten Energiebedarfs: die Anzahl der Kalorien, die Sie täglich essen sollten, um ausreichend Energie zu haben und Ihr Gewicht zu halten.

Gemäß der Harris-Benedict-Formel benötigt Maria 1.880 Kilokalorien pro Tag. Wenn sie diese Menge täglich konsumiert, wird sie weder zu- noch abnehmen.

15 Prozent von 1.880 Kilokalorien – der empfohlene Eiweißanteil in der Ernährung – sind 282 Kilokalorien. Da Eiweiß 4 Kilokalorien Energie je Gramm enthält, entspricht dies 70,5 Gramm (um genau zu sein!). Eiweiß, das Maria über den Tag verteilt verzehren sollte. Die restlichen 1.600 Kilo-

kalorien in Marias Ernährung sollten aus einer Kombination von Kohlenhydraten und Fetten stammen – aber um die kümmern wir uns später.

Wie viel sind 70,5 Gramm Eiweiß? Diese Menge findet sich in:

320 g gekochtem mageren Fleisch oder Fisch,
680 g Naturjoghurt oder Hüttenkäse,
2,1 l Frischmilch,
850 g gekochten Kidneybohnen, Linsen oder Kichererbsen,
10 Eiern,
370 g Nüssen,
oder 1,4 kg Donuts und Pommes (ernsthaft).

Natürlich enthalten diese Lebensmittel neben Eiweiß auch Kohlenhydrate, Fette, Mikronährstoffe und Ballaststoffe. Das bedeutet, dass Marias Kalorienaufnahme unterschiedlich sein wird, wenn sie ihren Eiweißbedarf von 70,5 Gramm mit beispielsweise Fisch (was 580 kcal entspricht) – oder Donuts oder Pommes (5.500 kcal) decken würde.

Deshalb soll sie über den Tag verteilt 70,5 Gramm Eiweiß *und* nicht mehr als 1.880 kcal konsumieren.

Es waren ein paar harte Monate, und Maria ist von ihren Ernährungsgewohnheiten etwas abgewichen. Sie lässt sich an einigen Abenden pro Woche Essen liefern. Ihr Partner ist auf Reisen und somit nicht da, um die Kinder von der Schule abzuholen, beim Einkaufen, beim Kochen und im Haushalt zu helfen. Außerdem ist es in der Arbeit gerade stressig, und sie muss jeden Tag weit fahren, da das Büro eines neuen Kunden auf der anderen Seite der Stadt liegt – und das bei starkem Verkehr. Wenn sie also abends nach Hause kommt und sich dort noch um die Familie kümmern muss, ist Kochen das Letzte, wonach ihr der Sinn steht. Außerdem gibt es ohnehin keine frischen Lebensmittel im Kühlschrank, da sie seit fünf Tagen nicht mehr im Supermarkt war.

Nachdem die Pizzakartons weggeräumt, die Schulranzen für den nächsten Tag bestückt und Sitzungsdokumente für morgen gelesen sind, bricht Maria vor dem Fernseher zusammen, genießt ein Glas Wein und öffnet eine Tüte Kartoffelchips.

Trotz ihrer wechselhaften Ernährungsbedingungen und häuslichen Situation sorgt Marias starker Eiweißappetit dafür, dass sie ihr Ziel von 70,5 Gramm pro Tag erreicht. Nur entspricht diese Menge nicht einem Eiweißanteil von 15 Prozent in ihrer Ernährung, sondern lediglich 13 Prozent, da die zusätzlichen Fette und Kohlenhydrate zur Verdünnung des Eiweißanteils führen. Aber was sind schon 2 Prozent? Das lässt sich leicht ausrechnen:

Bei einer Ernährung mit einem 15-prozentigen Eiweißanteil würde Maria 1.880 Kilokalorien pro Tag zu sich nehmen – genau das, um ihr derzeitiges Gewicht zu halten.

Bei einer Ernährung mit einem 13-prozentigen Eiweißanteil müsste Maria jedoch 2.170 Kilokalorien verzehren, um das gleiche Eiweißziel zu erreichen – also 290 Kilokalorien mehr als sie braucht, um ihr aktuelles Gewicht zu halten.

Sehen wir uns diese Zahl einmal genauer an: 290 Kilokalorien sind so viel wie zwei Dosen zuckergesüßte Softdrinks, ein Schokoriegel oder eine kleine Tüte Kartoffelchips (ca. 50 g). Klingt wieder nicht nach viel, würde aber sehr wahrscheinlich zu einer Gewichtszunahme führen, es sei denn, Maria würde sie verbrennen. Bei einem dauerhaften Eiweißanteil von 13 Prozent würde Maria in ein paar Jahren 12 Kilogramm zunehmen. Ihr Gewicht wäre auf 76 Kilogramm und ihr BMI auf 30 angestiegen, womit sie als fettleibig gelten würde.

Und jetzt?

Ein mögliches Ergebnis

Marias Gewicht steigt langsam, aber stetig an. Sobald sie ein Gewicht von 76 Kilogramm erreicht hat, braucht sie jene 290 zusätzlichen Kilokalorien, die sie bereits jeden Tag zu sich genommen hat, um dieses höhere Gewicht zu halten. Das kommt daher, dass ein größerer Körper mehr Brennstoff benötigt. Dann wird sie zumindest nicht mehr an Gewicht zulegen, werden Sie jetzt denken, doch da liegen Sie leider falsch. Wie wir anhand des undichten Stöpsels in der Badewanne erklärt haben, bedeutet dies für Maria, dass sie in einem Teufelskreis steckt, der von einem wachsenden Eiweißappetit befeuert wird. Daher gilt es als ziemlich sicher, dass es nicht bei einer Gewichtszunahme von 12 Kilogramm bleiben wird.

Aufgrund dieses Teufelskreises steigt Marias Eiweißziel stetig an, und der Appetit auf diesen Nährstoff wird sie unerbittlich dazu antreiben, weiterhin zu viel zu essen. Aufgrund des hohen Anteils an hochverarbeiteten Lebensmitteln und Getränken in ihrer Ernährung verzehrt sie weniger Ballaststoffe als je zuvor, was bedeutet, dass ihre Eiweißbremsen nicht mehr ordentlich funktionieren. Ihre Darmbakterien werden den Mangel an Ballaststoffen bereits bemerkt und damit begonnen haben, sie die unangenehmen Auswirkungen – Verstopfung und unregelmäßige Darmtätigkeit – spüren zu lassen.

Aufgrund ihrer Gewichtszunahme liegt Marias neues Eiweißziel statt wie bisher bei täglich 70,5 Gramm bei 76 Gramm: 5,5 Gramm oder ein Ei pro Tag mehr. Klingt nicht nach viel, aber die Folgen sind fatal.

Bei einem Eiweißanteil von 13 Prozent muss Maria nun täglich 2.340 Kilokalorien zu sich nehmen, um auf 76 Gramm Eiweiß zu kommen. Wegen dieser zusätzlichen 168 Kilokalorien wird ihr Körpergewicht bald auf 83 Kilogramm gestiegen sein und ihr BMI auf 32,4. Und das wird so weitergehen: Aufgrund zunehmender Insulinresistenz wird Marias Eiweißziel noch weiter ansteigen, und ihre gesundheitlichen Probleme werden sich verschlimmern und zu Erkrankungen wie Diabetes Typ 2 führen.

Ein alternatives Ergebnis

Maria hat sich gerade noch rechtzeitig gefangen, um eine weitere Gewichtszunahme zu vermeiden. Alles, was sie tun muss, ist, zu einem Eiweißanteil von 15 Prozent zurückzukehren, Junkfood abzuschwören und sich ballaststoffreicher zu ernähren. Dann wird ihr Eiweißappetit den Rest erledigen.

Und dafür muss sich Maria – auch wenn dies ihrer Intuition widerspricht – nicht einmal eiweißreicher ernähren. Nur dadurch, dass sie 290 Kilokalorien an Fett und Kohlenhydraten aus ihrer Ernährung entfernt, wird der Eiweißanteil von 13 auf gesunde 15 Prozent ansteigen. Sie wird ihr Eiweißziel von 70,5 Gramm wieder erreichen, nimmt weniger Kalorien zu sich als zuvor, und ihr Gewicht wird sich wieder bei 64 Kilogramm einpendeln. Und das nur, indem sie die kleine Tüte Chips, die beiden Softdrinks oder Biere oder den einen Schokoriegel weglässt. Ein paar zusätzliche Portionen Obst und Gemüse, Bohnen oder Vollkornprodukte würden ihr Ballaststoffproblem lösen und gleichzeitig die Versorgung mit essenziellen Mikronährstoffen und gesunden Pflanzenstoffen sicherstellen. (Bei Vollkornprodukten handelt es sich um ganze Körner von Getreidearten wie Weizen, Dinkel, Roggen, Hafer, Gerste, Hirse oder Reis. Dagegen enthalten raffinierte Körner nur die stärkehaltigen Teile des Samens – die ballaststoffreiche Kleie und die nährstoffreichen Keime wurden entfernt.)

Würde Maria noch einen Zahn zulegen und 510 Kilokalorien weniger an Fett und Kohlenhydraten zu sich nehmen, käme sie auf einen Eiweißanteil von 17 Prozent, und ihr würden täglich 1.660 Kilokalorien zum Erreichen ihres Eiweißziels genügen. Das wären in etwa 150 Kilokalorien weniger als sie braucht, um ihr Gewicht bei 66 Kilogramm zu halten. Dies ließe sich bereits realisieren, wenn sie sich von zwei Lieblingssnacks oder -getränken verabschieden würde: eine Tüte Chips, ein Schokoriegel, ein paar Softdrinks, Bier oder Wein. In dem Fall gibt es keine Notwendigkeit, mehr Eiweiß zu verzehren – ihr Eiweißziel bleibt mit 70,5 Gramm gleich. Und so stellt sich nur die Frage, wie viele Kalorien von den anderen Nährstoffen stammen, um das Ziel zu erreichen.

Lassen wir außerdem nicht außer Acht, dass Maria ihre körperliche Aktivität erhöhen könnte, um zusätzliche Kalorien zu verbrennen und ihre allgemeine Gesundheit zu verbessern.

Maria ist so ziemlich jede Frau oder jeder Mann mittleren Alters in der westlichen Welt. Wir alle haben ihre Probleme, und auch ihre Lösung könnte unsere sein.

In einem späteren Lebensabschnitt, etwa ab dem 65. Lebensjahr, muss Maria anfangen, ihre Eiweißaufnahme ein wenig zu erhöhen: um etwa 25 Gramm pro Tag auf einen Anteil von 20 Prozent. Und zwar aus den Gründen, die wir bereits erläutert haben: Der (Eiweiß-)Stöpsel in der Badewanne wird mit zunehmendem Alter undichter. Wenn Maria ihre Eiweißaufnahme nicht erhöht, riskiert sie den Verlust von Muskelmasse.

Matthews Geschichte

Matthew ist 25 Jahre alt. Nach seinem Abitur vor einem Jahr zieht er von zu Hause fort, um in einer anderen Stadt einen Vollzeitstelle in einem Büro anzutreten. Die Arbeitstage sind lang, oft bis zum späten Abend, wie es von ihm erwartet wird. Kochen war noch nie sein Ding und Online-Bestellungen sind so schön bequem.

In seinen späten Teenagerjahren war Matthew ein begnadeter Fußballer und trainierte hart, um Muskelmasse aufzubauen. In nur drei Jahren verwandelte sich der hochgewachsene Schlacks in einen muskulösen jungen Mann mit einem Körpergewicht von 85 Kilogramm. Damals trieb er seine Eltern in den Wahnsinn mit seinen Proteinshakes und Eiern und Hühnerbrust-Mehrfachpackungen, die den Familienkühlschrank verstopften – doch diese Zeiten sind vorbei. Auch die Zeit als aktiver Fußballer sind vorüber und damit seine intensiven Trainingsprogramme.

Während seiner Zeit als Sportler verzehrte Matthew täglich rund 135 Gramm Eiweiß zum Aufbau und Erhalt von Muskelmasse. Sein täglicher Energieverbrauch lag bei 3.550 Kilokalorien, die er als Brennstoff in seine hohe körperliche Aktivität steckte. Jetzt sitzt er den ganzen Tag vor einem Computerbildschirm und verbrennt nur noch 2.550 Kilokalorien pro Tag. Ohne Fußball und Krafttraining schwindet seine Muskelmasse dahin. Aber nach wie vor meldet sie ihre Ansprüche in Gestalt eines hohen Eiweißappetits an.

Am Ende seiner sportlichen Laufbahn traf Matthew sowohl mit dem Eiweißanteil von 15 Prozent als auch mit seinem Energieverbrauch voll ins Schwarze: Bei einem Eiweißanteil von 135 Gramm hätte er 3.600 Kilokalorien zu sich nehmen müssen. Das Problem ist, dass er heute 1.000 Kalorien weniger pro Tag benötigt als damals. Umgerechnet bedeutet dies, dass er mit einem Eiweißanteil von 15 Prozent nur 95 Gramm Eiweiß pro Tag zu sich nehmen sollte. Sein Eiweißziel aber, das seit seiner sportlichen Zeit noch immer hoch ist, wird unbefriedigt bleiben und ihn dazu drängen, weiter zu essen.

Es wird einige Zeit dauern, bis Matthews Eiweißziel ein Level erreicht haben wird, das besser zu seinem neuen Lebensstil passt. Wie lange, wissen wir nicht. Dieses Phänomen wurde noch nicht erforscht. Bis dahin wird Matthews Taille die Auswirkungen der angesammelten überschüssigen Kalorien zeigen, die er verzehrt haben wird, um das hohe, während seiner Zeit als Sportler entstandene Eiweißziel zu erreichen. Matthew entspricht einem Trend, der bei vielen sportlichen jungen Menschen zu beobachten ist, wenn sie beim Erreichen des 20. oder 30. Lebensjahrs die

Saat für chronische Gesundheitsprobleme in ihren Vierzigern und Fünfzigern säen.

Was sollte Matthew tun? Um eine Gewichtszunahme zu vermeiden, muss er seine Kalorienzufuhr auf 2.550 Kilokalorien begrenzen und gleichzeitig seinen unbändigen Eiweißappetit befriedigen, der mit 135 Gramm pro Tag deutlich höher liegt als nötig. Damit dies gelingt, muss er den Eiweißanteil in seiner Ernährung von 15 auf 21 Prozent erhöhen. So kann er sein Eiweißziel (135 g) und seinen Energiebedarf (2.550 kcal) gleichzeitig erreichen. Das Weglassen von ultraverarbeiteten Lebensmitteln und eine Steigerung der Ballaststoffaufnahme sind einfache Möglichkeiten, um den Eiweißanteil in seiner Ernährung auf 21 Prozent zu erhöhen. Aber auch die Erhöhung der Portionsgrößen eiweißreicher Bestandteile in seiner Ernährung um zusätzliche 20 bis 30 Gramm Eiweiß pro Tag würde ihm helfen, dorthin zu gelangen.

Total simpel.

Über einen Großteil des Zeitraums hinweg, in dem unsere Spezies existiert, hatten die Menschen nicht das Bedürfnis, ihr Gewicht zu reduzieren, aber heute ist dies ein Ziel, das viele teilen. Gewicht zu verlieren ist schon schwer genug, aber es zu halten ist sogar noch schwerer. Denn der sogenannte Jo-Jo-Effekt – Gewichtsverlust mithilfe der neuesten Diät, zurück zum vorherigen Gewicht oder, noch schlimmer, Gewichtszunahme – macht uns häufig einen Strich durch die Rechnung. Er ist ein großartiges Geschäftsmodell der Abnehmindustrie, und unsere Biologie in Kombination mit der modernen Nahrungsumgebung macht ihn fast unvermeidlich.

Wie wir bei Maria und Matthew gesehen haben, kann hier der Eiweißeffekt helfen. Groß angelegte klinische Studien wie die europäische DIOGENES-Studie legen nahe, dass eine eiweißreichere Ernährung (25 Prozent) in Verbindung mit vielen gesunden, langsam verdaulichen Kohlenhydraten dazu beiträgt, das Gewicht nach einer Periode mit kalorienarmer Ernährung (800 kcal pro Tag über einen Zeitraum von 8 Wochen hinweg, wie bei dieser speziellen Studie) zu reduzieren.

Jedoch ist ein häufiger Anfängerfehler der, die gesundheitlichen Vorteile einer eiweißreichen Ernährung lediglich dem Eiweiß zuzuschreiben. Die falsche Logik dahinter geht so: Man nimmt mit einer eiweißreichen Diät ab. Durch den Gewichtsverlust verbessert sich die allgemeine Gesundheit. Also verbessert Eiweiß unsere Gesundheit. Doch Eiweiß ist kein Medikament, mit dem sich Diabetes, Herzerkrankungen und andere Folgeerscheinungen von Adipositas heilen lassen. Nach momentaner Erkenntnis führt eine Diät mit einem hohen Eiweißanteil einfach nur zur Begrenzung der Gesamtkalorienaufnahme. Sollte es weitere Vorteile für die Gesundheit geben, wären diese eine Folge jener Begrenzung.

Aber heute gibt es eine Anhängerschaft von Modediäten, die glaubt: »Wenn etwas Eiweiß gut ist, dann muss mehr Eiweiß besser sein!« Ein weiterer häufiger Denkfehler. Es stimmt nicht, dass mehr von etwas Gutem besser ist als genau die richtige Menge. Es gibt viele nützliche Stoffe – Salz, Wasser, Vitamine –, die in zu hohen Konzentrationen giftig sind. Gleiches gilt für Eiweiß und auch für Kohlenhydrate und Fette.

Die Ernährungsphilosophie, die auf Eiweißreichtum setzt, erfreut sich schon seit einiger Zeit großer Beliebtheit. Robert Atkins machte sie in seinen Werken populär, als er zum Abnehmen eine kohlenhydratarme, fettreiche und eiweißreiche Ernährung empfahl. Er hatte recht, und wir wissen jetzt alle, warum: Bei einer solchen Diät isst man insgesamt weniger, weil man sich darauf fokussiert, nur den Eiweißappetit zu erfüllen. Nach Atkins wurden andere Diäten wie Paläo, Keto, Carnivory, andere Low-Carb-Diäten und sogar Zero-Carb-Diäten gehypt. Letztere empfehlen eine Ernährung mit Fleisch, Fisch, Eiern, Butter (und vielleicht ein wenig Ballaststoffen unter den Vorsichtigeren) für eine mühelose Gewichtskontrolle und eine tierisch gute Gesundheit.

Diese Diäten werden garantiert ausnahmslos den Gewichtsverlust fördern. Zusätzlich zu der hungerstillenden Wirkung von Eiweiß zwingt die sehr kohlenhydratarme Keto-Diät (mit maximal 20 Gramm Kohlenhydraten – oder einem Apfel pro Tag) den Körper dazu, als Hauptbrennstoff Ketone statt Glucose zu verbrennen. Ketone, die Abbauprodukte von Fett, scheinen auch zu helfen, die Kalorienaufnahme zu drosseln, selbst bei einem moderaten Eiweißanteil.

Die eiweißarme (9 Prozent), aber sehr fettreiche (90 Prozent) Keto-Diät wird manchmal zur Behandlung von gewissen Erkrankungen, wie etwa Epilepsie bei Kindern, eingesetzt, während sehr kohlenhydrat- und energiearme Diäten helfen können, die Symptome von Diabetes Typ 2 umzukehren. Doch als regelmäßige Ernährung sind beide weder nachhaltig noch erstrebenswert. Selbst Diäten, die nicht ganz so extrem kohlenhydratarm und fettreich sind, haben eine geringe Akzeptanz – die meisten von uns kehren bald wieder zu einer ausgewogeneren Makronährstoffmischung zurück.

Der Grund dafür ist simpel: Wer die meisten Kohlenhydrate aus seiner Ernährung entfernt, aktiviert den Appetit auf Kohlenhydrate – stärkehaltige und süße Lebensmittel – erst recht. Versuchen Sie selbst einmal, Kohlenhydrate für ein paar Tage größtenteils wegzulassen. Ist Ihre Ernährung darüber hinaus auch noch eiweißarm, schlägt in doppelter Hinsicht der Heißhunger zu: auf Kohlenhydrate *und* auf Eiweiß. Dazu kommt der zunehmende Wunsch, nie wieder Fett sehen zu wollen, wie es Ihnen Ihr Appetit auf diesen Nährstoff sagt. Ihre Appetite tun einfach das, wozu sie sich entwickelt haben: Sie geben ihr Bestes, um Sie zu einer ausgewogenen Ernährung zu führen.

Wer also wider jeglichen Drang, etwas anderes zu tun, auf eine Low-Carb-Diät (oder eine andere extreme Diät) beharrt, wird merken, dass sein Körper sich schließlich anpasst. Der Mensch ist ein extrem flexibles Wesen, wenn es um Ernährung geht. Es war ein Schlüssel zu unserem Erfolg als Spezies, dass wir in der Lage waren, uns an eine veränderte Ernährung anzupassen, auch an jene, die wenig erfolgversprechend waren, etwa die der traditionellen Inuit (überwiegend Fisch und Fleisch und Tran von Säugetieren), die der Masai in Kenia (Milch und Blut) oder die der Inselbewohner von Okinawa (eiweißarme, auf Süßkartoffeln basierte Küche).

Einen Nachteil gibt es dennoch: Je mehr wir unsere Nährstoffauswahl einschränken, desto mehr riskieren wir, unsere Stoffwechselflexibilität zu verlieren, und es wird schwerer werden, wieder zu einem anderen Ernährungsmuster zu wechseln. Das liegt daran, dass unsere Biologie sich so entwickelt hat, dass sie über die Jahreszeiten hinweg eine Vielzahl von Nahrungsmitteln erwartet, nachts gewohnt ist zu fasten und darüber hinaus Zeiten des Überflusses und der Knappheit kennt. Physiologisch sind wir wie Athleten, die ihre Muskeln und Sehnen dehnen müssen, um die Fähigkeit zu erhalten, flexibel auf jede mögliche Herausforderung zu reagieren. Wenn wir unsere Physiologie nicht ständig »gestreckt« halten, werden wir allmählich die Fähigkeit verlieren, eine gesunde Ernährungsvielfalt zu genießen.

Nun besteht kein Zweifel daran, dass sich ein Gewichtsverlust bei einem ungesunden Gewicht und vor allem bei Anzeichen von Diabetes und Herz-Kreislauf-Erkrankungen positiv auf die Gesundheit und die Lebenserwartung auswirken kann. Der gesundheitliche Nutzen, der mit einer Verbesserung aller Arten von Markern einer schlechten Gesundheit aufgrund von Übergewicht einhergeht, ist sogar vielfältig.

Doch nach unserem heutigen Wissen über die molekularen Mechanismen der Langlebigkeit stellt eine eiweißreiche, kohlenhydratarme und fettreiche Ernährung ein potenzielles Risiko dar. Die Ergebnisse unserer Experimente mit Insekten und Mäusen sowie Forschungsergebnisse anderer Wissenschaftler auf der ganzen Welt zeigen, dass solche Diäten zwar alte und universelle biochemische Pfade aktivieren, die ihrerseits Wachstum und Fortpflanzung fördern. Doch gleichzeitig schalten sie unsere Reparatur- und Wartungspfade ab, die ein langes, gesundes Leben unterstützen.

Gibt es Beweise dafür, dass solche Risiken bei Menschen real sind? Die Hinweise häufen sich, aber noch laufen die Studien nicht lange genug, um sichere Aussagen treffen zu können. Anders als bei Insekten und Nagetieren lassen sich aus naheliegenden Gründen keine lebenslangen Ernährungsexperimente an Menschen durchführen. Allerdings ist die Interpretation der Ergebnisse von kurzfristigen Ernährungsversuchen mit Menschen und von Ernährungsumfragen schwierig. Schlussfolgerungen werden oft von Befürwortern verschiedener Diätlager, bei denen in der Regel nur ein einziger Nährstoff im Mittelpunkt steht, angezweifelt: Häufig wird über die relative Rolle von Fetten und Kohlenhydraten gestritten.

Dennoch ist es unbestritten, dass wir Menschen in puncto Langlebigkeit und Wachstumspfade die gleiche grundlegende Molekularbiologie haben wie Hefe, Würmer, Fliegen, Mäuse und Affen. Da stellt sich aber die Frage: Wie hoch ist die Wahrscheinlichkeit, dass unsere Spezies eine seltene Ausnahme von der Regel ist, die besagt, dass eine langfristige eiweißreiche, kohlenhydratarme Ernährung lebensverkürzend ist? Ziemlich gering, denken wir. Verschwindend gering sogar. Vor allem, wenn man bedenkt, dass die langlebigsten, gesündesten Völker auf unserem Planeten genau jene sind, die sich von eiweißärmerer, kohlenhydratreicher Vollwertkost ernähren.

Finale Tipps: Wie können wir uns wie Tiere ernähren?

Maria und Matthew haben geholfen, einige der wichtigsten Botschaften aus dem Buch in der Praxis zu erproben – Lektionen, die uns Lebewesen wie Paviane, Heuschrecken, Grillen, Fruchtfliegen, Mäuse, Katzen, Hunde und Primaten lehrten. Sie alle sind Teil derselben wundersamen Evolutionsreise, zu der auch der Mensch gehört; ein Tier, dem es gelungen ist, seine Welt zu verändern, um dem Wunsch seines Herzens nach endlos leckeren, bequemen und billigen Lebensmitteln gerecht zu werden. Mit verheerenden Folgen. Wir müssen unsere Ernährung überprüfen und mit unserer Biologie arbeiten, statt sie zu überlisten.

Lassen Sie uns unsere Reise mit einigen Tipps beenden, wie Sie Ihre Nahrungsumgebung kontrollieren und Ihre Appetite dazu bringen können, für Sie zu arbeiten. Dies ist keine Lebensphilosophie, sondern unsere Betrachtung der wissenschaftlichen Hinweise aus unserer eigenen Forschung: eine Roadmap für Ihre Reise zu einer gesunden und genussvollen Ernährung.

1. Die Schätzung Ihres Eiweißziels in drei Schritten

Schritt 1. Schätzen Sie Ihren täglichen Energiebedarf (Kalorien) bezogen auf Ihr Alter, Geschlecht und Aktivitätsniveau, zum Beispiel mithilfe der Harris-Benedict-Formel, die als Rechenhilfe im Internet verfügbar ist.

Schritt 2. Schätzen Sie den Anteil der Kalorien, die von Eiweiß kommen sollen, also Ihr Eiweißziel, indem Sie diesen Wert mit dem entsprechenden Faktor multiplizieren:

Kinder und Jugendliche: 0,15 (oder: 15 Prozent Eiweißanteil in der Ernährung)

Junge Erwachsene (18–30 Jahre): 0,18
Schwangere und stillende Frauen: 0,20
Erwachsene (Ü30): 0,17
Erwachsene im mittleren Alter (40–65 Jahre): 0,15
Erwachsene im fortgeschrittenen Alter (65+): 0,20

Schritt 3. Teilen Sie diese Zahl durch 4, um Ihren täglichen Eiweißbedarf in Gramm zu erhalten. Denken Sie daran, dass jedes Gramm Eiweiß 4 Kilokalorien Energie entspricht.

2. Lassen Sie ultraverarbeitete Lebensmittel links liegen und holen Sie sich solche nicht ins Haus. Denn Sie werden sie essen, wenn sie da sind: Sie wurden geschaffen, um unwiderstehlich zu sein. Sie sind die Hauptschuldigen in der globalen Gesundheitskrise mit ihren chronischen Erkrankungen; sie haben das Wechselspiel zwischen Nährstoffen und Appetit pervertiert. Wie erkennt man sie? Mit den Worten von Professor Carlos Monteiro:

> Eine praktische Möglichkeit, ein ultraverarbeitetes Produkt zu identifizieren, besteht darin, zu prüfen, ob die Zutatenliste mindestens einen der typischen Bestandteile der NOVA-Gruppe von ultraverarbeiteten Lebensmitteln enthält. Also entweder Lebensmittelstoffe, die nie oder selten in der Küche verwendet werden, wie etwa Maissirup (Glucosesirup), hydriertes oder umgeestertes Öl und hydrolysiertes Eiweiß, oder Gruppen von Zusatzstoffen, die dazu bestimmt sind, das Endprodukt schmackhafter oder ansprechender zu machen, wie etwa Aromen, Geschmacksverstärker, Lebensmittelfarben, Emulgatoren, Speisesalz, Süßstoffe, Verdickungsmittel und Schaumunterdrücker, Füllstoffe, Kohlensäure, Schaumverstärker, Geliermittel und Glasiermittel.

3. Wählen Sie eiweißreiche Lebensmittel aus einer Vielzahl von tierischen Quellen (Geflügel, Fleisch, Fisch, Eier und Milchprodukte) und/oder pflanzlichen Quellen (Samen, Nüsse, Hülsenfrüchte). So erreichen Sie nicht nur Ihr Aufnahmeziel, sondern stellen auch sicher, dass Sie ein ausgewogenes Verhältnis von Aminosäuren zu sich nehmen, das den Eiweißappetit am effektivsten befriedigt. Sind Sie Vegetarier – was nicht schlecht ist –, wird es Ihnen etwas schwerer fallen, eine solche Vielzahl zu essen, da pflanzliches Eiweiß in seinem Aminosäuregehalt tendenziell weniger ausgewogen ist als viele tierische Eiweiße.

Um ein Gefühl dafür zu bekommen, wie Sie Ihr Eiweißziel erreichen können, hat Dr. Amanda Grech, unsere Ernährungsberaterin vom Charles Perkins Centre, die folgenden Lebensmittellisten zusammengestellt. Neben

Eiweißgehalt umfassen diese auch Fett- und Kohlenhydratgehalt, Kalorienanzahl, die Menge an gesättigten Fettsäuren und den Natriumchloridgehalt.

Zusammensetzung der Ernährung nach Hauptnährstoffen per 100 g

Hauptlebensmittelgruppen	(n)	Eiweißanteil*	Energie^	Energie (kcal)	Eiweiß (g)	Eiweiß (%E)	Kohlenhydrate (g)	Ballaststoffe (g)	Gesamtfett (g)	Gesättigte Fettsäuren (g)	Natrium (mg)
Milch, Joghurt, Käse und andere milchhaltige Produkte	14784	12,9	10,9	89,2	4,0	17,8	8,7	0,2	4,4	2,4	96,3
Rotes Fleisch, Hühnerfleisch, Meeresfrüchte	12142	40,4	18,3	194,9	16,2	33,2	8,8	0,6	10,3	3,1	515,0
Eier	2036	4,1	2,4	185,4	12,1	26,1	3,3	0,1	13,5	4,3	433,8
Bohnen, Hülsenfrüchte, Nüsse, Saaten	3183	4,0	3,7	231,2	9,5	16,4	21,6	5,5	13,1	2,2	344,3
Brot, Getreide, Kekse, Cracker, Reis, Frühstückscerealien, Nudeln/Reis/Mais-Gerichte	25213	30,6	38,9	230,2	6,8	11,9	32,2	2,2	8,4	2,8	396,3
Obst	9766	1,4	4,8	56,8	0,6	4,3	13,5	1,3	0,5	0,1	4,6
Gemüse	15424	4,0	7,1	106,4	2,3	8,5	14,7	2,0	4,8	1,1	257,9
Würzmittel	3182	0,1	1,5	452,0	1,0	0,9	6,9	0,1	47,0	12,1	795,8
Backwaren und alkoholische/nicht alkoholische Getränke	34703	2,5	12,5	14,6	0,1	3,0	2,8	0,0	0,1	0,0	6,6
Gesamt	**120433**	100,0	100,0								

* Der Anteil jeder Lebensmittelgruppe am Gesamteiweißanteil in der amerikanischen Ernährung
^ Der Anteil jeder Lebensmittelgruppe am Gesamtenergieverbrauch in der amerikanischen Ernährung
(n) = Anzahl der Nennungen einer Lebensmittelgruppe durch die Teilnehmer
%E = Prozentualer Eiweißanteil am Energieverbrauch

Zusammensetzung nach Hauptnährstoffen^ je 100 g pro Lebensmittelgruppe und ausgewählter Produkte gemäß Nennung der NHANES-Teilnehmer 2015–2016*

Lebensmittelgruppe und ausgewählte Nahrungsmittel	(n)	Energie (kcal)	Eiweiß (g)	Eiweiß (%E)	Kohlenhydrate (g)	Ballaststoffe (g)	Gesamtfett (g)	Gesättigte Fettsäuren (g)	Natrium (mg)
Milchprodukte und -speisen	14784	89,2	4,0	17,8	8,7	0,2	4,4	2,4	96
- Milch	4822	51,9	3,3	25,1	4,8	0,0	2,2	1,3	45
- Erdbeermilch, naturbelassen	19	81,3	3,0	14,6	10,6	0,0	3,1	1,7	43
- Griechischer Joghurt, fettarm	11	59,0	10,2	69,1	3,6	0,0	0,4	0,1	36
- Joghurt, vollfett, mit Fruchtgeschmack	26	86,9	3,1	14,3	12,4	0,1	2,9	1,8	44
- Rahm (Doppelrahmstufe)	5	340,0	2,8	3,3	2,7	0,0	36,1	23,0	26
Käse	1580	362,2	24,0	26,5	4,1	0,0	27,7	16,3	744
- Brie	11	332,3	20,8	25,0	0,4	0,0	27,7	17,4	631
- Cheddar	465	404,8	22,9	22,6	3,1	0,0	33,3	18,9	653
Verarbeiteter/Amerikanischer Käse	861	297,5	15,9	21,4	8,7	0,0	22,3	12,7	1253
Speiseeis	1157	215,3	3,7	6,9	26,1	0,7	10,9	6,3	84
- Schokoladeeis mit einer dicken Schokoladenschicht	4	302,8	5,6	7,4	11,9	1,1	25,8	15,9	56
Produkte und Speisen aus Fleisch, Huhn/Hähnchen, Meeresfrüchte	12142	194,9	16,2	33,2	8,8	0,6	10,3	3,1	515
Rindfleisch	933	225,2	27,7	49,3	0,9	0,1	11,7	4,6	431
- Rindfleisch, gebraten, Fett nicht verzehrt	35	149,8	29,1	77,8	0,0	0,0	3,7	1,4	417
- Schweinegeschnetzeltes inkl. Fett	18	211,3	27,7	52,4	0,0	0,0	10,5	3,3	514
Verarbeitete Fleischwürstchen, Hotdogs, Salami	1984	218,7	16,2	29,6	2,4	0,0	15,8	5,4	970
Huhn/Hähnchen	2678	229,6	21,6	37,6	7,0	0,4	12,5	2,8	507
- Hühnerbrust, gegrillt, ohne Haut	63	175,6	29,6	67,5	0,0	0,0	5,5	1,0	353
- Hühnerschlegel, mariniert, gebraten, Fast Food	32	292,8	16,2	22,2	12,9	0,4	19,6	4,6	748
Fisch	261	178,2	21,4	48,1	4,0	0,2	8,1	1,6	467
Burger und Sandwiches mit Fleisch	1525	262,0	13,3	20,3	22,0	1,2	13,3	4,8	568

Lebensmittelgruppe und ausgewählte Nahrungsmittel	(n)	Energie (kcal)	Eiweiß (g)	Eiweiß (%E)	Kohlenhydrate (g)	Ballaststoffe (g)	Gesamtfett (g)	Gesättigte Fettsäuren (g)	Natrium (mg)
- Cheeseburger	57	270,3	13,5	20,0	25,5	1,9	12,9	5,8	628
- Hühnersandwich, Vollkornbrot, Salat	3	203,5	16,2	21,8	19,6	3,0	7,0	1,3	364
Eier und Eierspeisen	2036	185,4	12,1	26,1	3,3	0,1	13,5	4,3	434
Eier, ganz, Eigelb oder Eiweiß	863	184,4	13,2	28,5	0,9	0,0	13,8	4,3	442
Produkte und Speisen aus Bohnen, Hülsenfrüchten, Nüssen und Saaten	3183	231,2	9,5	16,4	21,6	5,5	13,1	2,2	344
Bohnen und Bohnengerichte	411	166,8	8,4	20,3	23,6	8,1	4,7	0,7	228
- Schwarze Bohnen, gegart	8	133,6	8,9	26,6	24,3	10,1	0,4	0,1	348
Hülsenfrüchte und Hülsenfrucht-gerichte	110	193,3	9,1	18,9	24,9	7,5	6,9	1,1	252
- Linsen, gegart	20	115,5	9,0	31,1	20,0	7,9	0,4	0,1	196
Saaten	23	576,3	19,1	13,3	23,8	11,0	49,2	5,2	462
Nüsse	744	598,3	18,8	12,6	22,0	8,2	52,9	7,1	175
Erdnusscreme	308	580,4	21,5	14,8	23,0	5,1	49,0	9,7	431
Produkte und Gerichte aus Getreide und Getreidebasis	25213	230,2	6,8	11,9	32,2	2,2	8,4	2,8	396
Brot, Weizenmehl, Weizenschrot, Weizenkörner	1401	270,7	11,0	16,3	47,0	5,1	4,4	0,9	472
Brot, Croissants, Bagels, Milchbrötchen, Brötchen	2985	303,8	9,1	12,0	50,6	2,4	7,0	2,2	494
Quinoa, gegart	19	119,9	4,4	14,6	21,2	2,8	1,9	0,2	163
Nudeln, gegart	17	148,2	6,0	16,1	29,9	3,9	1,7	0,2	235
Reis, weiß, gegart	570	129,2	2,7	8,3	28,0	0,4	0,3	0,1	245,3
Reis, braun, gegart	110	122,4	2,7	8,9	25,4	1,6	1,0	0,3	202,2
Frühstückscerealien	2345	374,8	7,7	8,2	80,8	6,3	4,3	1,0	436
- Froot Loops	122	375,8	5,3	5,6	88,0	9,3	3,4	1,8	470
- Bran Cereal	2	258,9	13,1	20,3	74,2	29,3	4,9	1,1	258
Pizza – Fast Food mit Käse	3	266,2	11,4	17,1	33,3	2,3	9,7	4,5	598
Nachos mit Käse, Fleisch und Sauerrahm	5	215,5	6,3	11,7	20,1	3,4	12,6	3,1	323

Lebensmittelgruppe und ausgewählte Nahrungsmittel	(n)	Energie (kcal)	Eiweiß (g)	Eiweiß (%E)	Kohlenhydrate (g)	Ballaststoffe (g)	Gesamtfett (g)	Gesättigte Fettsäuren (g)	Natrium (mg)
Vollkornnudeln mit einer Sauce auf Tomatenbasis und Meeresfrüchten	4	108,0	5,7	21,0	18,8	2,8	1,7	0,2	217
Snacks auf Getreidebasis (z. B. Popcorn, Maischips)	2220	497,6	7,8	6,2	62,2	5,2	24,8	5,7	714
Kekse	681	367,5	3,9	4,2	51,2	1,2	17,3	5,1	341
Cookies	2020	462,0	5,3	4,6	67,4	2,2	20,1	7,0	340
Frühstücksgebäck	528	407,2	5,3	5,2	53,0	1,8	19,6	7,6	358
Produkte und Gerichte aus Obst	9766	56,8	0,6	4,3	13,5	1,3	0,5	0,1	5
Frisches Obst	5692	67,3	0,8	4,6	15,1	2,3	1,2	0,2	8
Fruchtsäfte	1316	49,0	0,2	1,9	12,0	0,3	0,1	0,0	5
Trockenfrüchte	249	301,6	2,2	2,9	75,8	5,2	2,4	1,5	10
Produkte und Gerichte aus Gemüse	15424	106,4	2,3	8,5	14,7	2,0	4,8	1,1	258
Pommes	3947	313,9	3,9	5,0	37,2	2,9	17,6	2,9	360
Kartoffeln, gegart	9	92,6	2,5	10,8	21,1	2,2	0,1	0,0	164,5
Süßkartoffeln, gegart	6	94,8	2,1	8,9	21,8	3,5	0,1	0,1	182,2
Karotten, roh	454	40,4	0,9	9,2	9,6	2,8	0,2	0,0	68,7
Blattgemüse und dunkles Blattgemüse	554	31,2	2,6	33,8	4,5	2,7	1,0	0,2	141
Grüne Bohnen, Strauchbohnen	10	30,8	1,8	23,8	7,0	2,7	0,2	0,1	6,3
Tomaten, roh	1037	17,9	0,9	19,7	3,9	1,2	0,2	0,0	5
Backwaren	2219	441,2	3,7	3,3	77,2	1,5	13,8	7,4	119
Erfrischungsgetränke	4129	33,7	0,0	0,4	8,4	0,0	0,1	0,0	7
Wein/Bier/Spirituosen	1385	81,4	0,2	1,2	3,9	0,0	0,1	0,0	12

^ Standard-Vergleichsdatenbank der Nährstoffzusammensetzung des amerikanischen Landwirtschaftsministeriums (USDA National Nutrient Database for Standard Reference) für Ernährungsstudien
(n) = Anzahl der Nennungen einer Lebensmittelgruppe durch die Teilnehmer
%E = prozentualer Eiweißanteil am Energieverbrauch
* The National Health and Nutrition Examination Survey (NHANES) ist eine Evaluierung über den Gesundheitsstatus und Ernährungszustand von Erwachsenen und Kindern in den USA. Die Erhebung wird jährlich unter 5.000 Erwachsenen und Kindern durchgeführt. Im Zeitraum 2015–2016 wurden 15.327 Personen in 30 verschiedenen Orten in den gesamten USA nach einem Zufallsverfahren gefragt, teilzunehmen. Von ihnen gaben 9.971 Einblick in ihre Ernährung.

4. Unsere Physiologien entwickelten sich zu einer Zeit, in der wir viel mehr Ballaststoffe verzehrten als heute. Deshalb verlassen wir uns auf ihre Anwesenheit in unserer Ernährung und auf die Zusammenarbeit mit unseren Appetiten bei der Kontrolle dessen, was wir zu uns nehmen. Reaktivieren Sie diese Appetitbremse, indem Sie viel grünes Blattgemüse, nicht stärkehaltiges Gemüse, Obst, Samen und Vollkornprodukte in ihren Speiseplan aufnehmen, sodass Ihre Kost reich an Ballaststoffen, aber kalorienarm ist. Bohnen, Samen und Hülsenfrüchte, wie Limabohnen, Kidneybohnen, Kichererbsen, Schwarzaugenbohnen oder Linsen, sind ebenfalls reich an Ballaststoffen, Eiweiß und gesunden Kohlenhydraten. Und so nehmen Sie obendrein Vitamine und Mineralstoffe auf, was die Notwendigkeit von Nahrungsergänzungsmitteln reduziert.

5. Lassen Sie das Kalorienzählen nicht zur Obsession ausarten. Bei einer ausgewogenen Ernährung wird Ihr Eiweißappetit das Kalorienmanagement für Sie übernehmen. Kombinieren Sie die eiweißreichen Nahrungsmittel mit viel Gemüse und Obst, Bohnen und Vollkornprodukten, die gesunde Kohlenhydrate und Fette enthalten. Auf diese Weise stillen Sie Ihren Appetit auf alle drei Makronährstoffe – und zwar gleichzeitig.

6. Seien Sie bei der Verwendung von Zucker und Salz zurückhaltend und wählen Sie gesunde Fette wie extra natives Olivenöl.

7. Wenn Sie all dies tun, werden Sie in etwa Ihr Eiweißziel und Ihren Gesamtenergiebedarf erfahren – das wäre schon einmal ein guter Ausgangspunkt. Korrigieren Sie die eingestellten Erfahrungswerte so lange nach oben und unten, bis Sie spüren, dass Sie Ihre Appetite unter Kontrolle haben: hungrig während der Mahlzeiten und gesättigt nach und zwischen den Mahlzeiten.

8. Hören Sie auf Ihre Appetite. Fragen Sie sich: »Habe ich gerade Lust auf salzige, Umami-Aromen?« Wenn ja, dann heißt das, dass Ihr Körper Eiweiß braucht. In solchen Momenten werden Sie besonders anfällig sein für die Verlockungen von Eiweißködern, wie etwa ultraverarbeitete, herzhafte Snacks. Lassen Sie sich nicht verführen und bevorzugen Sie stattdessen hochwertige, eiweißreiche Nahrungsmittel.

9. Die Kehrseite des Genannten: Essen Sie nicht mehr Eiweiß, als Sie meinen, essen zu wollen. Ihr Eiweißappetit wird es schon richten, und zu viel Eiweiß wirkt sich eher nachteilig aus. Unsere Appetite sind bessere Gradmesser als der Taschenrechner.

10. Wer Muskeltraining und -aufbau macht, dem empfiehlt die Wissenschaft 20 bis 30 Gramm Eiweiß pro Mahlzeit. So wird die zelluläre Maschinerie für den Aufbau von neuem Muskeleiweiß am besten aktiviert. Das ist die optimale Eiweißdosis, um die Muskelsynthese in Gang zu setzen. Die Maschinerie, die hieran beteiligt ist, ist der Wachstumspfad, den wir in Kapitel 8 präsentiert haben. Er ist ein unvermeidliches Nebenprodukt, das aber auch zellulären Müll produziert und Schäden an Zellen und DNA verursacht. Eine Mahlzeit, die 20 bis 30 Gramm Eiweiß enthält, schaltet die Eiweißsynthese für etwa zwei Stunden ein und begrenzt ihre Nebenwirkungen während dieser Zeiträume tagsüber.

11. Um die Reparatur und Wartung der Zellen und DNA zu begünstigen, empfiehlt es sich, über Nacht zu fasten und Snacks zwischen den Hauptmahlzeiten zu vermeiden. So sollten Sie beispielsweise in der Zeit zwischen 20.00 Uhr und dem Frühstück am nächsten Morgen nichts essen. Dieses regelmäßige tägliche Fasten trägt dazu bei, den Langlebigkeitspfad zu aktivieren (siehe Kapitel 8), das Risiko eines zusätzlichen spätabendlichen Kalorienverzehrs zu senken, und es fördert besseren Schlaf.

Es gibt unzählige Abnehmprogramme, die Perioden eingeschränkter Kalorienzufuhr umfassen (die 5:2-Diät zählt zu den Beliebtesten), aber die Wissenschaft zeigt, dass auch eine einfache Begrenzung des Zeitfensters pro Tag, in dem wir essen (*intermittierendes Fasten* oder *Intervallfasten*), bei gleicher Gesamtkalorienaufnahme gesundheitliche Vorteile hat. Diese Vorteile entstehen, weil ein Zeitraum von mehreren Stunden ohne Nahrung jene Wachstumspfade deaktiviert, die Schäden verursachen, und dagegen die Reparatur- und Wartungsprozesse der Zellen und DNA aktiviert, die sich positiv auf die Gesundheit und die Lebenserwartung auswirken.

Wir können nicht essen, wenn wir schlafen. Das bedeutet, dass der nächtliche Schlaf eine Gelegenheit bietet, sich des angesammelten Zellmülls zu entledigen und Schäden an unserer DNA und unserem Gewebe zu reparieren. Das gilt für unsere Körperzellen im Allgemeinen, aber auch für unsere Hirnzellen im Speziellen. Kein Wunder also, dass das sogenannte *Time-restricted Feeding* (»zeitlich begrenzte Essensaufnahme«) und guter Schlaf mit einer besseren körperlichen und geistigen Gesundheit einhergehen.

12. Schlafen Sie gut! Schlaf ist die dritte Säule von Gesundheit und Wohlbefinden, zusammen mit Ernährung und Bewegung. Schlaf und Ernährung sind über den circadianen Rhythmus miteinander verbunden.

Unsere Biologie wird von einem Taktgeber, einer Art inneren Uhr, im Gehirn gesteuert. Dieser hat einen 24-Stunden-Zyklus und steuert tägliche Rhythmen von Schlaf-Wach-Phasen, Körpertemperatur, Darmentleerung, Blutdruck, Insulinsensitivität und vieles mehr. Der Taktgeber verwendet Hormone wie Melatonin, um eine Vielzahl von separaten Miniuhren zu synchronisieren, die sich in unseren Organen befinden. Tatsächlich hat sogar jede Zelle ihre eigene circadiane Uhr, die eng mit grundlegenden zellulären Prozessen wie DNA-Replikation und Insulinsignalisierung verbunden ist. Wer die Synchronisation dieser Zell- und Organuhren stört, wird sich am Ende schrecklich fühlen – wie bei einem Jetlag. Das erklärt das erhöhte Risiko von Fettleibigkeit, Diabetes, Herz-Kreislauf-Erkrankungen und Krebs bei Langzeit-Schichtarbeitern.

Der Taktgeber läuft jedoch nicht so genau wie eine digitale Armbanduhr. Er läuft ein wenig langsamer, sodass er jeden Tag zurückgesetzt wird. Dies geschieht mithilfe von Tageslicht, dem Haupttakt, aber auch anhand der Verteilung der Hauptmahlzeiten über den Tag. Wenn Sie sich sehr hellem Licht aussetzen oder zu dem Zeitpunkt essen, zu dem Ihre innere Uhr erwartet, dass Sie schlafen, wird Ihr Taktgeber durcheinandergeraten und Sie werden letzten Endes mit gesundheitlichen Problemen zu kämpfen haben.

13. Werden Sie aktiv – möglichst im Freien – und gesellig. Körperliche Aktivität und soziale Kontakte stehen eindeutig im Zusammenhang mit verbesserter Gesundheit und Langlebigkeit.

14. Lernen Sie, das zu kochen, was Sie lieben, und bringen Sie es auch ihren Kindern bei. Dies zählt zu den größten Geschenken, die Sie ihnen mit auf den Weg geben können.

15. Essen Sie das, was Sie mögen – aber so wenig wie möglich ultraverarbeitete Lebensmittel. Es gibt unendlich viele Wege, sich ausgewogen zu ernähren. Und wenn es keine besonderen medizinischen Gründe gibt, müssen Sie weder auf eine Lebensmittelgruppe (Getreide, Milchprodukte oder was auch immer) verzichten noch Dinge essen, die Sie nicht mögen oder die sich mit ihrer Esskultur nicht vereinbaren lassen. Die traditionellen und aufstrebenden Esskulturen der Welt sind eng mit Ort, Geschichte und Religion verbunden und unterstützen die Menschen von der Wiege bis zur Bahre, in Zeiten von Krankheit und in Zeiten guter Gesundheit. Die verschiedenen Ernährungsphilosophien, die sich heute beharken – von vegan bis Keto –, können zwar unter bestimmten Umständen gesunde Ernährung bieten, sind aber für die meisten von uns nicht nachhaltig und von finanziellen Interessen, gegenseitigen Ressentiments und Fanatismus geprägt.

So, das war sie, unsere Geschichte. Wir haben Ihnen erzählt, was uns die Tiere über gesunde Ernährung beigebracht haben – bis auf eine Sache. In den Kapiteln und Listen in diesem Buch gibt es viele Zahlen, Formeln und wissenschaftliche Fakten. Diese können und sollten wichtige Leitfäden für einen gesunden Lebensstil sein, aber nicht mit ihm verwechselt werden. Verwenden Sie das Wissen und die Erkenntnisse, die Sie aus diesem Buch gewonnen haben, vielmehr so, wie Sie eine Karte auf einer Reise nutzen: als eine Art Reiseführer, der Sie ans Ziel bringt, oder als gelegentlichen Ratgeber, wenn Sie sich einmal verirrt haben.

Eine genussvolle, gesunde Ernährung wird sich schnell einstellen und erfordert lediglich etwas Lenkung in gesunden Nahrungsumgebungen (abseits von ungesunden). Hören Sie einfach auf Ihre Appetite. Es ist, als würden Sie einen neuen Sport ausüben, ein neues Musikinstrument spielen oder ein neues Auto fahren: Zuerst braucht es Konzentration, die konsequente Anwendung der Regeln, Übung und das Ablegen schlechter Gewohnheiten. Und dann wird alles ganz selbstverständlich.

Was gesunde Ernährung angeht, lohnt sich vielleicht ein Blick auf diese ursprüngliche Natur: Denn für Lebewesen – von Schleimpilzen bis hin zu Pavianen – ist sie seit Millionen von Jahren tägliche Normalität, lange bevor Zahlen, Formeln, Sport, Musik und Automobile erfunden wurden.

Mehr über Nährstoffe

Eiweiß

Eiweiß besteht aus Molekülen, die ihrerseits aus Ketten von Aminosäurebausteinen bestehen und für die Struktur und Funktion von Pflanzen- und Tierzellen von grundlegender Bedeutung sind. Wie die anderen Makronährstoffe bestehen sie aus Kohlenstoff, Wasserstoff und Sauerstoff, enthalten aber auch essenzielle Stickstoffatome.

Zu den eiweißreichen Lebensmitteln gehören Fleisch, Geflügel, Meeresfrüchte, Milchprodukte, Eier, Bohnen, Nüsse und Hülsenfrüchte. Getreide und Gemüse enthalten kleinere Mengen an Eiweiß.

Aminosäuren

Es gibt 20 häufige Arten von Aminosäuren: Alanin, Arginin, Asparagin, Asparaginsäure, Cystein, Glutamin, Glutaminsäure, Glycin, Histidin, Isoleucin, Leucin, Lysin, Methionin, Phenylalanin, Prolin, Serin, Threonin, Tryptophan, Tyrosin und Valin.

Leucin, Isoleucin und Valin bestehen aus verzweigtkettigen Aminosäuren, die als potente Stimulatoren des Muskelwachstums gelten und in höchsten Mengen in tierischem Eiweiß (Fleisch und Milchprodukte) und im Eiweiß mancher Pflanzen wie Bohnen und Hülsenfrüchten anzutreffen sind.

Allerdings ist Eiweiß nicht gleich Eiweiß: Es gibt Unterschiede in der Zusammensetzung der Aminosäuren. Die Sequenz der Aminosäuren im

Eiweiß wird von Genen kodiert, welche die Blaupause für dessen Herstellung liefern. Um eine ausgewogene Mischung von Aminosäuren in der Nahrung zu erhalten, muss die Ernährung aus einer Vielzahl verschiedener, eiweißreicher Lebensmittel bestehen.

Peptide

Peptide sind kürzere Ketten von Aminosäuren als Eiweiß, die zwischen 2 und 50 Aminosäuren enthalten. Während der Verdauung wird das verzehrte Eiweiß in kleine Peptide (zwei oder drei Aminosäuren) und Aminosäuren zerlegt, damit sie der Darm aufnehmen kann.

Unser Körper produziert Peptide aus Aminosäuren, darunter auch viele wichtige Hormone.

Kohlenhydrate (»Carbs«)

Kohlenhydrate sind Zucker, Stärke und Ballaststoffe und finden sich in Nahrungsmitteln wie Honig, Obst, Gemüse, Getreide, Bohnen, Hülsenfrüchten und Milch. Als Glykogen sind sie auch in niedrigen Konzentrationen in Leber- und Muskelfleisch enthalten (siehe unten).

Kohlenhydrate bestehen aus Kohlenstoff-, Wasserstoff- und Sauerstoffatomen im Verhältnis 1:2:1. In der Natur werden die meisten Kohlenhydrate aus dünner Luft und Sonnenlicht hergestellt – und zwar von Pflanzen und Algen, die während der Photosynthese Kohlendioxid (CO_2) und Wasser (H_2O) verwenden und gleichzeitig Sauerstoff (O_2) an die Luft abgeben.

Zucker

Zucker besteht aus kleinen Kohlenhydratmolekülen (Sacchariden). Sie sind die Bausteine größerer Kohlenhydratmoleküle wie Stärke und Ballaststoffe. Die Grundbausteine sind die einzelnen Monosaccharide, sogenannte Einfachzucker, zu denen Glucose, Fructose (Fruchtzucker) und Galactose (in Milch) zählen.

Glucose ist das Hauptprodukt der Photosynthese in Pflanzen und Algen. Es ist der Hauptbrennstoff für das Leben aller Organismen und ist auch der Blutzucker, der in unserem Körper zirkuliert.

Ein Glucosemolekül in Verbindung mit einem Fructosemolekül bildet Saccharose (ein Disaccharid) – oder anders gesagt: Tafelzucker, was im täglichen Sprachgebrauch als Zucker gilt. Saccharose zirkuliert im Saft von Pflanzen, insbesondere Zuckerrohr.

Maissirup (oder Glucosesirup) ist ein Saccharose-Ersatz, der in verarbeiteten Lebensmitteln und Getränken Verwendung findet. Er ist eine Mischung aus Fructose und Glucose, die industriell mithilfe von Maisstärke hergestellt wird.

Ein Glucosemolekül in Verbindung mit einem Galactosemolekül bildet Lactose – Milchzucker, das Kohlenhydrat, ohne das heute keiner von uns hier wäre.

Stärke

Stärke ist eine Speicherform komplexer Kohlenhydrate (Polysaccharide oder Mehrfachzucker), die Pflanzen durch das Zusammenfügen langkettiger Zuckereinheiten, hauptsächlich Glucose, herstellen. Stärke wird in Knollen, Stielen und Samen gespeichert und versorgt Pflanzen mit Energie für Keimung und Wachstum. Zu den stärkehaltigen Nahrungsmitteln gehören Brot, Nudeln, Kartoffeln und Süßkartoffeln.

Resistente Stärken sind solche, die der Darm nur mithilfe von Mikroben verdauen kann – ein Prozess, bei dem die Mikroben die Stärke fermentieren, sodass kurzkettige Fettsäuren entstehen. Resistente Stärke findet sich beispielsweise in grünen Bananen, Bohnen und Linsen und entsteht bei der Abkühlung von gekochten stärkehaltigen Nahrungsmitteln wie Kartoffeln, Nudeln oder Reis. Diese Stärke ist sehr wichtig für die Darmgesundheit.

Ballaststoffe

Ballaststoffe sind weitere komplexe, von Pflanzen produzierte Kohlenhydrate, in denen die Einfachzuckereinheiten miteinander verbunden sind, die sich – anders als Stärke – während der Verdauung schwer auseinanderbrechen lassen. Ballaststoffe sind ein wesentlicher Bestandteil einer gesunden Ernährung und stammen hauptsächlich aus Gemüse, Obst, Getreide, Hülsenfrüchten, Bohnen, Nüssen und Samen.

Lösliche Ballaststoffe sind der klebrige Stoff in Obst, Gemüse, Hafer, Gerste und Hülsenfrüchten. Sie verlangsamen die Verdauung und Darmentleerung, was zu einem länger anhaltenden Sättigungsgefühl führt. Außerdem senken sie den schlechten LDL-Cholesterinspiegel und unterstützen die Blutzuckerkontrolle.

Unlösliche Ballaststoffe sind die groben Bestandteile, die Volumen hinzufügen und Wasser aufsaugen und somit ein Völlegefühl auslösen und den Darminhalt weicher machen. Sie sind in Vollkornbrot und Getreide, Nüssen, Samen, Weizenkleie und der Schale und dem Fruchtfleisch von Obst und Gemüse enthalten.

Der am häufigsten vorkommende Kohlenhydrat-Ballaststoff auf dem Planeten ist Cellulose. Cellulose wird von Pflanzen aus Glucoseeinheiten hergestellt und bildet die starren Wände der Pflanzenzellen. Anders als unsere (tierischen) Zellen, die schwammartige Säcke mit flexiblen Membranen sind, benötigen Pflanzen mehr Unterstützung, um aufrecht zu bleiben und den Elementen zu widerstehen. Deshalb sind ihre Zellen in Schalen aus Cellulose untergebracht und ihre wichtigsten tragenden Teile (Stämme, Äste) mit Fasern und Holz verstärkt.

Cellulose gehört zu den Kohlenhydraten, die für Tiere schwer verdaulich und für Menschen unverdaulich sind. Sie verleiht der Ernährung jedoch mehr Volumen und hilft, Kalorien zu verdünnen. Außerdem wird Cellulose für die Herstellung von Papier und Textilien verwendet.

Glykogen

Glykogen besteht aus Glucoseeinheiten und ist die Speicherform von Kohlenhydraten, die von Tieren verwendet wird. Wir speichern nur etwa 1 Kilogramm Glykogen in unserem Körper, vor allem in der Leber, aber auch in den Muskeln. Ist dieser Vorrat einmal aufgebraucht, holt sich der Körper Energie aus gespeichertem Fett. Marathonläufer kennen diesen Punkt, an dem die Brennstoffquelle gewechselt wird, als Ketose.

Bei den traditionell lebenden Inuit ist Glykogen die wichtigste Kohlenhydratquelle in der Ernährung.

Lipide (Fette, Öle und Sterine)

Lipide bestehen hauptsächlich aus Kohlenstoff- und Wasserstoffatomen und sind wasserunlöslich. Fette sind bei Raumtemperatur fest (Butter, Schmalz, Kokosfett), Öle (pflanzliche Öle, Fischöle) flüssig.

Die wichtigsten Fette und Öle in unserer Ernährung bestehen aus einem Glycerin-Molekül, das an drei Fettsäuremolekülen angedockt ist. Sie finden sich in vielen Lebensmitteln, wie etwa Milchprodukten, Fleisch, Meeresfrüchten, pflanzlichen Ölen, Nüssen, Avocados und Oliven.

Für Pflanzen und Tiere sind Fette und Öle eine effiziente Energiereserve. Der Grund dafür: Sie speichern pro Gramm doppelt so viel Energie wie Kohlenhydrate, was auch bedeutet, dass sie doppelt so viel Kalorien bzw. Energie pro Gramm liefern.

Fettsäuren

Fettsäuremoleküle haben eine Kette aus Kohlenstoffatomen, anhand deren Länge sie sich als kurzkettig, mittelkettig, langkettig und sehr langkettig klassifizieren lassen.

Zu den kurzkettigen Fettsäuren gehören das Acetat in Essig und eine Reihe anderer sauer schmeckender Verbindungen, die durch bakterielle Fermentation entstehen. Dies geschieht, wenn Mikroben komplexe Kohlenhydrate im Darm vergären, aber auch bei der Herstellung von fermentierten Lebensmitteln wie Sauerkraut und Kimchi.

Wenn alle Kohlenstoffatome in der Kette einer Fettsäure über einzelne Gelenke (Bindungen) verbunden sind, werden sie *gesättigte Fettsäuren* genannt.

Weisen die Kohlenstoffatome Doppelbindungen auf, wird die Fettsäure als *ungesättigt* bezeichnet. Gibt es nur eine Doppelbindung in der Kette, handelt es sich um *einfach ungesättigte Fettsäuren*; *mehrfach ungesättigte Fettsäuren* haben zwei oder mehr Doppelbindungen. Wenn eine Doppelbindung in einer mehrfach ungesättigten Fettsäure am drittletzten Kohlenstoffmolekül in der Kette auftritt, bezeichnen wir sie als *Omega-3-Fettsäure*. Tritt sie beim sechstletzten Molekül auf, handelt es sich um eine *Omega-6-Fettsäure*.

Für eine gute Gesundheit liegt das optimale Verhältnis von Omega-6- zu Omega-3-Fettsäuren zwischen 1:1 und 4:1, wenngleich dies in der modernen westlichen Ernährung selten erreicht wird. Werte von 16:1 sind eher typisch. Um dieses Verhältnis auszugleichen, sollten wir mehr Lebensmittel verzehren, die reich an Omega-3-Fettsäuren sind. Ölreicher Fisch (Lachs, Hering, Makrele) ist die am weitesten verbreitete Quelle von Omega-3-Fettsäuren. Außerdem sind Walnüsse, Hanf und Leinsamen gute Quellen.

Einfach ungesättigte, mehrfach ungesättigte und gesättigte Fettsäuren und Öle

Fette, die einen hohen Gehalt an einfach ungesättigten Fettsäuren (z. B. Olivenöl) enthalten, zählen zu den gesündesten Fetten.

Mehrfach ungesättigte Fettsäuren finden sich in hohen Konzentrationen in Mais-, Raps-, Saflor- bzw. Distelöl und Fischöl.

Gesättigte Fettsäuren finden sich in größeren Mengen in Milchprodukten, Schmalz und vielen anderen tierischen Fetten sowie in einigen pflanzlichen Ölen wie Kokosöl und Palmöl. Gesättigte tierische Fette gelten weithin als weniger gesund als ungesättigte Fette.

Gesättigte Fettsäuremoleküle (wie etwa bei Butter, Schmalz und Kokosfett) neigen dazu, bei Raumtemperatur zu verklumpen und sich zu stapeln, während ungesättigte Fettmoleküle in der Regel getrennt bleiben und Flüssigkeiten bilden, die Öle genannt werden (wie etwa Fischöl und die meisten pflanzlichen Öle).

Transfette

Transfette sind feste Fette, die mithilfe einer chemischen Behandlung aus ungesättigten Ölen hergestellt werden, bei der die Doppelbindungen aufgebrochen und einige der Fettmoleküle gesättigt werden. Dies hilft ihnen, sich zu stapeln, sodass sie bei Raumtemperatur fest werden.

Transfette, die verarbeiteten Lebensmitteln zugesetzt werden, sind gesundheitsgefährdend. Einst wurden sie für die Herstellung von Margarine verwendet, was inzwischen verboten ist, aber heute finden sie sich immer noch in hochverarbeiteten Snacks, verpackten Lebensmitteln und Fast Food.

In der Natur sind Transfette selten, wenngleich kleine Mengen durch Bakterien in den Mägen von Wiederkäuern wie Kühen, Schafen und Ziegen produziert werden und in Fleisch und Milchprodukten von diesen Tieren anzutreffen sind.

Umgeesterte Fette

Wie Transfette sind dies künstliche Fette, die industriell durch eine Veränderung der chemischen Struktur aus pflanzlichen Ölen hergestellt werden. Sie entstehen durch Austausch oder Neuanordnung von Fettsäuren in Fettmolekülen, um den Schmelzpunkt zu erhöhen, die Haltbarkeit zu verbessern und das Mundgefühl zu ändern.

Welche gesundheitlichen Folgen der Verzehr von umgeesterten Fetten hat, ist noch nicht ganz geklärt. Eine Kennzeichnungspflicht auf Verpackungsetiketten von verarbeiteten Lebensmitteln, welche diese Fette enthalten, besteht nicht.

Cholesterin

Cholesterin ist eine weitere Art von Lipid, der als Sterin bezeichnet wird. Sterin ist wichtig für den Aufbau von tierischen Zellmembranen sowie für die Herstellung von Steroidhormonen und Vitamin D. Cholesterin findet sich nur in tierischen Lebensmitteln, das pflanzliche Äquivalent heißt *Phytosterin*.

Cholesterin wird mithilfe von zwei Arten von Trägermolekülen, an denen es angedockt ist, im Blut transportiert: *Low-Density-Lipoprotein* (LDL, Cholesterin mit geringer Dichte) und *High-Density-Lipoprotein* (HDL, Cholesterin mit hoher Dichte). Ein Verhältnis, bei dem der Anteil von schlechtem LDL-Cholesterin deutlich höher ist als der vom guten HDL-Cholesterin, wird mit Herz-Kreislauf-Erkrankungen in Verbindung gebracht.

Lösliche Ballaststoffe in der Ernährung gehen mit geringem LDL-Cholesterin einher, obwohl die genauen Mechanismen dahinter noch nicht vollständig verstanden werden.

Verdauung

Nach dem Verzehr von komplexen Makro- oder Hauptnährstoffen (Eiweiß, Fette und Kohlenhydrate), müssen diese in kleinere Bestandteile wie Aminosäuren, Fettsäuren und Monosaccharide (Einfachzucker) zerlegt werden. Denn nur so können sie vom Darm aufgenommen und verarbeiten werden und erhalten uns am Leben.

Komplexe Kohlenhydrate werden schließlich in Einfachzucker zerlegt. Die Zerlegung von Stärke beginnt bereits im Mund, wo Enzyme im Speichel (Amylasen) sie in Glucose verwandeln. Zweifachzucker wie Tafelzucker (Saccharose) und Milchzucker (Lactose) werden von Enzymen im Dünndarm aufgespalten. Das Ergebnis sind Einfachzucker, die anschließend an den Blutkreislauf abgegeben werden. Saccharose wird in Glucose und Fructose zerlegt.

Die Fructose, die wir verzehren, wird im Darm zum Großteil in Glucose umgewandelt, während der Rest ins Blut gelangt und in der Leber verarbeitet wird. Deshalb kann eine hohe Fructoseaufnahme zu Leberverfettung führen.

Jemand, dem das Enzym zur Umwandlung von Glucose und Galaktose in Milchzucker (Lactose) fehlt, bezeichnen wir als »lactoseintolerant«. Die meisten Menschen verlieren mit dem Abstillen die Fähigkeit, Lactose zu verdauen. Aber nicht alle. Denn vor etwa 5.000 Jahren entwickelten sich Völker in verschiedenen Teilen der Welt, deren Angehörige nach wie vor die Fähigkeit besitzen, Lactose zu verdauen. Deshalb profitieren diese Menschen auch im restlichen Leben in vollem Umfang vom ernährungsphysiologischen Nutzen von der Milch domestizierter Tiere.

Je nachdem, wie schwer sich die Kohlenhydrate einer Mahlzeit verdauen lassen, werden sie vollständig abgebaut und an den Blutkreislauf abgegeben, und zwar schon nachdem sie den Dünndarm in Richtung Dickdarm verlassen haben. Komplexere Kohlenhydrate und andere Ballaststoffe, die schwerer zu verdauen sind, werden erst im Darm abgebaut, wo das Mikrobiom sie zerlegt. Bei diesem Vorgang werden Energie, kurzkettige Fettsäuren, Vitamine – und Gas freigesetzt.

Die Eiweißverdauung beginnt im Magen, wo Magensäuren und Pepsin den Anfang machen, und setzt sich fort beim Eintritt der Nahrung in den Zwölffingerdarm, wo eiweißverdauende Enzyme aus der Bauchspeicheldrüse ihre Arbeit aufnehmen. Einzelne Aminosäuren und sehr kleine Peptide, bestehend aus zwei oder drei Aminosäuren, werden an die Dünndarmzellen abgegeben und von dort zum Blutkreislauf weitertransportiert.

Die Bauchspeicheldrüse gibt fettverdauende Enzyme an den Dünndarm ab. Dies geschieht, indem Fette von der Galle emulgiert werden, die ihrerseits von der Leber produziert und in der Gallenblase gespeichert werden, und anschließend in den Dünndarm gelangen. Die Fettsäuren und anderen freigesetzten Lipide werden an die Zellen des Dünndarms abgegeben, und von dort gelangen sie in den Blutkreislauf.

Essenzielle Nährstoffe

Es gibt rund 100 Nährstoffe, die eine Ernährung für optimale Gesundheit und Wohlbefinden enthalten sollte. Etwa 40 davon werden von Ernährungswissenschaftlern als »essenziell« für den Menschen eingestuft. Essenziell bedeutet, dass unser Körper sie nicht selbst produzieren kann und wir sie zum Überleben aus der Nahrung beziehen müssen.

Dazu zählen: neun Aminosäuren (Phenylalanin, Valin, Threonin, Tryptophan, Methionin, Leucin, Isoleucin, Lysin und Histidin), zwei Fettsäuren (Alpha-Linolensäure und Linolsäure), 13 Vitamine (A, C, D, E, K, Thiamin [B1], Riboflavin [B2], Niacin [B3] Pantothensäure [B5], B6, Biotin [B7], Folsäure [B9] und B12 sowie 15 Mineralstoffe (Kalium, Chlor, Natrium, Calcium, Phosphor, Magnesium, Eisen, Zink, Mangan, Kupfer, Jod, Chrom, Molybdän, Selen und Kobalt).

Sekundäre Pflanzenstoffe

Sekundäre Pflanzenstoffe sind Substanzen, die Pflanzen als Schutz gegen ihre natürlichen Feinde – Pflanzenfresser und Krankheiten – herstellen. Manche sind tödlich für uns Menschen, einige schmecken bitter und wieder andere können gesundheitlichen Nutzen haben. Seit Jahrtausenden verwenden Menschen (und manche Tiere) sekundäre Pflanzenstoffe als Gifte, Freizeitdrogen und traditionelle Medikamente. Seit Anbeginn der Landwirtschaft züchten wir sie aus unseren wichtigsten Nahrungspflanzen.

Zu den gesunden sekundären Pflanzenstoffen zählen unter anderem *Anthocyane,* die in roten, blauen und violetten Früchten und Gemüsesorten enthalten sind, *Flavonoide*, die in Zwiebeln, Beeren, Petersilie, grünem Tee, Zitrusfrüchten, Bananen, Rotwein und dunkler Schokolade vorkommen, *Carotinoide*, die in gelbem und orangefarbenem Gemüse enthalten sind, sowie *Salicin*, das in der Rinde von Weiden gefunden wird und der Hauptwirkstoff von Aspirin ist.

Einige sekundäre Pflanzenstoffe sind beliebte Nahrungsergänzungsmittel, oft wegen ihrer antioxidativen und entzündungshemmenden Eigenschaften. Die Wirkung dieser Nahrungsergänzungsmittel ist bestenfalls begrenzt. Viel besser ist es, sekundäre Nährstoffe über den Verzehr von Obst und Gemüse zu sich zu nehmen.

Danksagung

Zunächst möchten wir uns bei den vielen Kollegen und Studenten bedanken, die unsere Abenteuer in der Ernährungsbiologie über drei Jahrzehnte hinweg geteilt haben. Im Buch sind nur ein paar wenige namentlich erwähnt, aber es gibt viele andere – damals wie heute –, denen wir für ihre Freundschaft und ihre Beiträge danken möchten:

Margaret Allman-Farinelli, Lisa Bero, Jennie Brand-Miller, Corinne Caillaud, Stephen Corbett, Annika Felton, Olivier Galy, David Mayntz, Carlos Monteiro, Marion Nestle, Robert Roemer, Jessica Rothman, Lesley Simpson, Michele Swan, Lhendup Tharchen, Jacqueline Tonin und Erin Vogel für Stellungnahmen und Kommentare zu verschiedenen Abschnitten des Manuskripts. Amanda Grech, Paul Zongo und Rosie Ribeiro für ihre Hilfe bei der Zusammensetzung der Nahrung in den Experimenten sowie Alistair Senior und Samantha Solon-Biet für ihre Hilfe bei der Aufbereitung des Zahlenmaterials.

Unsere Agentin Catherine Drayton, Bill Tonelli für sein messerscharfes redaktionelles Auge (einschließlich der sprachgewandten Übersetzung von »zwei Hälften von nichts«), Deb Brody und ihr Team in Houghton Mifflin Harcourt, Myles Archibald und sein Team bei Harper Collins, und unser australisches Team von Harper Collins. Es war einfach toll!

Last, but not least möchten wir Jacqueline und Lesley und unseren Familien für ihre Liebe, Unterstützung und Nachsicht danken.

Quellenangaben

Hier folgt eine Liste von Experten begutachteter Publikationen, welche im Rahmen der in diesem Buch vorgestellten Studien eine Rolle spielten. Aufgelistet werden sie in der Reihenfolge ihres Erscheinens im Text.

EINFÜHRUNG

Johnson, C., D. Raubenheimer, J. M. Rothman, D. Clarke und L. Swedell, »30 Days in the Life: Nutrient Balancing in a Wild Chacma Baboon«, *PLoS ONE* 8, Nr. 7, 2013, e70383

Dussutour, A., T. Latty, M. Beekman und S. J. Simpson, »Amoeboid Organism Solves Complex Nutritional Challenges«, *Proceedings of the National Academy of Sciences of the United States of America* 107, Nr. 10, 2010, S. 4607–4611

KAPITEL 1: DER TAG DER HEUSCHRECKEN

Raubenheimer, D. und S. J. Simpson, »The Geometry of Compensatory Feeding in the Locust«, *Animal Behaviour* 45, Nr. 5, 1993, S. 953–964

Simpson, S. J. und G. A. Sword, »Locusts«, *Current Biology* 18, Nr. 9, 2008, R364–366

Simpson, S. J., E. Despland, B. F. Hagele und T. Dodgson, »Gregarious Behaviour in Desert Locusts Is Evoked by Touching Their Back Legs«, *Proceedings of the National Academy of Sciences of the United States of America* 98, Nr. 7, 2001, S. 3895–3897

Anstey, M. L., S. M. Rogers, S. R. Ott, M. Burrows und S. J. Simpson, »Serotonin Mediates Behavioral Gregarization Underlying Swarm Formation in Desert Locusts«, *Science* 323, Nr. 5914, 2009, S. 627–630

Buhl, J., D. J. T. Sumpter, I. D. Couzin, J. J. Hale, E. Despland, E. R. Miller und S. J. Simpson, »From Disorder to Order in Marching Locusts«, *Science* 312, Nr. 5778, 2. Juni 2006, S. 1402–1406

Simpson, S. J., G. A. Sword, P. D. Lorch und I. D. Couzin, »Cannibal Crickets on a Forced March for Protein and Salt«, *Proceedings of the National Academy of Sciences of the United States of America* 103, Nr. 11, 2006, S. 4152–4156

KAPITEL 2: KALORIEN UND NÄHRSTOFFE

Simpson, S. J. und D. Raubenheimer, »The Nature of Nutrition: A Unifying Framework from Animal Adaptation to Human Obesity«, *Princeton University Press*, Princeton, New Jersey, 2012

Ludwig, D. S., W. C. Willett, J. S. Volek und M. L. Neuhouser, »Dietary Fat: From Foe to Friend?«, *Science* 362, Nr. 6416, 2018, S. 764–770

Ludwig, D. S., F. B. Hu, L. Tappy und J. Brand-Miller, »Dietary Carbohydrates: Role of Quality and Quantity in Chronic Disease «, *BMJ* 361, 2018, k2340

KAPITEL 3: NÄHRSTOFFE IN BILDERN

Raubenheimer, D. und S. J. Simpson, »The Geometry of Compensatory Feeding in the Locust«, *Animal Behaviour* 45, Nr. 5, 1993, S. 953–964

Simpson S. J. und D. Raubenheimer, »A Multi-Level Analysis of Feeding Behaviour: The Geometry of Nutritional Decisions«, *Philosophical Transactions of the Royal Society* B 342, Nr. 1302, 1993, S. 381–402

Raubenheimer, D. und S. J. Simpson, »Integrative Models of Nutrient Balancing: Application to Insects and Vertebrates«, *Nutrition Research Reviews* 10, Nr. 1, 1997, S. 151–179

KAPITEL 4: TANZ DER APPETITE

Simpson, S. J., S. James, M. S. J. Simmonds und W. M. Blaney, »Variation in Chemosensitivity and the Control of Dietary Selection Behaviour in the Locust«, *Appetite* 17, Nr. 2, Oktober 1991, S. 141–154

Raubenheimer, D. und S. J. Simpson, »Hunger and Satiety: Linking Mechanisms, Behaviour and Evolution«, in: *Encyclopedia of Animal Behaviour* 2. Auflage, Hrsg.: J. C. Choe, S. 127–138, Amsterdam, Elsevier, 2018

Chambers, P. G., S. J. Simpson und D. Raubenheime,. »Behavioural Mechanisms of Nutrient Balancing in Locusta migratoria Nymphs«, *Animal Behaviour* 50, Nr. 6, 1995, S. 1513–1523

Simpson, S. J. und P. R. White, »Associative Learning and Locust Feeding: Evidence for a ›Learned Hunger‹ for Protein«, *Animal Behaviour* 40, Nr. 3, September 1990, S. 506–513

Raubenheimer, D. und D. Tucker, »Associative Learning by Locusts: Pairing of Visual Cues with Consumption of Protein and Carbohydrate«, *Animal Behaviour* 54, Nr. 6, Dezember 1997, S. 1449–1459

KAPITEL 5: DIE SUCHE NACH DEN AUSNAHMEN VON DER REGEL

Raubenheimer, D. und S. Jones, »Nutritional Imbalance in an Extreme Generalist Omnivore: Tolerance and Recovery Through Complementary Food Selection«, *Animal Behaviour* 71, Nr. 6, Juni 2006, S. 1253–1262

Mayntz, D., D. Raubenheimer, M. Salomon, S. Toft und S. J. Simpson, »Nutrient-Specific Foraging in Invertebrate Predators«, *Science* 307, Nr. 5706, 7. Januar 2005, S. 111–113

Hewson-Hughes, A. K., V. L. Hewson-Hughes, A. T. Miller, S. R. Hall, S. J. Simpson und D. Raubenheimer, »Geometric Analysis of Macronutrient Selection in the Adult Domestic Cat, Felis catus«, *Journal of Experimental Biology* 214, 15. März 2011, S. 1039–1051

Hewson-Hughes, A. K., V. L. Hewson-Hughes, A. Colyer, A. T. Miller, S. J. McGrane, S. R. Hall, R. F. Butterwick, S. J. Simpson und D. Raubenheimer, »Geometric Analysis of Macronutrient Selection in Breeds of the Domestic Dog, Canis lupus familiaris«, *Behavioural Ecology* 24, Nr. 1, Januar 2013, S. 293–304

Hewson-Hughes, A. K., S. J. Simpson und D. Raubenheimer, »Consistent Proportional Macronutrient Intake Selected by Adult Domestic Cats (Felis catus) Despite Variations in Dietary Macronutrient and Moisture Content of Foods Offered«, *Journal of Comparative Physiology* B 183, Nr. 4, Mai 2013, S. 525–536

Hewson-Hughes, A. K., A. Colyer, S. J. Simpson und D. Raubenheimer, »Balancing Macronutrient Intake in a Mammalian Carnivore: Disentangling the Influences of Flavour and Nutrition«, *Royal Society Open Science* 3, Nr. 6, 15. Juni 2016, 160081

Raubenheimer, D., D. Mayntz, S. J. Simpson und S. Toft, »Nutrient Specific Compensation Following Overwintering Diapause in a Generalist Predatory Invertebrate: Implications for Intraguild Predations«, *Ecology* 88, Nr. 10, Oktober 2007, S. 2598–2608

KAPITEL 6: DIE EIWEISSEFFEKT

Simpson, S. J., R. Batley und D. Raubenheimer, »Geometric Analysis of Macronutrient Intake in Humans: The Power of Protein?«, *Appetite* 41, Nr. 2, Oktober 2003, S. 123–140

Simpson, S. J. und D. Raubenheimer, »Obesity: The Protein Leverage Hypothesis«, *Obesity Reviews* 6, Nr. 2, Mai 2005, S. 133–142

Gosby, A. K., A. D. Conigrave, N. S. Lau, M. A. Iglesias, R. M. Hall, S. A. Jebb, J. Brand-Miller, I. D. Caterson, D. Raubenheimer und S. J. Simpson, »Testing Protein Leverage in Lean Humans: A Randomised Controlled Experimental Study«, *PLoS ONE* 6, Nr. 10, 2011, e25929

Raubenheimer D. und S. J. Simpson, »Nutritional Ecology and Human Health«, *Annual Review of Nutrition* 36, 2016, S. 603–626

Gosby, A. K., A. D. Conigrave, D. Raubenheimer und S. J. Simpson, »Protein Leverage and Energy Intake«, *Obesity Reviews* 15, Nr. 3, März 2014, S. 183–191

Raubenheimer, D. und S. J. Simpson, »Protein Leverage: Theoretical Foundations and Ten Points of Clarification«, *Obesity* 27, Nr. 8, August 2019, S. 1225–1238

Campbell, C., D. Raubenheimer, A. Badaloo, P. D. Gluckman, C. Martinez, A. K. Gosby, S. J. Simpson, C. Osmond, M. Boyne und T. Forrester, »Developmental Contributions to Macronutrient Selection: A Randomized Controlled Trial in Adult Survivors of Malnutrition«, *Evolution, Medicine, and Public Health* 2016, Nr. 1, 18. Mai 2016, S. 158–169

KAPITEL 7: WARUM NICHT EINFACH MEHR EIWEISS ESSEN?

Simpson, S. J. und D. Raubenheimer, »Caloric Restriction and Aging Revisited: The Need for a Geometric Analysis of the Nutritional Bases of Aging«, *Journals of Gerontology*, Series A 62, Nr. 7, Juli 2007, S. 707–713

Lee, K. P., S. J. Simpson, F. J. Clissold, R. Brooks, J. W. O. Ballard, P. W. Taylor, N. Soran und D. Raubenheimer, »Lifespan and Reproduction in Drosophila: New Insights from Nutritional Geometry«, *Proceedings of the National Academy of Sciences of the United States of America* 105, Nr. 7, 19. Februar 2008, S. 2498–2503

Mittendorfer, B., S. Klein und L. Fontana, »A Word of Caution against Excessive Protein Intake«, *Nature Reviews Endocrinology*, 14. November 2019, doi:10.1038/s41574-019-0274-7

KAPITEL 8: NÄHRSTOFFE IN ZAHLEN

Solon-Biet, S. M., A. C. McMahon, J. W. O. Ballard, K. Ruohonen, L. E. Wu, V. C. Cogger, A. Warren, et al., »The Ratio of Macronutrients, Not Caloric Intake, Dictates Cardiometabolic Health, Aging and Longevity in ad libitum-fed Mice«, *Cell Metabolism* 19, Nr. 3, 4. März 2014, S. 418–430

Gokarn, R., S. Solon-Biet, N. A. Youngson, D. Wahl, V. C. Cogger, A. C. McMahon, G. J. Cooney, et al., »The Relationship Between Dietary Macronutrients and Hepatic Telomere Length in Aging Mice«, *Journals of Gerontology*: Series A 73, Nr. 4, 14. März 2018, S. 446–449

Di Francesco, A., C. Di Germanio, M. Bernier und R. de Cabo, »A Time to Fast«, *Science* 362, Nr. 6416, 16. November 2018, S. 770–775

Solon-Biet, S. M., V. C. Cogger, M. Heblinski, T. Pulpitel, D. Wahl, A. C. McMahon, A. Warren, et al., »Defining the Nutritional and Metabolic Context of FGF21 Using the Geometric Framework«, *Cell Metabolism* 24, Nr. 4, 11. Oktober 11, 2016, S. 555–565

Gosby, A. K., N. S. Lau, C. S. Tam, M. A. Iglesias, C. Morrison, I. D. Caterson, J. Brand-Miller, A. D. Conigrave, D. Raubenheimer und S. J. Simpson, »Raised FGF-21 and Triglycerides Accompany Increased Energy Intake Driven by Protein Leverage in Lean, Healthy Individuals: A Randomised Trial«, *PLoS One* 11, Nr. 8, 18. August 2016, e0161003

Hill, C. M., T. Laeger, M. Dehner, D. C. Albarado, B. Clarke, D. Wanders, S. J. Burke, et al., »FGF21 Signals Protein Status to the Brain and Adaptively Regulates Food Choice and Metabolism«, *Cell Reports* 27, Nr.10, 4. Juni 2019, S. 2934–2947, e3

Le Couteur, D. G., S. Solon-Biet, D. Wahl, V. C. Cogger, B. J. Willcox, D. C. Willcox, D. Raubenheimer und S. J. Simpson, »New Horizons: Dietary Protein, Ageing and the Okinawan Ratio«, *Age and Ageing* 45, Nr. 4, Juli 2016, S. 443–447

Kaplan, H., R. C. Thompson, B. C. Trumble, L. S. Wann, A. H. Allam, B. Beheim, B. Frohlich, et al., »Coronary Atherosclerosis in Indigenous South American Tsimane: A Cross-Sectional Cohort Study«, *The Lancet* 389, Nr. 10080, 29. April 2017, S. 1730–1739

Le Couteur, D. G., S. Solon-Biet, V. C. Cogger, S. J. Mitchell, A. Senior, R. de Cabo, D. Raubenheimer und S. J. Simpson, »The Impact of Low-Protein, High-Carbohydrate Diets on Aging and Lifespan«, *Cellular and Molecular Life Sciences* 73, Nr. 6, März 2016, S. 1237–1252

Kitada, M., Y. Ogura, I. Monno und D. Koya, »The Impact of Dietary Protein Intake on Longevity and Metabolic Health«, *EBioMedicine*, Mai 2019, doi: 10.1016/j.ebiom.2019.04.005

Green, C. L. und D. W. Lamming, »Regulation of Metabolic Health by Essential Dietary Amino Acids«, *Mechanisms of Ageing and Development* 177, Januar 2019, S. 186–200

Brandhorst, S. und V. D. Longo, »Protein Quantity and Source, Fasting-Mimicking Diets, and Longevity«, *Advances in Nutrition* 10, Sonderausgabe, 4. November 2019, S. 340–350

KAPITEL 9: NAHRUNGSUMGEBUNG

Raubenheimer, D. und E. A. Bernays, »Patterns of Feeding in the Polyphagous Grasshopper Taeniopoda eques: A Field Study«, *Animal Behaviour* 45, Nr. 1, Januar 1993, S. 153–167

Felton, A. M., A. Felton, D. Raubenheimer, S. J. Simpson, W. J. Foley, J. T. Wood, I. R. Wallis und D. B. Lindenmayer, »Protein Content of Diets Dictates the Daily Energy Intake of a Free-Ranging Primate«, *Behavioural Ecology* 20, Nr. 4, Juli–August 2009, S. 685–690

Felton, A. M., A. Felton, J. T. Wood, W. J. Foley, D. Raubenheimer, I. R. Wallis und D. B. Lindemayer, »Nutritional Ecology of Spider Monkeys (Ateles chamek) in

Lowland Bolivia: How Macro-Nutrient Balancing Influences Food Choice«, *International Journal of Primatology* 30, Nr. 5, Oktober 2009, S. 675–696

Rothman, J. M., D. Raubenheimer und C. A. Chapman, »Nutritional Geometry: Gorillas Prioritise Non-Protein Energy While Consuming Surplus Protein«, *Biology Letters* 7, Nr. 6, 23. Dezember 2011, S. 847–849

Thompson, M. E. und C. D. Knott, »Urinary C-peptide of Insulin as a Non-invasive Marker of Energy Balance in Wild Orangutans«, *Hormones and Behavior* 53, Nr. 4, April 2008, S. 526–535

Vogel, E. R., J. M. Rothman, A. M. Moldawer, T. D. Bransford, M. E. Emery-Thompson, M. A. Van Noordwijk, S. S. Utami Atomoko, B. E. Crowley, C. D. Knott, W. M. Erb und D. Raubenheimer, »Coping with a Challenging Environment: Nutritional Balancing, Health, and Energetics in Wild Bornean Orangutans«, *American Journal of Physical Anthropology* 156, 2015, S. 314–315

KAPITEL 10: DIE VERÄNDERUNG DER NAHRUNGSUMGEBUNGEN

Qiu, Q., L. Z. Wang, K. Wang, Y. Z. Yang, T. Ma, Z. F. Wang et al., »Yak Whole-Genome Resequencing Reveals Domestication Signatures and Prehistoric Population Expansions«, *Nature Communications*, 2015, S. 6

Wangchuk, D., W. Dhammasaccakarn, P. Tepsing und T. P. N. Sakolnakarn, »The Yaks: Heart and Soul of the Himalayan Tribes of Bhutan«, *Journal of Environmental Research and Management* 4, Nr. 2, 2013, S. 189–196

Raubenheimer, D. und J. M. Rothman, »The Nutritional Ecology of Entomophagy in Humans and Other Primates«, *Annual Review of Entomology* 58, 2013, S. 141–160

Raubenheimer, D., J. M. Rothman, H. Pontzer und S. J. Simpson, »Macronutrient Contributions of Insects to the Diets of Hunter-gatherers: A Geometric Analysis«, *Journal of Human Evolution* 71, 2014, S. 70–76

Wrangham, R., *Feuer fangen. Wie uns das Kochen zum Menschen machte - eine neue Theorie der menschlichen Evolution*, Deutsche Verlags Anstalt, München, 2009

Pontzer, H., B. M. Wood und D. A. Raichlen, »Hunter-gatherers as Models in Public Health«, *Obesity Reviews* 19, 2018, S. 24–35

Arendt, M., K. M. Cairns, J. W. O. Ballard, P. Savolainen und E. Axelsson, »Diet Adaptation in Dog Reflects Spread of Prehistoric Agriculture«, *Heredity* 117, Nr. 5, November 2016, S. 301–306

Beja-Pereira, A., G. Luikart, P. R. England, D. G. Bradley, O. C. Jann, G. Bertorelle, et al., »Gene-Culture Coevolution Between Cattle Milk Protein Genes and Human Lactase Genes«, *Nature Genetics* 35, 2003, S. 311–313

Kemp, C, »Evolution's Traps: When Our World Leads Animals Astray«, *New Scientist*, 12. März 2014

Monteiro, C. A., J. C. Moubarac, G. Cannon, S. W. Ng und B. Popkin, »Ultra-Processed Products Are Becoming Dominant in the Global Food System«, *Obesity Reviews* 14, Nr. S2, November 2013, S. 21–28

KAPITEL 11: MODERNE NAHRUNGSUMGEBUNG

Moss, M., *Das Salz-Zucker-Fett-Komplott: Wie die Lebensmittelkonzerne uns süchtig machen*, Ludwig Buchverlag, München, 2014

Monteiro, C. A., G. Cannon, R. B. Levy, J. C. Moubarac, M. L. C. Louzada, F. Rauber, N. Khandpur, et al., »Ultra-Processed Foods: What They Are and How to Identify Them«, *Public Health Nutrition* 22, Nr. 5, April 2019, S. 936–941

Martinez Steele, E., D. Raubenheimer, S. J. Simpson, L. Baraldi und C. Monteiro, »Ultra-processed Foods, Protein Leverage and Energy Intake in the USA«, *Public Health Nutrition* 21, Sonderausgabe Nr. 1, Januar 2018, S. 114–124

Brooks, R. C., S. J. Simpson und D. Raubenheimer, »The Price of Protein: Combining Evolutionary and Economic Analysis to Understand Excessive Energy Consumption«, *Obesity Reviews* 11, Nr. 12, Dezember 2010, S. 887–894

Raubenheimer, D., G. E. Machovsky-Capuska, A. K. Gosby und S. Simpson, »Nutritional Ecology of Obesity: From Humans to Companion Animals«, *British Journal of Nutrition* 113, Nr. S1, Januar 2015, S. 26–39

Zhu, C. W., K. Kobayashi, I. Loladze, J. G. Zhu, Q. Jiang, X. Xu, G. Liu, S. Seneweera, K. L. Ebi, A. Drewnowski, et al., »Carbon Dioxide (CO2) Levels This Century Will Alter the Protein, Micronutrients, and Vitamin Content of Rice Grains with Potential Health Consequences for the Poorest Rice-Dependent Countries«, *Science Advances* 4, Nr. 5, 23. Mai 2018, eaaq1012

KAPITEL 12: EIN EINMALIGER APPETIT

Nestle, M., »Food Politics: How the Food Industry Influences Nutrition and Health«, *University of California Press*, Berkeley, Kalifornien, 2002

Nestle, M., *Unsavory Truth: How Food Companies Skew the Science of What We Eat*, Basic Books, New York, 2018

Scrinis, G., *Nutritionism: The Science and Politics of Dietary Advice*, Columbia University Press, New York, 2013

Orskes, N. und E. M. Conway, *Die Machiavellis der Wissenschaft: Das Netzwerk des Leugnens*, Wiley-VCH Verlag, Weinheim, 2011

Brownbill, A. L., C. L. Miller und A. J. Braunack-Mayer, »Industry Use of ›Better-for-You‹' Features on Labels of Sugar-Containing Beverages«, *Public Health Nutrition* 21, Nr. 18, Dezember 2018, S. 3335–3343

Simpson, S. J. und D. Raubenheimer, »Perspective: Tricks of the Trade«, *Nature* 508, 17. April 2014, S. 66

Brownell, K.D. und K. E. Warner, »The Perils of Ignoring History: Big Tobacco Played Dirty and Millions Died. How Similar Is Big Food?«, *Milbank Quarterly* 87, 2009, S. 259–294

Schuldt, J. P., »Does Green Mean Healthy? Nutrition Label Color Affects Perceptions of Healthfulness«, *Health Communication* 28, 2013, S. 814–821

»New Archive Reveals How the Food Industry Mimics Big Tobacco to Suppress Science, Shape Public Opinion«, https://civileats.com/2018/11/28/new-archive-reveals-how-the-food -industry-mimics-big-tobacc-to-suppress-science-shape-public-opinion/

»The Food Industrial Complex«, https://priceonomics.com/thefood-industrial-complex/

Moodie, R., D. Stuckler, C. Monteiro, N. Sheron, B. Neal, T. Thamarangsi, P. Lincoln und S. Casswell für The Lancet NCD Action Group, »Profits and Pandemics: Prevention of Harmful Effects of Tobacco, Alcohol, and Ultra-Processed Food and Drink Industries«, *Lancet* 381, Nr. 9867, 23. Februar 2013, S. 670–679

Lesser, L. I., C. B. Ebbeling, M. Goozner, D. Wypij und D. S. Ludwig, »Relationship between Funding Source and Conclusion among Nutrition-related Scientific Articles«, *PLoS Medicine* 4, 2007, S. 41–46

KAPITEL 13: DIE VERSCHIEBUNG DES EIWEISSZIELS

Blumfield, M. L., C. Nowson, A. J. Hure, R. Smith, S. J. Simpson, D. Raubenheimer, L. MacDonald-Wicks und C. E. Collins, »Lower Protein-to- Carbohydrate Ratio in Maternal Diet Is Associated with Higher Childhood Systolic Blood Pressure Up to Age Four Years«, *Nutrients* 7, Nr. 5, 24. April 2015, S. 3078–3093

Blumfield, M. L., A. J. Hure, L. K. MacDonald-Wicks, R. Smith, S. J. Simpson, W. B. Giles, D. Raubenheimer und C. E. Collins, »Dietary Balance During Pregnancy Predicts Fetal Adiposity and Fat Distribution«, *American Journal of Clinical Nutrition* 96, Nr. 5, November 2012, S. 1032–1041

Blumfield, M., A. Hure, L. MacDonald-Wicks, R. Smith, S. J. Simpson, D. Raubenheimer und C. Collins, »The Association Between the Macronutrient Content of Maternal Diet and the Adequacy of Micronutrients During Pregnancy in the Women and Their Children's Health (WATCH) Study«, *Nutrients* 4, Nr. 12, Dezember 2012, S. 1958–1976

Saner, C., D. Tassoni, B. E. Harcourt, K-T Kao, E. J. Alexander, Z. McCallum, T. Olds, et al., »Evidence for the Protein Leverage Hypothesis in Obese Children and Adolescents« (noch nicht erschienen)

Weber, M., V. Grote, R. Closa-Monasterolo, J. Escribano, J. P. Langhendries, E. Dain, M. Giovannini, European Childhood Obesity Trial Study Group, et al., »Lower Protein Content in Infant Formula Reduces BMI and Obesity Risk at School Age: Follow-Up of a Randomized Trial«, *American Journal of Clinical Nutrition* 99, Nr. 5, Mai 2014, S. 1041–1051

Senior, A. M., S. M. Solon-Biet, V. C. Cogger, D. G. Le Couteur, S. Nakagawa, D. Raubenheimer und S. J. Simpson, »Dietary Macronutrient Content, Age-Specific Mortality and Lifespan«, *Proceedings of the Royal Society* B 286, Nr. 1902, Mai 15, 2019, 20190393

Levine, M. E., J. A. Suarez, S. Brandhorst, P. Balasubramanian, C. W. Cheng, F. Madia, L. Fontana, et al., »Low Protein Intake Is Associated with a Major Reduction in IGF-1, Cancer, and Overall Mortality in the 65 and Younger But Not Older Population«, *Cell Metabolism* 19, Nr. 3, 4. März 2014, S. 407–417

Wu, G, »Dietary Protein Intake and Human Health«, *Food & Function* 7, Nr. 3, März 2016, S. 1251–1265

Katz, D. L., K. N. Doughty, K. Geagan, D. A. Jenkins und C. D. Gardner, »Perspective: The Public Health Case for Modernizing the Definition of Protein Quality«, *Advances in Nutrition* 10, Nr. 5, 1. September 2019, S. 755–764. doi: 10.1093/advances/nmz023

KAPITEL 14: DIE UMSETZUNG DER LEHREN IN DIE PRAXIS

Larsen, T. M., S.-M. Dalskov, M. van Baak, S. A. Jebb, A. Papadaki, A. F. H. Pfeiffer, J. A. Martinez, et al. für das Diet, Obesity, and Genes (Diogenes) Project, »Diets with High or Low Protein Content and Glycemic Index for Weight-Loss Maintenance«, *New England Journal of Medicine* 363, Nr. 22, 25. November 2011, S. 2102–2113

Monteiro, C. A., G. Cannon, R. B. Levy, J. C. Moubarac, M. L. C. Louzada, F. Rauber, N. Khandpur, et al., »Ultra-Processed Foods: What They Are and How to Identify Them«, *Public Health Nutrition* 22, Nr. 5, April 2019, S. 936–941

Monteiro, C. A., G. Cannon, J. C. Moubarac, A. P. B. Martins, C. A. Martins, J. Garzillo, D. S. Canella, et al., »Dietary Guidelines to Nourish Humanity and the Planet in the Twenty-First Century: A Blueprint from Brazil«, *Public Health Nutrition* 18, Nr. 13, September 2015, S. 2311–2322

Sluik, D., E. M. Brouwer-Brolsma, A. A. M. Berendsen, V. Mikkila, S. D. Poppitt, M. P. Silvestre, A. Tremblay, et al., »Protein Intake and the Incidence of Pre-Diabetes and Diabetes in 4 Population-Based Studies: The PREVIEW Project«, *American Journal of Clinical Nutrition* 109, Nr. 5, 3. Mai 2019, S. 1310–1318

Solon-Biet, S. M., V. C. Cogger, T. Pultipel, D. Wahl, X. Clark, E. Bagley, G. C. Gregoriou, et al., »Branched-Chain Amino Acids Impact Health and Lifespan Indirectly via Amino Acid Balance and Appetite Control«, *Nature Metabolism* 1, 2019, S. 532–545, doi: 10.1038/s42255-019-0059-2

Seidelmann, S. B., B. Claggett, S. Cheng, M. Henglin, A. Shah, L. M. Steffen, A. R. Folsom, E. B. Rimm, W. C. Willett und S. D. Solomon, »Dietary Carbohydrate Intake and Mortality: A Prospective Cohort Study and Meta-analysis«, *Lancet Public Health* 3, 2018, S. E419–E428

Mazidi, M., N. Katsiki, D. P. Mikhailidis, N. Sattar und M. Banach, im Namen der International Lipid Expert Panel (ILEP) und Lipid and Blood Pressure Meta-analysis Collaboration (LBPMC) Group, »Lower Carbohydrate Diets and All-cause and Cause-specific Mortality: A Population-based Cohort Study and Pooling of Prospective Studies«, *European Heart Journal* 40, 2019, S. 2870–2879, https://doi.org /10.1093/eurheartj/ehz174

Stichwortverzeichnis

Hinweis: *Kursivierte* Seitenzahlen verweisen auf Tabellen und Grafiken.